后浪

THE SURPRISING SCIENCE OF EVERYDAY
AILMENTS AND WHY WE'RE ALWAYS A BIT ILL

Mustn't Grumble

人体维护说明书

［英］格雷厄姆·劳顿 著
Graham Lawton

陈晟 译 李清晨 审校

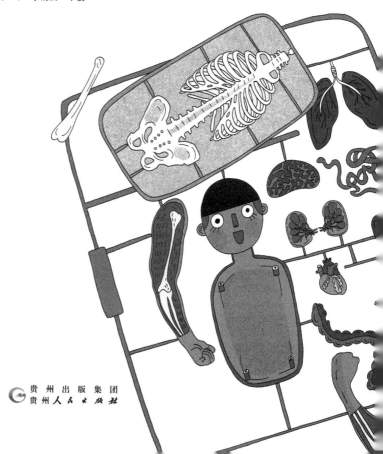

贵州出版集团
贵州人民出版社

这本书是献给我的家人和朋友们的。如果没有你们，这本书读起来应该会更无聊。你们中的许多人甚至不需要我主动提问，就向我讲述了自己与小毛病斗争的种种故事。我尤其要感谢我妻子的娘家人：怎么会有一个家族有这么多古怪而迥异的小毛病呢？谢谢你们，你们是一群好人。我打算在这本书出版前就躲起来。

　　我还要特别感谢我的妻子。就算我因为谈论和写作这些小毛病——其中不少取材于她——而毁掉了无数周末甚至假期，她依然非常理解我。

　　但最重要的是，我想把本书献给我们亲爱的朋友吉尔，因为她当初认为这是她听过的最糟糕的写作题材。

本书中的信息并不能代替您的医生。当本书的内容与医生或其他医疗专业人员给出的建议发生冲突时，请以他们的意见为准。对和您健康有关的任何事项，都请与医生或其他医疗专业人员讨论。

目　录

序

最近几个月来，我一直在偷偷写一部日记。尽管这部日记的内容有点儿尴尬，但我坚持以科学的名义记录着。我打算给它起名为"马马虎虎日记"，记录的是我平日里各种身体上的小毛病。我不想用一些略显可怕的细节描写来吸引你的注意，不过其中确实有一些经过精心选择的亮点，比如一次轻微的感冒、右手拇指上一处面积不大却很疼的烧伤，以及我的新运动鞋留在我脚上的水疱，还有连续跳了三天的眼皮、一次突发腹泻、两颗痘痘和一次脚趾撞伤，还有我那经久不衰的肩膀酸痛，以及顽固不去的足癣。

在这部日记里，很少有一片空白的日子。自从我开始记录以来，没有一天是没什么可写的。我想，未来也不会有这样的日子。坚持记这种日记让我发现了一个真理（虽然我之前就有这种感觉了）：我身上总是不停出现各种小毛病。我的妻子和儿子们也是如此。我想，我们中的大多数人都如此。这并不是疑病症（hypochondria）患者的错觉——我们是吃五谷杂粮的肉体凡胎，因此大多数时候总会有点儿小毛病。

而每天都有新毛病这件事非常烦人。和很多人一样，我渴望实现一种模糊的"健康状态"（wellness），而这个表意不清的术语能流行开来，主要归功于市场营销，而非科学的发展。只是，如果我们把"健康状态"定义为"没有任何疾病"，那这个目标就永远是遥不可及的。在我们所处的这个陌生的新世界中，情况尤为如此。本书在 2020 年的秋季动笔。当时，新型冠状病毒肺炎（COVID-19）正在世界各地肆虐。它带来的改变之一是让我们所有人都更注意自己的健康了，特别是会在意那些轻微的症状。或许，这让每个人都更深刻地意识到，在很多时候，我们的身体都多多少少有些不对劲。

来，回忆一下，你上次一整天处于完美的健康状态是在什么时候？在那天，你身上什么问题都没有，没有一点儿小毛病。

我在这里指的不是疾病，不是那种足以让你去看医生或被迫卧床的不健康的状况（在新冠疫情之前，医生们总是忙着处理各种小毛病，但现在他们不得不为那些严重的疾病连轴转了）。我指的是诸多相对温和却又惹人心烦、令人不悦的轻微毛病，以及那些我们要随时忍受的疼痛和折磨。这些小毛病中的很多也会恶化。我个人的病情日记只不过是其中的一鳞片爪。在我居住的英国，国家医疗服务体系（National Health Service，NHS）在很早之前就已经取代教会，成为英国人的新国教——它在成为新冠疫情中的"超级英雄"之前早已如此。NHS 发布过一本小册子，列出了 21 种官方认定的"轻微疾病"，包括感冒、消化不良、背痛等等。但根据我的经验，它远远称不上完整。所以，我列出了自己的清单，包括了近 100 种小毛病。

在 2019 年的圣诞节当天，新冠疫情还在悄无声息地酝酿。我和妻子在家附近的一个小公园里散步，努力思考还能加进来什么。

"痔疮？"她问。

"已经有了。"我说。

"蛔虫、虱子？"她又问。

"都有了，"我回答说，"但没加阴虱。"

我俩的表情都很尴尬。

各种各样的小毛病是我俩经常讨论的话题。就算不是最常讨论的，也肯定能排进话题榜的前三名。我要重申一次，我不觉得我们这种对话有什么可奇怪的。人类学研究发现，绝大多数社交闲聊都是从天气开始的，但我敢跟你打赌，你如果注意听家人是如何开始一段对话的，就会发现对健康问题的抱怨绝对和谈论天气一样普遍。我不知道是否有关于这个领域的严谨的科学研究结论，所以我想讲一个段子。我的大嫂认识一对夫妇，他们家里有一个经过改装的"脏话罚金箱"。和普通"脏话罚金箱"不同，规则并不是谁说了脏话谁就要放钱进去，而是谁抱怨了健康问题谁就要自觉地缴纳罚款。这个小箱子总是被现金塞得满满的，足够他们购买吃不完的非处方药了。

也有许多人并不只是口头抱怨两句。在英国所有全科医生的预约之中，大约有四分之三是为了治疗 NHS 定义的 8 种"患者可以自行解决"的问题：背痛、皮炎、胃灼热和消化不良、鼻塞、便秘、咳嗽、痤疮和关节扭伤。而在美国，每年因为简单的上呼吸道感染（也就是普通感冒）而去看医生的便有近 2500 万人次。这些人对小毛病的琐碎抱怨占据了医生宝贵的时间。为了应对这种困扰，NHS 开始对护士、护工、医师助理和药剂师等其他医务工作者展开培训，以代替医生处理此类小问题。

值得一提的是，无论是在科学、医学还是法律层面，对于什么属于"轻微疾病"，都不存在明确的定义。凭我的感觉来说，所谓的"轻微疾病"是那些可以自行痊愈，或者只需要轻度医疗干预就能被治愈的疾病。但事实并非总是如此。小毛病不一定是无关紧要的问题。对一些人，比如那些免疫系统较脆弱的人来说，小毛病也可能恶化成严重得多的疾病。还有些小毛病本身就是严重疾病的早期症状。因此，不要以为本书不重视列出的小毛病。本书的行文虽然是轻松的，但我并不总能为"小毛病"和"重病"画出一条清晰的分界线。

还有一点需要强调：我是一名科普作家，而不是一名医生。[①] 因此，我没有资格提供具体的医疗建议。如果你的某个小毛病已经影响到你的生活质量，或是情况逐渐恶化，或是你已经开始感到困扰，请直接去看医生，不要考虑本书的意见了。

————————

① 这是一个我需要经常提醒我妻子的问题。从我动笔写这本书开始，她就把我当成了她的私人医生。我只能不断告诉她，虽然我对很多常见的小毛病都有大体了解，但对于她身上具体的毛病，我是缺乏专业认识的。因此，我既不能给她诊断意见，也无法向她推荐特定的治疗方案。这就是科学家和医生的区别。

尽管如此，我们通常提到的小毛病中的大部分只是让我们感觉心烦的头疼脑热罢了。但我认为，这些小毛病也应该得到更多的关注和尊重。

人体生物学是一门极具吸引力的学问，也和我们每个人息息相关。我们可以在身体刚有些不对劲时就获得关于这门学问的很多信息。实际上，我曾经考虑过把本书命名为《瘊子和其他小病》。[①] 这是因为，你如果想全面地了解"瘊子"（也称"疣"）这类小毛病，就需要掌握病毒学、遗传学、免疫学、解剖学和干细胞生物学的相关知识，甚至还要了解一些民间传说和历史知识。对这些小毛病的更多了解往往能帮助我们更快恢复健康，甚至会让我们从一开始就避免它们。

可以说，这些小毛病甚至值得我们的感激。据说，古罗马的将军们在凯旋时会特意安排奴隶在自己耳边低声说"*memento mori*"——意为"记住，凡人终有一死"——以此来警示自己，不要躺在功劳簿上睡大觉。对这些小毛病，我的看法与将军们类似：它们是在我们耳边唠叨的声音，反复提醒我们，我们只是肉体凡胎；这些小毛病会在某一天变得糟糕，而且这一天必将来临。所以，如果你觉得身体状况马马虎虎，就满足吧。毕竟，杀不死你的东西，只会让你变得更强大。

---

① 我还考虑过把书名定为《那些杀不死你的……》，但根据我的经验，我知道出版社并不喜欢带有"杀""死亡"字眼的书名。我的前作叫《这本书可以救你的命》，介绍如何通过养生和健身来延年益寿。因此，我曾想把本书命名为《这本书可以延缓你的死亡》。我认为这个名字更引人注目，也更名副其实，但出版社没有同意。

第一部分

疼 痛

疼痛当然不是什么好事，但如果它不存在了，我们也会想念它的。疼痛是大自然提醒我们"退后"的一种方式。它是一个可靠的信号，能让我们发现自己生病或受伤了；它也是一种紧急的动力，能让我们立即采取补救措施。每个人都具有这样的生活智慧：哪里疼，哪里就出问题了。

下次，当你再遇到身体疼痛的问题时，可以这样安慰自己：疼痛这种东西实际上并不真的存在。它不过是大脑创造出的一种感觉，和我们看到颜色的原理类似。这种感觉可以帮助我们找到活下去的方法，并让我们尽可能活得久一些。

疼痛是由一类专门的神经末梢产生的感觉。这些神经末梢被称为"伤害性感受器"，分布在人的全身各处，但大脑中没有。当这些神经末梢感觉到潜在的威胁，比如哪里受了伤，它们就会向脊髓发送报警信号，脊髓再将信号传递给中脑内的一个被称为"丘脑"的区域进行分析。如果丘脑判断这项威胁实际存在，它就会向该感受器发回一个信号，允许它开始疼痛，并向大脑皮层发出一份备忘录，使其对疼痛感产生意识。

对疼痛的不同感受在强度和密度上是千差万别的。我们缺乏客观衡量疼痛的手段，因此通常只能接受患者对疼痛的主观表述。有许多用来描述疼痛程度的量表。一般来说，这种量表分为从1到10的10个等级：1级代表"没有痛感"，10级代表"剧烈疼痛"。

疼痛程度和其强度有一定关系，但并不是完全等同的。一种应用广泛的疼痛量表不仅会询问患者疼痛的强度，还会让他们描述这些疼痛的类型属于刺痛、灼痛、钝痛、触痛、压痛、绞痛、麻木还是抽痛，各到什么程度，另外还会询问这些疼痛是在表层还是深层。这些差异在很大程度上取决于是哪种类型的神经纤维受到了损伤。人体受到的外伤和烫伤往往会产生锐痛、灼痛和刺痛，而神经受体的损伤则会带来较为麻木的钝痛。疼痛的位置也很重要：肌肉和骨骼的疼痛通常是来自深处的钝痛，而外伤带来的疼痛往往是位于表层的锐痛。

很多人都认为抽痛是血液涌到受伤部位而引发的，但事实并非如此。通常来说，抽痛的频率要比人的脉搏慢得多，二者之间也没有同步关系。抽痛可能是大脑产生的主观感受，因此是疼痛体验中的一部分。除了让人更加难受之外，我们尚未发现这种疼痛模式的其他目的。

显然，无论什么性质的疼痛都是令人不愉快的。这是一种强大而又直接的动力，能逼着我们从任何足以伤害我们的事物面前后退；它还能让我们去保护和护理那些受伤的身体部位，让它们有时间慢慢愈合，并避免以后受到类似的伤害。因此，可以说，疼痛提高了人类的生存能力，是演化选择的结果。从字面意义上看，疼痛是和愉悦恰恰相反的感受。愉悦让我们有动力去寻求食物和性这些促进自己生存和繁衍的刺激，而痛苦的感觉则会驱使我们远离那些妨碍自己生存和繁衍的事物。

为了更好地理解疼痛蕴含的生物学价值，我们不妨看看一种罕见的遗传疾病——"先天性痛觉缺失症"（congenital analgesia）的患者。这是一群完全无法感觉到疼痛的人。在日常生活中，这些患者必须时刻保持极度的谨慎，以免受到严重的伤害。哪怕是喝一口热水这样的小事都可能危机四伏。这种疾病的患者往往会因为没能及时察觉外伤或感染而不幸早逝。

所以，如果疼痛在折磨你，你大可以咒骂它，但也应该对它的用处做出公正的评价。如果你感觉到了疼痛，这说明你的身体正在工作。

头　痛

如果对伴侣说"今晚不行，我头有点儿疼"的感觉像在故意冷落对方，那就试试下面这种表达——"停，我头疼得要死"。

头痛（headache）为什么总发生在最美好的时刻，是一件很玄奥的事——性行为会导致头痛的原因至今未能水落石出。这种"和性行为相关的头痛"[1]往往会和性唤起同步开始并随之增强，最后和这个倒霉的患者一起到达巅峰时刻。有时候，它也会在性高潮即将到来或发生当中突如其来地降临。然而，它和性高潮又有一个显著的区别：它可以持续很久。剧烈的疼痛可以持续一天，其余威也会再持续两天。万幸的是，这种"性头痛"相当少见，在 100 个人里大约只有 1 个人会遇到这种情况，且大部分是男性。至于为什么会发生这种事，目前我们还不清楚。

其他类型的头痛的情况也差不多。根据国际头痛协会（International Headache Society）的"国际头痛分类表"（*International Classification of Headache Disorders*）[2]，大约存在 200 种头痛——这个数字可能已经让你感到头痛了。

头痛是一种非常普遍的毛病，也许比普通的感冒更常见。[3]绝大多数头痛只是头部莫名其妙的疼痛而已，并不是某些严重疾病的征兆。头痛中大约 90% 的情况属于普通而正常、几乎每个人都会时不时遇到一次的小毛病。

当然，也有些头痛不是小毛病。头痛中大约有 10% 属于偏头痛（migraine）和"三叉神经自主神经性头痛"（trigeminal autonomic cephalalgias，TACs）。后者中最著名的一种情况叫"丛集性头痛"（cluster headache），其特征是头部一侧，通常为眼眶周围的剧烈疼痛，并会出现周期性的反复发作。这两类头痛都让人难以忍受。丛集性头痛有时甚至被称为"自杀式头痛"，足以体现其严重程度。它们显然不属于小毛病的范畴，因此我不会在本书中深入探讨。

脑部肿瘤也会导致头痛，但几乎都会伴随其他各种症状。只有 1% 的脑部肿瘤是只会引起头痛而没有其他症状的。所以，请放心吧，假如你的头很疼，但其他方面都是正常的，那你很可能并没有患上癌症。

现在，把"假如你的头很疼"改成"当你的头很疼时"。这是因为几乎每个人都会时不时地被头痛问题困扰，其终生患病率高达 96%。根据《美国医学杂志》（American Journal of Medicine）于 2017 年发表的一篇论文 [4]，头痛是"一种几乎所有人都体验过的感觉"。人类对头痛的研究可以追溯到很久以前。已知最早的对头痛的医学记录出现于公元前 1550 年左右由古埃及人撰写的医学书籍《埃伯斯纸草书》（Ebers Papyrus）中，但可以肯定的是，在此书之前很久，头痛便已经开始侵袭人类的头部了。"我们有理由推测，头痛的问题一直伴随着智人（Homo sapiens）"，纽约市蒙蒂菲奥里医院（Montefiore Hospital）头痛科的主任阿诺德·弗里曼（Arnold Friedman）医生在 1972 年这样写道。[5]

常见的头痛指的是神经科医生常说的"紧张型头痛"（tension-type headache）。这个名字往往会误导你，让你以为它是紧张情绪引发的。[6] 人们的确曾经认为紧张、压抑的情绪是头痛的诱因，但根据国际头痛协会的观点，"头痛确切的原因……目前仍不清楚"。有些无缘无故的头痛确实是很奇怪的。比如，"硬币性头痛"指头上一块硬币大小的部位出现剧烈头痛的情况；"睡眠性头痛"则通常在睡梦中发生；"针刺样头痛"的名字就说明了一切；"霹雳性头痛"则是晴天霹雳般发生、天崩地裂般严重的头痛，常常被误认为是脑部肿瘤的症状；而"性头痛"就像是一场让人乘兴而来、扫兴而归的暴雨。

还有一些头痛的诱因是我们已知的，包括头部遭到撞击、感冒和鼻窦炎等感染、剧烈咳嗽、咖啡因成瘾者试图戒断咖啡、吃冰激凌等生冷食物、龋齿、宿醉，当然，还包括性行为。有时，手淫也会引发性头痛，因此，对为避孕而中断射精的性行为而言，从瘊子到近视的种种影响不过是牵强附会，只有头痛是其确定后果之一。

在这些继发性的头痛中，宿醉（hangover）是最常见的诱因之一。宿醉导致的头痛的专业名称为"迟发性酒精性头痛"。人们通常认为这是因为宿醉后发生了脱水，但实际情况很可能并不是这样（见第289页）。和其他头痛类似，宿醉引发头痛的确切机制至今仍未查明。

冰激凌引发的头痛也被戏称为"大脑冻结"。在我小时候，大人告诉我，这是因为我牙齿中的神经受到了寒冷的刺激，但实际上，这更可能是腭部血管因为寒冷而突然收缩所引发的。

还有许多因素也常常被认为是头痛的诱因，但并没有得到认可，也就没有被列入国际头痛分类表中。这些因素包括精神压力大、脱水、视力不佳、较高的大气压等。

也许头痛会让你以为是自己的大脑在感到疼痛，但实际上并非如此。大脑中没有痛觉感受器，也就不会感到疼痛。头痛实际上是头部其他位置的痛觉感受器"齐声尖叫"的结果——它们在抗议那些加剧疼痛的刺激。这些感受器分布在血管和大脑周围的神经中，包括位于大脑外部的三层脑膜以及面部和头颈部肌肉中的感受器。实际上，肌肉疼痛是引发头痛的主要原因。不出意料的是，其具体机制仍不明确。

无论紧张型头痛是由什么原因引发的，其表现都非常相似。要确诊紧张型头痛，病情至少要符合下面这4个特征中的2个：头痛的强度属于轻度到中度；疼痛并不仅限于头部的一侧；疼痛类型不是抽痛；疼痛不会因为普通体力活动而加重。此外，医生还需要确认患者没有出现恶心（nausea）、呕吐（vomiting）的症状，不会同时对强光和大声敏感（对其中一项敏感则没关系）。如果患者的头痛符合上述标准，那么情况就无须担心；如果不符合上述标准，情况可能更严重，需要接受进一步的医学检查。这是因为头痛有可能是非常严重的病因导致的，比如脑出血（brain hemorrhage）、脑膜炎（meningitis）等。

对大多数人而言，紧张型头痛是一种偶发性的麻烦事，最多每个月发生一次——尽管一次可能持续一周之久。然而，有少数人发作得更频繁，每月多达10次。还有极少数不幸的人患有慢性头痛，这就意味着他们的大部分日子都在头痛中度过。根据世界卫生组织（World Health Organization）的数据，这种不幸的人大约占总人口的5%。[7]他们出现这种情况的原因仍不明确。

虽然紧张型头痛被 NHS 归入"轻微疾病"之列，但它影响正常活动的威力是实打实的。最近，一项发表在《美国医学会杂志》(*Journal of the American Medical Association*)上的研究表明，在偶尔才会出现头痛的人群中，有8%的人会因此而请病假；而近一半的受访者表示，他们在头痛时工作或学习效率都会降低。[8]

至于头痛的治疗方式，根据最新发现的研究结果，"几乎不存在循证临床指南（evidence-based guideline）①"。[9]患者的首选用药依然是简单的止痛药。

但需要注意一点：一个已经得到证实的头痛诱因就是药物的过度使用，包括止痛药的滥用。有些人陷入了因为过度服用止痛药而头痛，为此又服用更多止痛药，以致情况变得越来越糟的恶性循环。你应该不会感到惊讶的一点是，这种循环出现的原因依然是未知的。

而止痛药并不是唯一的选择。有证据表明，新加坡品牌"虎标万金油"——一种气味辛辣，富含薄荷醇、桉叶油和樟脑等物质的挥发性油膏——对头痛的药效聊胜于无。[10]

我的岳母（你在后文中会经常遇到她）对头痛有一套专属治疗方案，被她称为"头痛三明治"：两块涂抹了黄油的面包中间夹着金盏菊的叶子。我的妻子和她的兄弟姐妹们在小时候都接受过这种奇怪的治疗。一位批评家（也就是我妻子）指出，这种做法"可怕至极"。这种疯狂的治疗方案并非完全没有科学依据，但依据也十分有限：金盏菊的叶子是可食用的，并具有轻微的抗炎效果，只

---

① 2014年公布的医学名词，指依据循证医学方法开发的临床指南。——编者注

不过通常被用来泡茶，而不是直接夹在三明治中。

你如果对头痛三明治不感兴趣，还可以试试在头上贴一块蛋糕。[①] 民间偏方中不乏各种针对头痛的疗法。通常而言，其娱乐价值比疗效更明显。1657 年的一份菜谱算是其中的典型。它指示患者"把一块红玫瑰蛋糕……切成贴合头部的形状，紧贴在前额和太阳穴上，并停留一整夜"。[11]

把蛋糕贴在头上也许可以充当对自己不感兴趣的性邀约的有效拒绝。"今晚不行，我头上还贴着蛋糕呢。"

---

① "头上的蛋糕"（head cake）英语发音同"头痛"。——编者注

关节疼痛

　　人上了年纪，就多了不少烦心事，其中最讨厌的一样是身体会陆续出现各种原因不明的疼痛。如今，我在下楼梯时膝盖总是会疼。右边肩膀也会时不时感到疼痛。左脚的跖趾关节有时候会出现抽痛。踝关节有时会咔嗒作响。早晨醒来时，我的身体经常无缘无故地疼，不是这儿，就是那儿。有时我甚至会觉得，我骨头的接缝没准哪天就突然崩开了。

　　我之所以这么想，是因为实际情况就是这样的——我感受到的所有疼痛都发生在身体的各个关节处。这些关节就是骨头和骨头相接的地方。它们具有非常重大的意义，同时也是身体中较易受损的部位。

　　关节疼痛是一种极为常见的现象，尤其是对中老年人而言。在超过 65 周岁的人群中，有大约三分之二的人一处或几处关节经常感到疼痛；甚至在年轻人群中，关节疼痛的发生率也有 40% 左右。有些关节疼痛的病因是相当严重的，比如类风湿性关节炎（rheumatoid arthritis）、癌症、骨折或感染，而痛风（gout）也是关节疼痛的一种常见而可怕的病因（见第 38 页）。不过大多数时候，关节疼痛的原因都很简单——关节的正常磨损。

　　膝盖极易受伤，因为它们的负重太大了——膝盖以上所有身体部位的重量都压在这里；同时，这也是因为膝盖包含着如此多的活动部件。膝关节是人体最大、最复杂、工作最辛苦的关节。膝盖从结构上看包含两个连接：一个在大腿的骨骼（股骨）和小腿的骨骼（胫骨）之间，另一个则在股骨和膝盖骨之间。这两个关节既能旋转又可弯曲，其中都塞满了各种容易受伤和磨损的部件——肌肉、软骨（cartilage）、韧带（ligament）和肌腱（tendon）。而当我们变得越来越胖时，我们的膝盖自然也就越发疲惫不堪。

而另一个导致膝盖疼痛的常见原因是肌腱炎（tendonitis），也就是膝盖中的一处或几处肌腱受损后并发炎症。肌腱是一种把肌肉和骨骼连接起来的坚韧的带状组织。膝盖中主要的肌腱叫"髌腱"，作用是把腿前部的肌肉和胫骨连接起来，并将膝盖骨固定在正常位置上。你在跑、跳或扭动关节时都可能损伤髌腱，使它发炎，从而导致膝盖骨和胫骨之间的疼痛。休息、冰敷、口服止痛药物或是使用弹力绷带的方法通常都能帮助它自行愈合。

而韧带则是把骨骼与骨骼连接起来的部分，同样也可能被撕裂和发炎。膝盖中有4条主要的韧带，包括2条交叉韧带——足球场上的重伤常常发生在此处，甚至可能终结运动员的职业生涯。1997年，正当红的曼联中场球员罗伊·基恩（Roy Keane）就在一场对阵利兹联队的比赛中重伤了自己的交叉韧带。他后来说，他真真切切地听到了韧带撕裂时那"啪"的一声。

让膝盖韧带断裂需要极大的力量，但它受到过度拉伸或轻微拉伤的情况很常见。韧带损伤也是膝关节疼痛最常见的原因之一，不仅会带来疼痛，还会导致关节肿胀，膝盖运动和摇摆受限，以及双腿摇摇晃晃，随时可能摔倒。但和肌腱损伤类似，休息和弹力绷带在很大程度上都能帮助韧带自行愈合。当然，偶尔也会出现必须进行手术的情况，比如挽救基恩职业生涯的那场重建手术。

而膝盖软骨受伤同样可能终结一个运动员的职业生涯。膝盖软骨是一种坚韧而灵活的组织。它们包覆住骨骼末端，对骨骼之间的接触点起到缓冲和润滑的作用。当然，普通人的软骨也可能受损，从而导致膝盖疼痛、肿胀、僵硬、站立不稳、活动不便等问题，或使膝盖在运动时发出异样的摩擦声和咔嗒声。这种摩擦声反映的就是膝盖处的真实状态：骨头的末端在相互摩擦。而膝盖骨下方的软骨特别容易因为过度使用而磨损，这种现象有一个名副其实的名字——"跑步膝"。这种疼痛往往在运动时比较严重，但在休息时也可能出现。和对待其他部件一样，你也可以通过对软骨多加小心来让它自愈，但最终可能还是需要做手术，甚至更换上人工软骨。

人体的其他关节，如臀部、脚踝、肩膀、手肘、手指、颈部和脚趾上的关节，和膝盖也是类似的。它们都是由骨骼、肌肉、韧带、肌腱和软骨组成的复杂而勤劳的神奇装置，也都可能以各种奇怪的方式受伤。

脚踝则会出现一些其他关节通常不会出现的状况：发出爆裂般的咔嗒声。造成这种情况的主要原因有两种，都不需要你过分担心。

一种是溶于关节囊中的气体被释放了。所谓的关节囊是一个袋子，装有一种名为"滑液"的黏液，有润滑关节的作用。当关节处于非活动状态时，氮气之类的气体就可能溶解在黏液中；而当关节突然开始活动，比如你早晨起床时，这些黏液就会被压缩，而其中的氮气会被释放，从黏液中被挤出，从而发出类似气泡破裂的声音。这也是掰手指时关节会咔嗒作响的原因。不管你听到了怎样的声音，你的关节都没有受到损伤，也不会出现关节炎的问题。

而另一种导致踝关节发出响声的常见原因则是肌腱的滑动。在踝关节背后的凹槽里有两条肌腱，它们连接着小腿上的肌肉（腓肠肌）和骨骼。不过，这个凹槽有点儿宽了，因此肌腱就有可能从原来的位置滑出，导致踝关节发出声响。同样，它往往发生在早晨起床或久坐后站起的那一刻。它们的确会滑出去，但也很容易滑回来，同时再次发出一声令人满意的咔嗒声。整个过程不会造成任何持续性的损害。

在出现骨关节炎（osteoarthritis）的情况下，软骨同样可能发生磨损。（"arthritis"是所有关节发生的炎症的统称，而"osteo"在希腊语中是"骨头"的意思。）随着时间的流逝，这一层保护垫会被逐渐磨损，关节的日常运动也就变成了骨头之间的日常摩擦。骨关节——特别是长期负重的膝盖，也包括臀部和手指上的关节——都会变得疼痛而僵硬，在活动时则会发出刺耳的声响。

这种疾病的具体症状因人而异，而且每天都可能发生变化。但总体而言，运动强度和年龄因素都会加重病情。关节的疼痛往往成了很多人早晨起床时最难受的一件事，也会让在正常情况下轻而易举的下楼动作变成一项坚毅的壮举。

年龄是最主要的危险因素。骨关节炎本质上就是关节的磨损。只要你还活着，这种危险就会一直伴随着你，特别是如果你还很喜欢运动的话——跑步或其他运动造成的轻微损伤如果没能得到充足的时间来愈合，就会逐渐演变为骨关节炎。具有讽刺性的是，尽管我知道这一点，但对我那可怜的膝盖来说，我定期强迫它们扛着我日渐发福的身体去承受跑步带来的冲击力，恐怕已经给它们造成了永久性的伤害。

骨关节炎是无法治愈的，但低冲击力的运动、合适的鞋子、弹力绷带和手杖都能缓解它的症状。这是在享受变老的乐趣时不得不承受的痛苦。

另一个很容易出现疼痛和衰老现象的关节是肩关节。问题常常出在肩袖部位，这是一簇环绕在肩部球窝关节周围的肌肉和肌腱。球窝关节则是连接上臂和肩胛骨的关节。肩袖部位的肌肉是让关节能进行大幅度运动的关键所在，比如人类肩膀就能实现接近 360° 的旋转。这个部位的灵活度使我们特别擅长挥臂投掷的活动，让我们的祖先能成功地向猛犸象投掷梭镖，进而帮助人类在进化中获得了优势。

但这也就意味着肩袖这个特别精密的组合可能会因为各种原因而受伤、撕裂。此外，肩袖还起到了稳定关节的作用，因为关节球总是比关节窝稍微大一点，只能通过肌腱套来实现紧密贴合。

频繁、持续性的动作，比如使用鼠标或整理货架，都会刺激肌腱，或让对应的肌肉因为使用不足而萎缩。手腕的损伤可能发展为粘连性肩关节囊炎（adhesive capsulitis）。这种疾病常被称为"冻结肩"，也算是恰如其分了。[①] 如果不接受治疗，这种疾病会折磨你很多年。理疗通常有助于改善病情，但请不要动自行制订理疗计划的念头。一个合格的理疗师会帮你找出问题到底出在哪里，并为你量身定制合适的练习计划，而错误的理疗方式只会加剧病情。

---

① 又称"肩周炎"。——译者注

人类学家和媒体人爱丽丝·罗伯茨（Alice Roberts）是研究人和其他猿类肌腱套损伤的专家。她曾在博士毕业论文中指出：几乎每一个人、每一只猿猴最终都会遇到肩关节受损的问题。这么看，我们的关节最后都会分崩离析。

肌肉结节

"你哪里疼?"对一个正在经历痛苦的人而言,这似乎是一个明摆着的有意义的问题。然而,患者感觉到的位置很可能根本不是真正问题之所在。只要不是外伤导致的疼痛,当下感到疼痛的部位很可能只是症状的位置,而真正的问题可能发生在距离相当远的某处。

这个问题通常是由肌肉结节(muscle knot)造成的,医学上又称"(肌筋膜)激痛点"(myofascial trigger point)。这些给人带来折磨的小肿块很常见,同时又充满争议。它们似乎想努力掩盖自己的存在,因此总是会让身体的其他部位感到疼痛。

比如,背痛常常源于腹部的肌肉结节——已经位于躯干另一侧了。而头痛可能源于颈部(见第11页),腿痛可能来自臀部,脚踝痛可能源于小腿。肩部肌肉的结节可以让疼痛传到手臂甚至手上。有些无法解释的牙痛、耳痛同样可能是某处肌肉结节造成的。同时,这些结节还会限制肌肉的运动,因此也是颈部疼痛的主要原因(见第23页)。

因为没能找到明确的病因,很多的疼痛问题最终被诊断为"非特异性"。这种"牵涉痛"可能就是这种情况的罪魁祸首。比如,有大约8成的背痛病例都会被塞进"非特异性疾病"这个医学上的大筐里,不再接受进一步的诊察。

激痛点的本质是不涉及整片肌肉的痉挛(cramp,见第297页)。当某小块肌肉出于各种原因变得高度敏感时,这种状况就会发生。

"肌筋膜"指的是包裹着骨骼肌的致密结缔组织。从解剖学层面说,激痛点就是异常收紧的肌肉组织上的压痛斑块，大致位于该肌肉的中部。从触感上看，它们是皮肤下面坚硬或松软的疙瘩。虽然多见于背部、颈部和肩部，但它们也可以出现在有骨骼肌的任何地方——骨骼肌是能够按照我们的意愿收缩的肌肉，而不是内脏器官上那些我们无法控制的肌肉。

触碰这些疙瘩，会引发局部和／或牵涉痛，也会引起肌肉纤维发生带状紧绷的抽痛，因为它们会促使肌肉纤维进行短暂收缩。

这些肌肉结节摸起来有些硬，但又有些气泡感，另外，你还可以通过用指尖按摩来"揉碎"它们（但通常会引起奇怪的感觉，虽然不舒服，但又有点儿爽，类似撞到肘部的"麻筋"的感觉）。这就导致很多人认为，它们是累积在肌肉中的乳酸的晶体，但事实并非如此。按摩的工作原理是促使已经痉挛的肌肉纤维放松，从而导致肌肉结节变小甚至消失，疼痛也会随之而去。按摩缓解肌肉结节的效果相当不错。

这些肌肉结节也可以通过交替进行冷敷和热敷而得到缓解。这种方法可以降低肿胀程度，并促使结节自行放松下来。而休息、拉伸和轻度运动对其也有帮助。不过，被统称为"外用擦剂"（可以让你皮肤变红）的万金油、"深层热疗"（Deep Heat）按摩膏和冬青油之类对肌肉结节的缓解效果并没有得到多少证据支持。不过，这些擦剂可以通过一种并不确切，目前也尚未得到证实的"反向刺激法"（counterirritation）来缓解肌肉的疼痛。打个比方，这种治疗作用就相当于某人的鼻子被揍了，而你踩了一下他的脚，把他的注意力从鼻子转移到脚上了。而且，这些擦剂中包含有刺激性的化合物，如薄荷醇、樟脑、辣椒素、丁香油等。因此，用这些擦剂自下而上地摩擦皮肤，就会减轻人体对其他疼痛的敏感度。这种方法的部分机制是通过让负责感觉的神经元不断放电而使其耗竭，至少理论上如此。英国国家健康与临床优化研究所（National Institute for Health and Care Excellence，NICE）——一个基本功能是帮 NHS 守着钱袋子的机构——表示，目前还没有足够证据来支持这类擦剂的临床使用。

一些擦剂中还含有一类被称为"水杨酸盐"的化合物。它们的结构和阿司匹林有关，据称可以被皮肤吸收，从而消除疼痛，但目前同样没有证据证实这种说法的真实性。不过话说回来，这些外用擦剂虽然在舒缓肌肉疼痛方面效果不稳定，但至少不会造成什么伤害，所以，死马当活马医吧。

还有一些治疗肌肉疼痛的外用擦剂含有布洛芬或对乙酰氨基酚，但使用这些擦剂并不会比直接吃这两种药物的片剂更有效。实际上，这些擦剂需要更长时间才能产生止痛的效果：药片只需一个小时，它们最长可能需要一天。此外，如果你已经服用过此类止痛药，并已经摄入了每日最大剂量，那就不该再使用这类擦剂了，因为其中的化学成分仍然会进入血液，增加摄入药物的总量。

如果遇到真正严重的肌肉结节，你可能需要注射麻醉剂、抗炎药甚至肉毒杆菌毒素才能缓解疼痛。

肌肉结节是一种很常见的现象，可能也是骨骼肌疼痛的最常见原因。一项针对疼痛专科就诊患者的研究发现，有85%的患者具有一个或多个激痛点。著名的捷克康复学家卡雷尔·莱维特（Karel Lewit）则更加大胆。他于2009年断言，肌肉结节就是导致疼痛的最常见的原因。然而，医生们在诊治那些无法查明原因的疼痛时，往往根本不会考虑到肌肉结节。

这个医学盲点的一个可能原因是，肌肉结节已经被纳入针灸、脊柱推拿疗法和其他替代医疗实践的诊疗范畴，从而被主流医学忽视了。这实在令人遗憾。一些医生认为，主流医学如果能以更认真的态度对待激痛点，就可以帮助很多患者避免或缓解疼痛与不适。

另一个问题是，对激痛点的成因，和牵涉痛的成因一样，目前医疗界并没有形成共识。激痛点的形成和多种因素都有关系，比如坐姿不良、过度使用肌肉、过度拉伸肌肉（运动前未能热身就可能造成这种后果）和缺乏运动等；它们也与脱水、吸烟、不良的饮食习惯和压力过大等情况有关。

牵涉痛则显然和感觉神经纤维的活动有关：它会将疼痛信号从其来源辐射到身体的另一个部位。一个位置的肌肉结节有可能引起另一个特定位置的疼痛，而后者并不是随机出现的。不过其中的确切机制如何，我们目前依然不清楚。

因此，如果你的身体内部某处有无法解释的疼痛，还是那种"又深又广"的弥漫性疼痛，那么你就很需要做一次全面检查，寻找位于身体某处的一个按压时有气泡感的肿块。激痛点是一种非常普遍的现象：人类有大约 640 块骨骼肌，占体重的 40% ～ 50%，对健美运动员来说，这个比例甚至可能高达 65%。既然人体有这么多的肌肉可以产生肌肉结节，那么肌肉结节会存在也就不奇怪了。

落　枕

　　绝大多数小毛病都很烦人，但其中少数几个因为实在太烦人，连它们的名称都已经变成了"烦人"的同义词。其中一个是臀部的疼痛（见第210页），另一个则是落枕等情况引发的颈部疼痛。[①]

　　落枕其实是大自然在提醒你，自由地转动头部是一个多么有用的功能。我们每个人应该都体验过那种颈部一连两三天无法自由扭动，让我们只能像僵尸一样转动整个身体去看两侧东西的窘境。这也使我们几乎连像开车和骑车这样日常的活动都无法完成。

　　颈部疼痛有很多原因，但在睡觉或坐着时吹了风通常并不是其中之一，除非是因为这种风让你的颈部长时间保持某种不自然的奇怪姿势，导致肌肉僵硬，就像锻炼会引起肌肉僵硬一样（见第299页）。人在清醒的时候很难做到这一点，但在睡着后很容易。这就是为什么你可能在上床睡觉时颈部完全正常，醒来时却发现脖子几乎无法转动。

　　另一个原因是，不自然的剧烈头部运动引起了颈部肌肉的轻微劳损（strain）和扭伤（sprain）。这里的术语"劳损"和"扭伤"经常被混用，但实际上指的是不同类型的损伤。劳损指的是肌肉和肌腱的撕裂，扭伤则是对韧带的损伤。韧带是连接骨骼和骨骼的纤维组织。然而，在落枕的人看来，劳损和扭伤就像一根头发上的分叉，并没有什么区别——它们同样会带来让脖子无法正常转动

---

① 表示臀部疼痛的"pain in the arse"和表示颈部疼痛的"pain in the neck"在英语中都被用来形容令人不堪其扰的事物。——编者注

的痛苦感受。

颈部是人体中一个分布着诸多肌肉且活动频繁的部位，因此，颈部不能自如转动的后果会比别处不能动更严重。颈部还包括 7 节脊椎骨，因此劳损和扭伤有很多机会来实施它们的恶作剧。

颈部的 3 块肌肉因其体量较大，外加在头部运动中的关键作用，比其他肌肉更容易承受压力。一块是斜方肌。这是一种形状像风筝的肌肉，将颅骨底部和肩胛骨、下背部连接在一起，是伸展颈部时要用到的关键肌肉。另外两块肌肉则和头部的旋转有关：一块是肩胛提肌，它沿着颈部的两侧延伸；另一块则是胸锁乳突肌，它从耳后一直延伸到胸骨。

如果这些肌肉中的任意一块遭遇了较严重的劳损，头颈部的姿态就可能出现明显异常，比如头向一侧或朝前倾斜。这种现象被称为"斜颈"（torticollis），在拉丁文中意为"扭曲的脖子"。

此外，斜颈也可能是肌肉结节引发的，也就是由激痛点造成的（见第 19 页）。假设你在某天早晨醒来时赫然发现自己的脖子无法动弹，那么除了等待它自行好转之外，你能做的事情实在不多。止痛药可能会提供一些帮助，热敷（可以减轻肌肉痉挛）和冷敷（可以减轻炎症）也是有用的，轻柔的按摩或伸展运动也能对其进行缓解。但归根结底，时间才是唯一而真正的良药。

如果这种状况一直持续，甚至出现了恶化趋势，那你就要去看医生了。慢性的颈部僵硬是一些比轻微损伤更严重的问题导致的，包括神经受压迫、椎间盘突出（slipped disc）等。脑膜炎也可能引起颈部僵硬，但通常会伴有其他症状（见第 66 页）。

不太严重的颈部僵硬通常会在几天时间里自行消退。但在它消退之前，疼痛是难免的。

被击中麻筋

在德语中，这个部位被称为"音乐家的骨头"；而在西班牙语中，它被叫作"让人大笑的骨头"；芬兰人称其为"引发愤怒的血管"；而匈牙利人则叫它"酥麻的肌腱"。不过，它在英语中的名称肯定是最贴切的——"感觉怪怪的骨头"（the funny bone）。

无论你是哪国人，你必然有过这种体验：当你的肘部受到撞击时，你会产生一种独特、奇怪的感觉，但很难用语言描述。这是一种刺痛和麻木混合的感觉，仿佛被电击中，从手肘一直延伸到前臂。如果你撞得够狠，这种感觉可以持续好几分钟。人类对此的自然反应是一边摇晃胳膊，一边大声抱怨，但没有证据表明这些做法在分散对疼痛的注意力之外还有什么效果。

这个脆弱的部位实际上根本不是骨头，而是一套神经系统中的一个暴露在外的部分。这套神经系统名为"尺神经"（ulnar nerve），从脊髓出发，延伸到前臂和无名指与小指上。在经过肘部时，它会在一片很小的区域内靠近身体表面。在这个区域，肌肉、骨骼和皮肤对它的保护作用比较薄弱。这个薄弱的位置被称为"肘管"，你可以在自己手肘关节外侧上方触摸到它。这个解剖结构上的特殊位置如果恰好撞到某个突出的物体（比如，我浴室里的架子就非常适合承担这个任务），就会导致此处的神经元放电。

所谓"感觉怪怪的骨头"也许只是对肱骨的戏称。这根骨头位于从肩膀到手肘部的上臂之中。这个名字也可能只是描述了这根骨头撞上东西时带给你的感觉。

撞一下"感觉怪怪的骨头"不会造成什么伤害，但肘管本身很容易受伤，也容易在重复性劳损和神经受压迫等情况下受到损伤。这些损伤可能导致肘管综合征，具体表现为被击中麻筋的感觉长期持续。这样一来，可就没人笑得出来了。

我的脚疼死了！

人类的双脚是一种设计十分巧妙的精密装置。它们能让我们以各种不寻常的姿势走路，也能让我们充分发挥人类这个物种进化出的长跑才能。从脚趾到脚跟，我们脚上的每一个部位都在这个生物学和物理学合力打造的精妙过程中发挥着各自的作用。脚跟像一个减震器，能承受脚落到地面时受到的冲击力的影响；足弓则像一个弹簧，能吸收脚跟受到的冲击力，并将其传递给前脚掌，以助力下一步动作；脚趾则可以提供适应性极强的平衡能力，增强抓地力，还会发挥杠杆的作用。一只脚包括 26 块骨头和 100 多块肌肉、韧带和肌腱。难怪会有人觉得，脚是如此迷人的器官。

然而，和其他所有复杂的机器一样，脚的很多部位都可能出问题。我们的脚有很多让我们感到痛苦的方式。

而脚出问题的一个主要原因是，人类是朝着光脚行走和奔跑的方向演化的，但如今我们却强行给自己的脚套上了鞋子（这也是足癣出现的主要原因，见第248 页）。那些终身从未穿过鞋的人都会有一双宽阔、有力而健康的脚，足底的皮肤也非常坚韧。相比之下，习惯了穿鞋的脚就显得狭窄、娇嫩，也很容易出问题。

而在习惯穿鞋的国家与地区，一个常见的脚部问题就是足弓塌陷，或称"扁平足"（flat feet）。这就意味着原本又刚又韧的足弓全部或部分塌陷下来，整个脚底都贴住地面，就像被放了气的轮胎一样。超过三成的人有一只或两只脚会出现扁平足的问题。

在历史上，扁平足曾被视为一种残疾。在 20 世纪的大部分时间里，普遍观点认为，有扁平足的人无法完成齐步走和立正的指令，因此无法入伍服役，而这无疑正中他们的下怀。实际上，在很大程度上，这种做法的目的是节约成本：招募并训练一个新兵，然后却不得不因为医学原因而让其退伍，无疑会浪费很大一笔钱。仅仅在 1923 年，英军就因为扁平足而让 190 名士兵退伍，在整个过程中浪费的钱高达 1 万英镑——相当于今天的 50 万英镑还多。

但在第二次世界大战之后，军方的研究表明，扁平足实际上并不会妨碍一个人成为一名好战士。而到越南战争的时代，有扁平足问题的士兵已经遍布东南亚各地了。

虽然一些扁平足（也被称为 "pes planus"，在拉丁语中意为 "脚部平坦"）病例会导致姿势、步态等方面出现继发性的问题，但总体而言，扁平足是完全无害的。至于它的病因，目前尚不清楚，不过肥胖是一个明确的危险因素。我们的足弓会被自身的重量压塌，这是很符合逻辑的结果。

另一个可以让（不）走运的受害人免服兵役的脚部疾病是跟骨骨刺（heel spur）。跟骨骨刺是一种很小但会让人很痛苦的骨质增生现象，是对脚跟的反复挤压和损伤，如穿不舒服的鞋或身体肥胖造成的。正是这种疾病让美国前总统唐纳德·J. 特朗普（Donald J. Trump）在越南战争期间没能像扁平足患者那样正常入伍服役。

公平地说，特朗普在 20 世纪 60 年代后期相当热衷于参加各种运动。根据他自己的说法，他是当时全纽约最好的棒球选手。所以，也许他是因为过分沉迷于棒球，才让自己的脚跟产生了骨刺吧。和一般的骨刺不同的是，后来，他的骨刺自己消失了。不过，他最终还是 "服役" 了——担任了美军最高统帅 4 年。所以，就不要再纠结他当初为什么没服兵役了。

脚跟、足弓以及脚的其他部位都可能因为过度使用而出现炎症。这些情况包括走或跑了一段很长的路，或长期保持站姿。站立的表面太硬、鞋子不合脚、背包太重、肚子太大都可能让问题变得更严重。这种脚部疼痛在学术上被称为

"跖筋膜炎"（plantar fasciitis），意味着脚底的结缔组织出现了炎症，而我们在提到这个问题时的通常表述是"我的脚疼死了"。把脚浸泡在一桶凉水中可能会缓解炎症，或至少能让脚部感觉麻木，而休息和康复运动则会完成剩余的治疗工作。

穿太过紧窄的鞋子也会导致滑囊肿（bunion）。这通常是一种骨质肿块，长在大脚趾关节下方的侧面，非常疼痛。滑囊肿的英语名称有时候会被认为和"洋葱"（onion）有关，因为这种肿块看起来的确像正在破土而出的洋葱，但实际上这个词源于日耳曼语，意为"块状物"。一旦患上滑囊肿，想要摆脱它的唯一方法就是做手术。

而嵌甲（ingrowing toenail）的情况同样和较窄的鞋有关。顾名思义，嵌甲指的是脚指甲向下生长、嵌入指甲侧面肉质部分的情况。而把指甲剪得过深也会刺激它们用这种方式扳回一城。目前，对这种问题的一线治疗方案是把出现问题的脚浸泡在温水中，每天泡三四次，以软化指甲周围的皮肤，有时还能让指甲嵌入皮肤的边缘部分自行脱出。如果这种疗法失败，就要由医生来进行一些深入的修剪工作了。

在几个脚趾之中，大拇指是最容易遭受令人痛苦的撞击的。这仅仅是因为它们是脚上最突出的部位，而人类经常是笨手笨脚的。脚趾受伤通常很疼，并可能导致韧带扭伤或拉伤，甚至导致骨折。在这种情况下，你就需要去看医生了。不过，一般情况下，在撞到脚之后骂一句就足够了。

痛风也会导致剧烈的脚痛，但这是另一码事了（见第 38 页）。

还有一种你绝对不想遇到的脚痛是脚跟龟裂（cracked heel）。脚底的皮肤非常厚实，这也是让它成为良好减震器的原因之一。但它和人体其他部位（手掌除外）的皮肤不同，不具备能带来保湿效果的皮脂腺，因此很容易干裂。通常情况下，这并不是什么大事，因为死皮的上层细胞就像海绵一样，可以吸收 3 倍于自身重量的水分。但是，如果含水量降至 10% 甚至更低，这个部位的皮肤就会变得僵硬、干裂。脚跟皮肤开裂会让行走变得疼痛难忍。那可真够受的。

眼里进异物

作为一名老式隐形眼镜的佩戴者，我非常熟悉眼睛里进东西那种难受的感觉：突然之间传来尖锐的疼痛，得赶紧用水去洗眼睛，还要扒开眼皮疯狂寻找罪魁祸首。如果灰尘不知怎么滑到了隐形眼镜背后（我就经常遇到这种情况），那么你别无选择，只能把隐形眼镜取下来处理。我就这样在大风天里失去了无数只隐形眼镜。

即使是不戴隐形眼镜的人，眼睛里也很容易进东西。人眼的角膜和眼睑的内层都非常敏感，这是因为视觉是一种极其宝贵的资源，于是眼睛配备了一套极易被外来干扰触发的早期预警系统。哪怕只是掉进一粒微尘，对眼睛而言也如同一块巨石。眼睛仿佛有磁性一般，衣物纤维、睫毛、风吹来的其他碎屑都会被吸附到眼睛表面。显然，烟雾也可能进来。你在洗头发时稍有不慎，洗发水同样会进入眼睛，只是还没有人为此写一首歌。

使用电钻、电锯、电磨等电工工具时，高速四溅的碎片射入眼睛，损伤甚至刺穿眼角膜的危险性显然很高。因此，在这种情况下，请戴好护目镜。当使用一些具有腐蚀性的化学物质来疏通下水道或清洁烤箱内壁时，你同样需要做好防护。

那么，如何除去已经进入眼里的灰尘或洗发水呢？从泪管中流出的眼泪通常足以将这些异物冲洗干净，或者将其冲到眼角。之后，你用指尖就能将其清除。但在有些时候，这些入侵的异物会卡在眼睑下，贴近眼睑和眼球接触的地方。这时，就需要用干净的冷水进行一些额外的清洗工作，比如在水中睁眼清洗或用流水冲洗眼部了。具体做法是保持睁眼状态，用水彻底冲洗。如果手边没有干净的水，也可以把上眼睑向下拉到下眼睑上，利用下眼睑进行刮擦。这样做有一定可能清除异物。请克制住用手揉眼睛的冲动，因为这只会导致异物摩擦并划伤角膜的表面，从而让你到伤痕愈合前一直感觉眼中有异物。

英语中形容入眼异物的"尘埃"（mote）一词来源于中世纪日耳曼语中对锯末的称呼。可见，锯末也许是中世纪最常见的一种尘埃。而"尘埃"之所以成为入眼异物的指定统称，主要归功于《圣经》中耶稣的"登山宝训"讲话：曾经做过木匠的耶稣敦促人们在评论他们兄弟眼中的尘埃之前，先取出自己眼中的梁木。① 可见，他在布道时会使用自己熟悉的情境来打比方。

另一个容易进入眼睛的异物是眼屎（rheum）。在英语中，它还有"眼睛的鼻涕"等称法，而至少在我家，我们会叫它"眼角的蛋奶糊"。眼屎是睡醒时眼角出现的淡黄色黏稠或硬壳状物质，是由黏液、油脂、眼泪、死皮和其他杂七杂八的物质混合而成的。当你的眼睛长时间闭合时，这些物质就会慢慢聚集；而当你在清醒的状态下，有规律的眨眼运动就会把这些物质扫进鼻泪管中，因此它们不会在眼角堆积。所谓的鼻泪管俗称"泪管"，就像一根雨水排水管，从眼部直通到鼻腔之中。在靠近眼角的下眼睑边缘，可以看到一个细小的圆形开口，这就是它了。"泪管会产生眼泪"是一种常见的误解。实际上，它的作用反而是将眼泪排干，这就是为什么人在哭泣时往往会有眼泪鼻涕一起流的现象。实际上，眼泪是由嵌在眼睛上方皮肤中的泪腺产生的。人在睡着后停止眨眼，这些物质就会堆积，有时候会阻塞泪管，偶尔还会粘住眼睑。这种事就曾经发生在我身上：那天我喝得有点儿高，还没取出隐形眼镜就睡着了。不过，在醒来后，我获得了一次（对我而言）非同寻常的经历：一睁眼就能把全世界看得一清二楚。哇，真是一个奇迹！

---

① 出自《圣经·马太福音》的典故，意思是在批评别人之前先看到自己的缺点。——译者注

脚　麻

　　如果你曾经试着保持一个难受的坐姿，过了好一会儿之后再站起来，你往往会感觉你的腿已经不是自己的了。这种情况被医学界称为"神经受压性麻木"（obdormition）。你的腿变得麻木且反应迟钝，并会在压力下软倒——也难怪在冗长的会议之后会出现有人摔倒的情况。

　　这种尴尬、滑稽的状况在世界很多地区被称为腿部（或其他身体部位）"睡着了"，连医生也是这么说的。只不过，他们使用的名称已经成为医学术语："obdormition"的词根"obdormire"在拉丁语中意为"入睡"。

　　当然，你的腿实际上并没有睡着。睡眠是专属大脑的一种状态。当然，如果你以一个别扭的姿势睡着，这的确可能会导致你的肢体被迫变得麻木。这实际上是由于神经受到长时间的压迫而放电到耗竭的地步，从而出现了暂时性的麻痹。压迫还会导致缺血的状态，也就是说，这部分肢体的供血受到了影响。缺乏足够的血液供应会导致肌肉中氧气不足，从而使其出现暂时性的失灵。在日本，这种受压性的腿麻现象尤为常见，因为日本人在参加茶会时会以不自然的姿势长时间端坐。

　　这种神经受压性麻木通常不会带来什么伤害。当对血管的压迫消失之后，含氧的血液就会重新流过，这在医学上被称为"再灌注"。肢体的感觉和运动功能也会随之慢慢恢复，不过毛细血管的重新打开会产生疼痛，这和冻到麻木的手指、脚趾恢复知觉的过程本质上是完全相同的（见第 111 页）。这种身体部位被重新激活的感觉在英语中被形容为"钉刺针扎"（pins and needles），而在其他许多语言中，人们会用和蚂蚁有关的表达来描述它。比如，法国人会说"J'ai des fourmis"，意为"有蚂蚁在爬"；德国人则会说"Ameisenlaufen"，意为"有蚂蚁在跑"。而在总是充满诗意的冰岛，人们将这种感觉称为"stjörnur í skónum"，意为"鞋里有星星"。而我的小儿子将其称为"铃响针扎"，这也许是比"钉刺针扎"更好的描述。不过，创意大奖必须颁给我熟人的小女儿。第一次遇到这种情况时，她这样说："我的脚感觉像汽水一样冒泡了！"

长时间或慢性的针刺感可能意味着某处神经长期受到压迫，或是循环系统出了问题，也可能是带状疱疹（shingles）甚至更严重疾病的征兆。但通常情况下，你都能在几分钟内让你冒着泡的脚变回原状。

背　痛

　　背痛是我们作为人类必然要付出的代价。当我们生活在非洲大草原上的祖先们放弃用指关节触地行走，转而起身直立行走时，他们就将大量的负重迅速地转移到了脊柱下方。这显然是一次很划算的取舍行为：直立行走也许能让他们发现远处的猎物或危险，或是腾出双手来做一些更有用的事情。然而，人类在演化史中还没有得到足够的时间来彻底补偿这种选择带来的问题，因此，在现代人类的身体里，有一个我们原本注意不到的区域开始饱受疼痛和僵硬的困扰——毕竟，人本来是看不到自己背部的。遗憾的是，对数以万计的人类而言，这已经不是一个可以忽略的问题了。

　　背痛中最常见的一类是腰痛（lumbago），其定义是"从肋骨底部到腿部顶部之间的下背部发生的疼痛"。这里的疼痛基本指的是臀部的疼痛，已经成为英语中"烦心事"的代名词。"lumbago"一词源于拉丁语"lumbus"，意为"下身"，可能会给人一些不雅的联想。但事实上，这个词是一个严肃的解剖学概念，会被用在"第五腰椎"等专业术语中。

　　腰痛的发病率高得惊人。大约10%的成年人报告说，他们可能随时随地出现这种疼痛。而有9成的西方人表示，在生命中的某个时间，自己曾经受到这种问题的困扰。腰痛和其他问题类似，也会随着年龄的增长而发病率增高，对患者的影响也会越来越大，就像我们的关节日渐变得更容易发出响声一样（见第14页）。不过，腰痛的第一次发作通常是在我们二三十岁的时候。据估计，在因病就医的年轻病例中，有25%是因为背痛。背痛的复发是很常见的，病情还会随着每次发作而恶化。

大多数背痛病例的根本原因都未能得到确认，一个主要原因是我们很难通过这种疼痛判断是哪里出了问题。下背部是一个由肌肉、骨骼、肌腱和韧带组成的复杂系统。当我们站起身时，它会主动支撑起我们上半身的重量。这个系统中有诸多活动部件和静态结构，它们都有可能出现问题。医生们通常认为，下背部的疼痛是由轻微的劳损、扭伤、神经受压迫问题（见第37页）或肌肉结节引起的，而这些问题往往都会自行消失。背痛也可能是急性损伤引发的，比如以缺乏防护的姿势抬起沉重的衣柜或以别扭的姿态弯腰；它也可能是某些慢性磨损的后果，比如保持某种懒散的姿势、长时间站立、睡在塌陷的床垫上或是长途驾驶。肥胖和超重也会增加背痛的风险，因为这种情况会增加已经脆弱不堪的下背部的负荷。

还有一些原因也会引起腰痛。这些原因可不是小事，会导致让人失去行动能力且不会自行消失的疼痛和不适。一种常见的原因是椎间盘突出，即两块椎骨之间的软骨板移位并压迫神经、导致痛苦的情况。这也是坐骨神经痛（sciatica）——从下背部向下延伸到脚的主要神经受到压迫而产生的疼痛——的主要原因。另一些原因也会导致背痛。它们往往更严重，但值得欣慰的是，它们也相当罕见。这些原因包括深部感染、关节炎或癌症。如果你的腰痛具有持续性、衰弱性和不断恶化的特点，那么你就需要去医院做检查了。但大多数情况下，腰痛都会自然缓解。当然，在不久之后，它会卷土重来。

除了下背部疼痛以外，人类还会受到中背部和上背部疼痛的困扰，不过程度比较轻。而这些部位的疼痛通常和下背部疼痛有着相同的原因。

一些非常简单易行的方法可以降低背痛发作或复发的风险：保持运动，减轻体重，加强对核心肌肉的锻炼，买一张优质、舒适的床垫，以及即使要长期守在办公桌或电视机前也保持一个良好的姿势。其中最重要的一条是：在抬重物时要格外小心。抬重物的安全方法没有火箭科学那么复杂，只要做到以下几点就行：用你的腿部而不是腰部发力，抱紧重物，让重物尽量贴近你的身体，双腿分开站立，双脚注意抓牢地面，以及不要穿人字拖。然而，仍然有许多人因为无视了这些简单的规则，最终让自己的背部受到损伤。

如果你腰部的损伤已经不可弥补，腰痛不时发作，你还是可以通过一些方法来缓解它的——进行拉伸，尝试游泳、瑜伽等运动，口服止痛药以及冷敷和热敷都能舒缓甚至治愈腰部受到的伤害。当然，你也可以放弃治疗，回到用四肢行走的状态。

神经受压迫

　　神经受压迫或挤压就是字面上的意思。基本上差不多吧。在这种情况下，出于各种原因，某处神经被周围的组织（比如肌肉或骨骼）挤压，导致了剧痛、麻木和针刺感，而其中最糟糕的表现之一就是坐骨神经痛（见第 35 页）。

　　神经受到压迫的主要原因，是损伤、磨损或被称为"骨刺"的细小的骨骼增生（这通常是骨骼间的持续摩擦引起的）造成神经管周围出现肿胀。神经受到压迫的情况可以发生在身体里的任何地方，但最常见的是在背部、肩部、手臂、手腕和手部。与普遍认知相反的是，神经受压迫的状况并不能通过伸展关节（比如拉伸脊柱）的方式来缓解，因为这些神经并不是被夹在两块骨头之间的。通常来说，这种状况会在几周内消失。和前文中观点一样，如果这种状况让你感到困扰，并长时间没有好转，宁可错杀一万，不要放过一个——去看医生吧！

痛　风

英国痛风协会（The UK Gout Society）的官方网站上有一份评估痛风风险高低的调查问卷，由 10 个问题组成。如果你对其中 6 个或更多问题的答案是肯定的，那么我建议你去看医生。我做过那份问卷。回答到第 7 个问题时，我已经答了 6 个"是"。我是男性，当时 40 多岁，喝酒很凶，有高血压，有痛风家族史，而且超重（我得强调一下，我只超重一点点而已）。

但我暂时还没有患上痛风，这让我非常非常开心。痛风的体验是非常痛苦的。1799 年，一幅著名的讽刺漫画把痛风描绘成一个口吐烈焰的小恶魔，正将它的獠牙和利爪深深地刺入一根红肿的大脚趾之中。从各个方面看，这正是痛风给人带来的感觉。

痛风是关节炎的一种形式，而关节炎是所有关节疾病的总称。痛风发生的根本原因是尿酸（uric acid）在血液中累积，然后以尿酸钠的形式在关节、骨骼和皮肤下变成晶体而析出。在人体的关节里，这些针状的晶体会引发强烈的免疫反应，从而带来极度的疼痛，以及压痛、发热、红肿等症状。

痛风通常会在半夜突然袭来。它可能攻击任何关节，不过被折磨得最多的是大脚趾、手指、手腕、膝盖和肘部的关节。疼痛可能严重到连床单的触碰都会让人难以忍受的程度。痛风发作时，剧痛会让患者连穿袜子都不敢，更不用说穿鞋了。

把痛风画成喷火的小恶魔的，是英国画家詹姆斯·吉尔雷（James Gillray）。他被公认为政治讽刺漫画的创始人，因讽刺自己生活的那个时代的上流社会而臭名昭著，其讽刺对象包括精神错乱的乔治三世。因此，当吉尔雷本人在晚年罹患痛风时，毫无疑问，汉诺威王朝中的许多人都会感到幸灾乐祸。

在吉尔雷的时代，痛风被认为是一种咎由自取的疾病。发病者多为富有的中年男性，他们是在为自己痛饮红葡萄酒和波特酒、贪吃野味馅饼和布丁的行为买单。这其实是一种严重的偏见：富有的中年女性同样会得痛风，其中就包括体形略胖、在乔治三世出生前几十年执掌过英国王位的安妮女王。19 世纪 40 年代，医生们发现，引起痛风的原因并不只有饮食上的放纵，但这种刻板印象并没有就此消亡。比如，美国讽刺作家安布罗斯·比尔斯（Ambrose Bierce）就在其 1906 年出版的《魔鬼词典》（*The Devil's Dictionary*）之中把痛风定义为"外科大夫对富有病人们所患风湿病的称呼"。

如今，我们都知道，痛风是一种会导致代谢紊乱的遗传性疾病。它导致尿酸累积的速度超过了肾脏代谢尿酸的速度。尿酸是在嘌呤（purine）的代谢和分解过程中产生的，而嘌呤则是很多食物中都含有的天然成分。一般情况下，尿酸会通过尿液被排泄出去，但由于各种突变，有些人的身体不能以足够快的速度清除尿酸，或是产生的尿酸总量超过了正常水平，尿酸就会在血液中累积。达到浓度的临界点后，尿酸就会变成晶体，从血液中析出。这些晶体有时看起来像白色的小肿块，会出现在肘部、手指和耳部的皮肤下，被称为"痛风石"。它们是患有慢性痛风的表现。

然而，痛风也并不完全是基因的问题。生活方式上的某些选择可能加剧易感人群的病情，甚至也可能让非易感人群中招。有些食物富含嘌呤，包括野味、肝脏、肾脏、凤尾鱼、鲭鱼、贻贝和扇贝等。而啤酒同样是嘌呤的重要来源，这主要是酿造啤酒所需的酵母导致的。一般来说，饮酒过量本身就是一个危险因素，而摄入糖分过量是另一个。体重超标、缺乏运动和身体状况不佳也会提高患痛风的可能。高血压同样会增加风险。大概有 10% 的痛风病例完全是由不良生活方式引起的，而其他的痛风病例则与不良生活方式存在关联。老年男性面对的风险较高，他们也占据了痛风人群中的 90%。这样看来，人们对痛风的刻板印象似乎也有一定道理。

严重的痛风可以采用降低尿酸的药物来治疗，但一线治疗方案依然是吃止痛药、冰敷和多喝水。疼痛通常会在几天的煎熬之后减退。医生也会建议患者改变生活方式，都是些你知道的常规做法：减肥、吃健康的食物、少喝酒、多锻炼、多喝水。所有这些都有助于降低血液中的尿酸浓度，促进尿酸晶体溶解，并帮助肾脏代谢尿酸。如果你做不到这些，那么痛风下次发作不过是时间早晚的问题而已。

随着富裕国家的居民愈发沉迷于会导致痛风的生活方式，痛风在这些国家的发病率逐渐升高——有这样的趋势或许并不奇怪。在英国，从 1997 年到 2012 年，痛风的发病率提高了 50%。在美国，大约每 25 个人中就有一个罹患痛风。

或许，痛风给人的感觉是一种古老的疾病，但它在当今的流行程度可能比 18 世纪鼎盛时期的更高。在某些圈子里，痛风甚至被视为一种身份的象征。2018 年，社交杂志《塔特勒》（*Tatler*）就将其列为上层阶级的象征。这当然带有玩笑的成分，但如果我患上了痛风，我是会抓住一切救命稻草来自我安慰的。

经期疼痛和经前期综合征

在写作本书时，我常常能从我个人的各种痛苦经验中获得启发，但有一种常见的疼痛形式，我可以自信地说，我从来没有也永远不可能经历，那就是经期疼痛。

不过，我曾目睹别人忍受这种痛苦的场景，那对我们双方来说都不是什么美好的记忆。据她说，那种疼痛就好像内脏被从阴道中拽出来一样。疼痛会从经期的第一天开始，先是在下腹部出现，然后扩散到背部。这种疼痛的程度大多数时候是稳定的，但偶尔会在短暂的剧烈痉挛中达到高峰。痛经的女性每次来月经时都会疼，但有些时候会比一般情况下更疼。

至少我妻子对痛经的体验是这样的。当我安慰她，说这种痛苦很快会结束时，她向我投来了愤怒的眼神。她通常缺乏幽默感，这对减轻疼痛当然也没什么帮助，但疼劲总是会过去的。

月经出血是子宫内膜在未被受精卵成功植入的情况下每个月例行脱落的结果（有时候，如果受精卵带有遗传缺陷，也会出现类似的后果）。在排卵之后，子宫会为可能到来的新住户做好准备。子宫的内壁（也就是子宫内膜）会增殖，结缔组织和血管增加，以形成一个厚厚的海绵状床体，为受精卵在未来几个月内提供舒适的栖息之地。子宫内膜的厚度可增加 4 倍以上，从 2 毫米左右增厚到 10 毫米。但是，如果受精卵没有如约而至，子宫就会将这些内膜全部丢弃，并从头开始这整套流程。当结缔组织萎缩并分崩离析，子宫内膜中的小动脉会破裂，血液会将结缔组织的碎片冲出。在几天的时间里，这些不再被需要的组织和血液就都会从阴道中流出，总失血量从 30 毫升至 90 毫升不等。

而疼痛正是这些组织从子宫内膜上剥落并导致炎症的过程所引发的；同时，子宫内膜的肌肉还会急剧收缩，以促进这些碎片被冲出来。这个过程和分娩中的宫缩本质上是相同的。疼痛可以持续长达 72 小时之久，而当出血较多时，疼痛还会加重，这也并非巧合。有些女性还会感到背部和腿部的疼痛，并伴有口臭（halitosis）、恶心等状况。

痛经（dysmenorrhea），或称"月经困难"，是一种很常见的现象。有大约 85% 的女性报告说自己有痛经的问题，其中大约一半的女性表示，自己每次来月经时都会疼；在全体女性中有超过半数表示，自己需要口服止痛药来缓解痛经；有 40% 的女性表示，疼痛有时候非常严重，会到让自己无法上学或上班的程度，或是会影响自己的正常社交。止痛药、热水袋、按摩和适当运动都有助于缓解疼痛。

至于为什么会发生这种状况，确实是生物学上的一个难解之谜。绝大多数哺乳动物都有发情期，而不是月经期。这些雌性动物不会让一部分子宫内膜脱落，而只会简单地将其重新吸收。我们无法让动物开口表示自己在这个过程中是否感到疼痛，但合理的推测是：它们不会疼。

实际上，有月经期的哺乳动物的种类很少，这份名单也让人摸不着头脑：人猿（包括我们）、大多数旧大陆猴、象鼩、两种蝙蝠（游离尾蝠和叶鼻蝠）。这些保留月经期的动物到底有什么共同之处，我们尚不清楚。

如果说月经带来的痛苦和不便还不够糟糕的话，有 80% 的女性在月经到来的前几天还会经历令人感到煎熬的各种生理和心理变化。经前期综合征（Premenstrual syndrome；过去，它曾被不屑地称为"经前紧张征"或 PMT）的表现是多种多样的。大多数女性通常只会同时体验到其中几种症状——这已经是不幸中的万幸了，毕竟这些症状包括情绪波动、易怒、焦虑、易流泪、失眠、疲劳、乳房压痛、头痛、腹痛、水肿、食欲不振、激素水平波动、暴发痘、头发变油等等。和经期疼痛一样，经前期综合征在每次月经时的表现几乎都不一样。

一旦月经开始，症状通常就会消失。一些女性报告说，自己经前期综合征的症状有时会长达两个星期，再算上经期的话，她们每个月只有一周的珍贵时间可以完全摆脱月经的困扰。

经前期综合征的诱因未知，但通常会被笼统地解释为"激素作用"，在某些圈子里甚至会被归结于女性过剩的想象力。它一度被视为女性非理性和歇斯底里倾向的又一个表现，因此未能得到重视。如今，关于经前期综合征，依然存在着不少争论。有些批评者认为，比起生理问题，它更接近一个社会性问题。在这种小众观点看来，是社会因素促使女性期待自己身上出现这些经前反应，于是她们如愿感受到了它们的存在。

对一个和经历过不同程度的经前期综合征的女性共同居住的人而言，我认为这是彻头彻尾的无稽之谈。我有时也会向我妻子指出，作为一个 50 岁出头的女性，她完全可以期待自己在不久的将来彻底摆脱经前期综合征的困扰，同时，她的痛经问题也会一去不复返。但她通常根本没有心情听我废话。

牙　痛

我的外祖母总是会警告我和姐姐，吃甜食是危险的："你不想最后落得像我一样，对吧?"她会磕着自己的假牙这样说。在她还小的时候，她所有的牙齿，每一颗，都被拔掉了。她已经戴了50多年假牙，但笑容还是很慈祥的。不过，她关于糖果的建议却被我们当成了耳旁风。到现在，我的大部分牙齿还是完好的。

我不禁想知道，我的外祖母是不是20世纪初最诡异的医学潮流之一——全口拔牙的受害者。这种手术通常是面向年轻女性实施的，通常会作为她们18岁或21岁的生日礼物。她们的全部牙齿都被拔掉，然后换上纯白、整齐的假牙。诚然，天生乱七八糟的牙齿从未在美学方面获得英国人的肯定；即使在那个年代，好莱坞女星式的微笑也是一种引人追逐的潮流。而这种手术的另一个目的，是让这个不幸的女孩终生免于牙痛、拔牙和其他需要看牙医的烦恼，当然，她也就不用支付牙科的高额账单了。能把这些问题一次性解决，当然最好不过了。

如今，看牙依然是非常昂贵的，但只有在存在出于医疗的迫切需求时，牙医才会对患者实施预防性的拔牙手术。我们这些仍然保留着天生的牙齿（和龋齿）的人虽然难免偶尔遭受牙痛之苦，但总比戴一辈子假牙要好得多。

不可否认，牙齿是非常有用的，但令人烦心的是，它的结构特别容易出问题。它们坚硬的外部，也就是珐琅质，完全不像我们希望的那么坚硬和厚实。牙齿表面和牙齿之间的空隙为食物残渣提供了足够的暂住空间，会帮助细菌茁壮成长。这会导致口臭和牙龈问题（见第173页），还会腐蚀我们的牙齿。

龋齿的形成和微生物对死亡生物进行分解的过程不同，并不是牙齿受到某些生物的侵蚀而腐烂，而是一类被统称为"致龋菌"的口腔内细菌排泄出的酸性物质的作用。正是这些物质导致了龋齿。这些细菌会吃掉糖分，排出乳酸，而随着时间的推移，乳酸就会侵蚀珐琅质，最终将其破坏。珐琅质是人体中最坚固的组织，是由含量为96%的羟基磷灰石，也就是磷酸钙的白色晶体构成的。即便如此，它们依然无法承受长年累月的酸性攻击。一旦珐琅质遭到破坏，你的牙齿可以说已经无力回天了。酸性物质会从牙本质开始腐蚀。牙本质是珐琅质下的第一层物质，也基本由羟基磷灰石构成，但因为含有更多的水分和有机化合物，比珐琅质软一些。对牙齿外层的酸性攻击并不会带来痛感，但当牙齿外层被破坏后，内部的牙髓会暴露在外，这可是具有敏感神经末梢的活组织。这时，你会感到牙痛了。好吧，该去补牙了。

冰冷或滚烫的食物和饮料都可能导致牙痛，原因自不必说。而糖类物质也会造成牙痛，其中的原因就需要解释了：这些物质会直接刺激暴露出的牙髓中的神经末梢，并增加乳酸的分泌，从而导致疼痛。

而其他一些酸性物质也可能导致龋齿，特别是经常被添加到碳酸饮料中以增加气泡量的磷酸。有些人担心气泡水会侵蚀珐琅质，但事实并非如此：气泡水是微酸性的，因为其中的气泡是二氧化碳。二氧化碳溶解于水后会形成碳酸，但碳酸的酸性太弱，无法侵蚀珐琅质。

龋齿相当常见。从美国"国家健康与营养调查"（National Health and Nutrition Examination Survey）收集的数据中可以看出，20岁至69岁的成年美国人平均有7次补牙经历，平均缺失2.5颗牙齿。[12]四分之一的人有龋齿，但未获治疗。

逃避看牙可不是什么明智的做法，特别是在这种逃避只是因为害怕的情况下。一旦牙齿出现龋洞，治疗就是唯一的出路。龋齿如果得不到及时治疗，可能导致牙髓感染，而这种感染还会扩散到牙根部，并导致牙龈脓肿。这时，你就需要接受一种名叫"根管治疗"的可怕程序来取出坏死的牙髓，并对牙齿内部进行清洁和消毒。你看，逃避简单而且通常无痛的补牙，可能导致情况变得糟糕很多。

当我还是个小伙子的时候，补牙用的填充材料通常是由汞合金制成的，被俗称为"银色填料"。汞合金是一种非常好的填充材料，因为它在刚制成时很柔软，但会迅速变得非常坚硬，足以承受几十年的咀嚼。不过，它也会让牙齿在相碰时更容易发出咯吱声。它是由银、锡、锌以及——听好了——汞制成的合金。这听起来像是一种很危险的混合物，更不用提还会在你的嘴里停留几十年了——汞，也就是水银，不是一种致命的毒药吗？没错，但当汞元素以金属形态存在时，它可以说是基本无害的。它也非常稳定，只会无所事事地待在填充物里，特别是在有锌元素存在的情况下：锌比汞更容易被氧化，因此会防止金属汞转化为危险的汞离子，这和镀锌的原理是相同的。可以说，如果你的牙齿里有汞合金的填充材料，你的牙齿就被"镀锌"了。

汞合金填充材料导致轻度重金属中毒的少数案例确实存在。然而，去掉这种填充物的操作同样存在风险，因为这个过程会让本来几乎无害的填充物释放出汞离子。目前的建议是，只要填充物没有被损坏，其下方也没有出现新的腐蚀现象，就不要移除它。尽管如此，汞合金填充物正在被逐步淘汰，被聚合树脂取代。这些聚合物的优点是色泽洁白，缺点是不太耐用。

如果你想避免牙痛、一口黑乎乎的汞合金填充物和根管治疗，正确的做法就是注意保持口腔卫生。如果你生活在没有氟化水的地区，就选购氟化牙膏，因为氟离子能与牙釉质结合，使其更加坚固。甚至有一些证据表明，氟离子有助于修复早期的龋齿。

氟化水的供应让一些人感觉紧张。这些人通常是自由主义者，他们认为这种水是对他们的蛀牙自由的侵犯。不过，美国疾病控制与预防中心（Centers for Disease Control and Prevention）表示，氟化水已被证明可以预防龋齿，是"20世纪的十大公共卫生进步"之一。出于某些原因，全口拔牙并没有入选这份名单。

但有一种牙痛的常见原因是你无论多注意口腔卫生都无法完全避免的——

可怕的"第三磨牙"，更常见的名称是"智齿"（wisdom tooth）。这些牙齿通常会在接近 20 岁或 20 岁出头时（体现了一种对"智慧"的有趣定义）突然长出来。一些幸运儿终生都不会遇到这个问题。他们的智齿存在于下颌之中，但因为某种原因而没有萌出。

智齿是一种演化层面的返祖现象。远古时期，我们祖先需要的很多热量都是从纤维含量很高的食物中获取的，而这些食物都需要他们进行长时间和用力的咀嚼。因此，等他们长到十多岁的时候，其他 8 颗白齿很可能都已经被食物磨损，这时备用的牙齿就派上用场了。

如今，我们已经不需要这些备用牙齿了。还有一个麻烦因素是，在过去 5 万年左右的演化进程中，我们的下巴已经缩小了一些，因此经常没有足够的空间容纳它们。于是，这些智齿就会挤压现有的白齿，从而引起牙齿和下颌处的疼痛。解决这个问题的方法就是把它们拔掉。不过，目前牙科的权威共识是，如果智齿没有引发什么问题，就不要贸然拔掉它们。这才是真正的智慧，只是来得有点儿晚。

第二部分

皮　肤

有一道经典的智力题：人体最大的器官是什么？肝脏？肺？不，都不是。正确答案是"皮肤"。我们通常不会把皮肤当作一个器官，但它的确是，而且是一个至关重要的器官。皮肤是你和外部一切事物之间的隔离层。它就像门卫一样，严格地控制着让谁或者什么物质进入。它有各种各样的形态，从脸上精致而纤薄的，到脚底犀牛皮一般厚实的。而且，皮肤实际上是非常大的：一个体形正常的人的体表皮肤的总面积大约有 2 平方米，总重量约为 4 千克。

皮肤总面积如此之大，也就有了很多出问题的可能，而这些问题往往无法隐藏，并因此令人非常不愉快。皮肤上能出现一些最令人尴尬和痛苦的小毛病：痤疮（acne）、疥疮（scabies）、头屑（dandruff）、皮疹（rash）等。在本节中，我们会遇到这些毛病，以及其他各种皮肤问题。但是，让我们从启发我开始写这本书的小毛病开始讲述吧——一种很常见、很狡猾同时又很有意思的皮肤疾病，学名为"鳞状细胞乳头状瘤"，俗称"疣"（wart）。

疣

　　1657 年，在赢得英国内战 6 年后，奥利弗·克伦威尔（Oliver Cromwell）认为，是时候为他那沉闷的清教徒式统治风格注入一些壮观的仪式感了。这位"英格兰、苏格兰及爱尔兰共和国的护国公"是一个无论如何都称不上幽默风趣的人：他赏罚分明，鄙视任何形式的阿谀奉承。不过，或许是出于自恋，他委托荷兰出身的艺术家彼得·莱利（Peter Lely）为他绘制一幅官方肖像画。莱利可能在如释重负的同时感到十分惊讶。就在 1649 年，克伦威尔篡夺了查理一世的王位，砍下了他的脑袋，顺势清洗了他的追随者们——而查理一世正是莱利的上一任雇主。

　　通常情况下，皇家肖像画师都默认要在作画时对委托人进行一番美化，但克伦威尔显然认为这样的奉承之举是不可接受的。据说，克伦威尔这样告诉莱利："莱利先生，我希望你能施展你的全部技巧画出我的真实样貌，不要进行任何美化。请把我皮肤上所有的粗糙之处、脓包和疣，以及你所看到的一切，都如实地记录下来。否则，我是不会为这幅画付一个便士的。"这段话后来被浓缩成"画我，包括疣和一切"。（当然，这句话也可能是后人捏造的。）

　　克伦威尔的脸上是否真的有疣，今天已不可考。他的肖像画并没有画出这些——或许，莱利最终还是决定对他进行一定程度上的美化。在克伦威尔的死亡面具①上，我们只能看到在他右边眉弓上方有一个巨大的类似痣的东西，这可

---

① 在某人死亡后立即用和好的石膏拓下逝者的面部轮廓，再转制成逝者面部石膏塑像或蜡像的做法。这样制成的面具可以非常精确地记录下死者生前的样貌特征。——译者注

能就是他希望莱利忠实呈现的特征。

不过，如果克伦威尔的脸上确实有疣，那也不足为奇。疣是最最常见的小毛病之一。几乎每个人都会在生命中的某个时刻长出疣来。可以说在任何时刻，10个人中都会有1个身上某个地方长着一个疣。尽管疣很难去除，但它们通常都会在最后自己消失。疣通常不会带来疼痛，但脚底的疣除外——它们被称为"跖疣"（verruca plantaris，"verruca"是拉丁语，意思是"小山丘"）——可能会相当疼。不管是否伴随疼痛，疣总是丑陋而令人厌烦的，特别是对那些脸上长疣的倒霉蛋而言。

克伦威尔很清楚，疣在通常情况下是一种不讨人喜欢的痛苦：癞蛤蟆和疣猪并不是因为其美貌而闻名的。而在那个时代，对于疣的成因，民间常见的理论认为，是当事人杀死或处理过蟾蜍，或者在煮过鸡蛋的水中洗过手。当然，手淫也可能造成这种后果。在中世纪晚期，疣甚至被视为魔鬼的标记，那些脸上有疣的女性就经常被指控为女巫。

不消说，这些看法是非常不公平的。疣可能出现也确实会出现在任何一个人身上。从本质上说，疣被归为一类肿瘤。虽然听起来很严重，但其实在拉丁语中，"肿瘤"一词的意思只是"肿胀"而已。

疣实际上是一种皮肤深层的病毒感染，其真正的起源直到1907年才被发现。当时，一位名叫朱塞佩·丘福（Giuseppe Ciuffo）的意大利医生通过给自己注射疣的提取物而让身上长出了疣。而这种提取物事先已经通过足够精密的过滤器，可以排除细菌或真菌的影响。

引发疣的罪魁祸首是人乳头瘤病毒（HPV）。这类病毒大约有130种，其中的大多数都不会引发疣。事实上，大多数人乳头瘤病毒似乎不会引发任何问题，但其中一些会导致癌症，这就是为什么要让儿童在12至13岁时接种HPV疫苗。能够引起生殖器疣的那些人乳头瘤病毒可绝不是小毛病。它们可能发展为癌症，因此需要进行医学处置。但那些普通、常见的疣是不会致癌的。

人乳头瘤病毒有两种类型：低风险的（能引起疣）和高风险的（能致癌）。

在本书中，我只会讨论那些低风险的类型。

人乳头瘤病毒是一类微小病毒。它大约有 55 纳米宽，大约相当于人类头发直径的千分之一。它由一个环状的双链 DNA 组成，其中包括 8 个基因，都被包裹在被称为"衣壳"的蛋白质外壳之中。在电子显微镜下，它看起来就像一个规则的多面体，共有 72 个面。

人们经常把病毒视为对人类怀有邪恶企图的小恶魔，但这是不公平的，从科学角度说也是不准确的。大多数生物学家甚至不会把病毒归入"生物"一类，因为它们要完全依赖宿主的新陈代谢才能实现自身的生存和复制。它们没有目标，没有计划，不过是分子层面上的寄生虫，偶然发现了我们在生物学上的漏洞，从而盲目地增殖罢了。它们哪里像生物呢？

人类是很容易感染人乳头瘤病毒的。有疣的人会不断释放病毒，使其沾染他们触摸到的任何东西，或是赤脚行走过的任何表面。而当你用皮肤直接接触或用手触摸到这些被污染物（比如毛巾或更衣室的地板），你就可能感染这种病毒。不过，仅仅接触是不够的。病毒必须足够幸运，恰好落在皮肤上的微小破损上，才能进入靶标——被称为"基底层"的组织中。这是五层皮肤细胞中最深的一层。它就像一个细胞工厂，能够生产出一种被称为"角质细胞"的东西，而角质细胞则会继续形成皮肤的外层。这些细胞基本上都已经死亡了。

人乳头瘤病毒需要深入人类的皮肤，这就是为什么它在粗糙而潮湿的地方（比如游泳池边缘）特别容易传播：脚底的皮肤在被水浸湿后会软化，也就更容易被蹭破。这也是为什么游泳池的经营者会强制顾客蹚过一个脚部消毒池后进入，并要求那些有疣的人穿上特殊的塑料脚套。然而，他们在打一场注定失败的战争。在英国，游泳运动的管理机构——英国泳联如今已经接受了这种观点："把资源用在根除疣上纯属浪费。"

在感染细胞后不久，病毒的基因组就会征用细胞的 DNA 复制机制，复制出大约 100 个自己。然后，随着皮肤细胞的增殖，病毒的基因组就会进入休眠状态，其子代则会通过为期 3 周的旅程到达皮肤的最外层。然而，即使病毒处于休眠状态，每个子代细胞中还是含有 100 个左右的病毒基因组，从而产生几千个带有病毒 DNA 的休眠中的细胞。

而下一个阶段发生在更靠近皮肤表面的名为"分化隔室"的一层。此刻，细胞通常会停止分裂，并开始分化为不同的细胞。这些细胞将来到皮肤表面，短暂地接触白昼的阳光。此刻，出于某种尚不明确的机制，休眠细胞开始行动，疯狂地复制病毒的 DNA，从而产生数千个病毒基因组的拷贝，以及构建新病毒所需的蛋白质模块。

这个过程所产生的细胞不再是典型的外层皮肤细胞，而是完全致力于制造新病毒颗粒的"僵尸"细胞。当它们终于到达皮肤表面时，它们不过是一袋死气沉沉的病毒而已。也正是它们赋予了疣那花椰菜一般粗糙的外观和质感。而在疣的内部也经常可以看到小黑点，这是僵尸化的细胞的猖獗生长引起轻微出血后凝结形成的血凝块。

疣的大小取决于有多少个基底细胞遭到了感染。疣的直径最大可以达到几厘米。

粗略来说，常见的疣可被分为三类：寻常疣、跖疣和扁平疣。寻常疣通常出现在手上，跖疣则发生于脚掌部位（在解剖学上被称为"跖面"），而脸部和腿部都可能出现扁平疣。扁平疣有时会聚集性地出现，可能高达上百个，结合成一簇。疣通常不会引起任何不适感，但发生在脚底承重区域的跖疣则不然，因为行走的压力会将它推挤到下一层皮肤上。

疣最常见的类型就是跖疣，大约占所有病例的一半。有大约三分之一的病例是手上的寻常疣。还有大约 15% 的病例是扁平疣，主要出现在面部。

你可能已经猜到，这三种类型的疣通常是由人乳头瘤病毒的不同亚型引起的，但情况也并非总是如此。比如，亚型 3 可能引起寻常疣和扁平疣，而亚型 1 和亚型 2 则可能引起寻常疣和跖疣。为什么同一种病毒可以产生差异如此之大的结果，目前我们还不清楚原因。

有些时候，出于某些未知的原因，可能会出现一个更奇怪的结构：一些疣长出了一簇又细又长的细丝，看起来和绞肉机上挤出来的香肠、海里舞动的海葵没什么差别。这些看起来很奇怪的丝状疣通常出现在面部，最常见的就是在眼睛和嘴唇周围的。它们看起来就像被称为"皮赘"（skin tag，见第 60 页）的软纤维瘤，但实际上二者并不是一回事。

另一种不太常见的疣叫"屠夫疣"。顾名思义，它通常会出现在经常处理生肉的人的手上。屠夫疣似乎与人乳头瘤病毒的亚型 7 有关，不过我们还不清楚这种病毒到底与肉类之间存在什么联系。另有在其他哺乳动物身上引发疣的不同乳头瘤病毒亚型，在狗、牛、羊、鹿、兔子和猪身上都有记录（这意味着疣猪的身上的确有疣），但这些病毒似乎具有高度的物种特异性。

屠夫疣也许和民间常见的治疗疣的土办法之间有一些奇怪的关系——这些疗法往往都会用到生肉。我妻子已故的祖母就介绍过一个偏方：从别人的储藏室里偷一块肉，把肉按在疣上摩擦，再把这块肉埋在自家花园里。无论是从法律角度还是从医学角度说，这种做法当然都是不可取的：它不太可能治愈疣，反而更容易引发新的疣。

其他一些治疣的民间偏方同样也是奇怪而无效的。它们通常涉及一些恶心或恶臭的东西，如狗屎、猪血、鱼头等。这些偏方中的一种是用一条黑色的大鼻涕虫去摩擦疣，然后把这条倒霉的鼻涕虫挂在荆棘上。瑞典的农民则会用一种灌木蟋蟀来啃食他们身上的疣。这种蟋蟀的拉丁语名称叫"Decticus verrucivorus"，俗称"Warzenbeisser"，意思都是"食疣者"。

这些民间偏方听起来都透出一股绝望而极端的情绪，或许可以证明疣这种小毛病的持久和顽固。一旦进入人体，这些病毒就很难被赶走。被感染的细胞会继续大量繁殖出被感染的子代细胞，而这些子代细胞又会继续为疣提供营养。如果得不到及时的治疗，疣可能会连续几个月甚至几年长在那里。

疣如此顽固，是因为人乳头瘤病毒非常狡猾，能躲过免疫系统的注意。和大多数病毒不同，人乳头瘤病毒并不像藏身于特洛伊木马里的士兵一样，必须从宿主细胞中破壳而出才能完成其生命周期。只要皮肤细胞到达人体表面，这一步就自动完成了。

这种病毒还有更进一步的优势：因为外层皮肤细胞注定是要死亡并被抛弃的，所以免疫系统不会将其置于严密的监控之下。细胞受到病毒感染时通常会出现的一些迹象，比如在细胞表面得到表达的病毒蛋白，在细胞感染人乳头瘤病毒时也不存在。此外，人乳头瘤病毒还进化出了一种技能，可以在暗中削弱被感染细胞的抗病毒力量——干扰素基因。这些基因可以产生名为"干扰素"的蛋白质，这是人体内天然的抗病毒药物，同时还会向免疫系统发出求救信号，以寻求支援。没有干扰素，免疫系统中的另一种警钟就不会被敲响。

但是，病毒最终会从细胞中滑脱，并暴露在免疫系统面前。接下来的情况是风卷残云般无情的：被称为"杀伤性 T 细胞"的白细胞会冲到疣的底部，对被感染的细胞发动化学攻击，将其杀死。在随后的几个星期里，疣无法再获得新鲜细胞的补充，就会开始萎缩，并最终脱落。大约三分之二的疣会在 2 年内以这种方式被消灭；80% 的疣会在 4 年内被消灭。

当然，很多人可不想等待那么长的时间，而是选择自己发起化学攻击。药店的货架上摆满了各种昂贵的治疗药物，但正如英国泳联指出的，"药物选择多，主要是因为它们都没能达到令人满意的效果"。

一线治疗药物通常是水杨酸，这是一种和阿司匹林有关的有机酸。它可以溶解最外层的皮肤，也被用来治疗痤疮、癣、顽固性头皮屑和脚上的鸡眼（corn）和老茧（callus）。这种方法的目的是让有机酸逐渐腐蚀到皮肤的基底层，然后杀死问题的根源。

其他可选的治疗方案包括用酸、抗病毒药物甚至液氮将疣冷冻，使其萎缩。一些非常顽固的疣则需要更强的治疗方法，比如激光、电脉冲或外科手术。但是，最近发表的一篇综述论文警告道："尽管存在许多种治疗疣的方法，但没有一种效果显著，而且每种在治疗后都很容易复发。因此，只要你的疣没有造成痛苦或影响形象，最好是顺其自然，让它自生自灭。"[13]

这样做的另一个原因是：一旦疣体被摧毁，免疫系统就会记住这种病毒，并对其产生终身的免疫力。这就是为什么疣在儿童、青少年中比在成年人中更常见。同时，这也意味着，成年人身上突然长疣很可能是免疫系统功能出现障碍的警报。

当你在等待身体上的疣萎缩和死亡时，请记住，它们正在不断掉落会长出子子孙孙的种子。因此，不要挑破疣，或是用砂纸、剃须刀去对付它们，因为这些做法可能把它们传播到其他位置的皮肤上。也不要咬指甲，因为这种行为可能会为病毒创造出一个新的入口，帮助它们进入你的身体。

也要记住，疣是人类身上一种很常见的小毛病。因此，不妨让自己与皮肤和平相处一段时间。无论广告说得如何绘声绘色，恨不得一炮轰掉脸上的疣的愿望可能注定会落空。相反，请参考著名的、坚强的奥利弗·克伦威尔的那句话吧——"接受你目前的皮肤以及上面包括疣在内的一切"。

皮　赘

有时候就算没有被病毒入侵，皮肤上也能长出很难看的小斑点来。皮赘看起来有点像疣，但它们实际上只是皮肤上微小的、黏糊糊的、带有皱纹的斑点而已。它们并不会像色素痣一样长到皮肤表面，而是会从一个茎上弯曲并下垂，仿佛一个迷你睾丸——幸运的是，皮赘的确很小，通常直径不会超过 5 毫米。皮赘大多生长在颈部、腋窝、腹股沟和胸部下面，但也可以生长在人体的其他任何地方。它们是完全无害的，既不会癌变，也没有传染性。当然，它们可能会被拉链夹住，或和佩戴的首饰发生摩擦，而且在刮胡子时也会带来疼痛。

我们尚不清楚皮赘产生的原因，不过我们知道，它们在肥胖人士、糖尿病患者和孕妇中更常见。它们经常出现在皮肤褶皱中的事实让人们猜测，它们可能是皮肤对反复摩擦的一种反应。从家族史角度考虑，它们的产生可能还存在一些遗传因素。

一旦皮赘长大，它们就变成了你身体的一部分，和你的腿没什么两样。它们在极少数情况下也会脱落，这可能是因为皮赘的茎部因为扭曲而切断了血液供应。但在大多数情况下，它们只会安静地留在原地。不要尝试自己动手扯掉它们，除非你很想看到血流成河的场景。通过外科手术或是用结扎其根部、冷冻后切除的方法去掉它们都是可行的措施，但它们往往会再长出来。

青春痘、黑头和痤疮

　　青春痘（zit）仿佛是大自然的一种黑色幽默。当青春期到来，幼稚之物被弃置一边，你的思想也开始转向成年人的兴趣所在，突然之间，砰！你的脸就变成了比萨饼。

　　青少年脸上的斑点和痤疮几乎都会被统称为"青春痘"。这是我们在生活中要面对的一个不幸的事实。很少有人从未患过痤疮。在 11 岁至 30 岁的人群中，有 95% 至少暴发过一次足以被诊断为"轻度痤疮"的痘痘。（实际上，并不存在一个能让青春痘被诊断为痤疮的正式界线。但一般来说，你如果暴发了超过 15 颗痘，就可以被诊断为轻度痤疮了。）

　　痤疮可能看起来像一种皮肤病，但这不过是一种被称为"毛囊皮脂腺"（通常被简称为"毛囊腺"）的器官的失调现象罢了。你可以把这个问题想象成毛囊表现糟糕，仅此而已。每个单独的毛囊腺都是皮肤上一个狭窄的凹坑，底部有毛根，周围附有一个或几个皮脂腺。这些腺体可以分泌一种淡黄色的蜡状物质（被称为"皮脂"），让它进入毛囊，然后转移到皮肤表面上。很多人认为皮脂具有润滑头发和皮肤的功能，但这其实是一种误解。[14]幼儿的皮肤和成年人的手心和脚底都不会产生皮脂，但这两种皮肤都不会出任何问题。

　　有时候，毛囊会被皮脂、死皮和其他碎屑阻塞。这时，痤疮便开始形成了。被阻塞的毛囊的专业名称为"粉刺"，有两种类型：白头和黑头。它们如果在这个阶段没有被及时疏通，就会变得越来越糟，成为更严重的痤疮：造成丘疹、脓疱、结节和囊肿。在面部、背部或胸部的任何一处暴发的痤疮，都被称为"寻常痤疮"。

这些区域之所以很容易出现痤疮，是因为毛囊密度很高。或许你不觉得这些地方有很多毛发，但事实的确如此。如果考虑毛囊的数量和分布，人类其实和毛茸茸的黑猩猩是一样的。我们的头部和身体上通常有 500 多万根毛发，这与其他任何灵长类动物都差不多。这些毛发遍布人类的皮肤，除了手掌和脚底以外。而我们之所以看起来并没有很多毛，是因为我们的大多数毛发都很短，又很纤细，肉眼很难看清。（没错，那些失去头发的男人们也是如此。他们实际上并不是脑袋光溜溜，只是头发非常纤细而已。）

不幸的是，这种没有毛发的假象也让我们毛囊患病的事实暴露在外，对任何人而言都一目了然。

而之所以会形成两种不同类型的粉刺，原因在于毛囊被堵塞的位置。如果碎屑被限制在毛孔内，并导致皮肤向外凸起，就会形成白头。

相反，如果一些碎屑从毛囊里渗出，它就可以和空气中的氧气发生反应并变成深色，就会形成黑头。而黑头呈现黑色的另一个原因是，毛囊内的皮肤可能含有深棕色的黑色素。

粉刺是痤疮中最无害的一种，是因为在这个阶段它还没有引起炎症，所以不会产生疼痛，也不会出现"比萨饼阶段"的那种红色。黑头是最容易清除的，因为此时的粉刺是对外打开的，阻塞住毛孔的污物就可以被冲洗干净；白头会棘手一些，因为阻塞物被困在皮肤下面。不过，二者都可以用含有温和的水杨酸（也可以用来治疗疣）或杀菌剂过氧化苯甲酰的洗面奶来进行有效的治疗。这样的洗面奶属于非处方药，很容易买到。从原产于澳大利亚的灌木丛中提取的茶树油也常常被用于治疗粉刺，但关于其有效性的证据目前还不够多。

常用的另一种清除阻塞污物的方法就是用蒸汽、热水或热毛巾来"让毛孔打开"。这样做可能有助于保持皮肤的清洁，但其实毛囊本身并不会打开或关闭。有些人的毛囊天生就比其他人的大，因此更容易被阻塞，但毛囊的尺寸并不是可以人为控制的。

你也可以通过挤压黑头和白头来清除污物，但皮肤科医生建议你不要这么做，因为这可能导致瘢痕形成。而且，对白头而言，这种方法可能会弄巧成拙，迫使污物朝着毛囊的深处移动，可能使粉刺进化到下一个阶段，引发炎症。

然而，在我们继续往下探讨之前，还有一种值得一提的现象——被戏称为"傻瓜的黑头"的脂质微丝。它们中最常见的位于鼻头上，个头比一般黑头大。它们从没有被堵塞的毛囊中伸出，实际上是呈细丝状的干燥皮脂和坚韧的结构蛋白——角蛋白。它们的颜色像黑头一样深，因此常被误认为黑头，但它们实际上并不是堵塞毛囊的污物，而不过是皮脂腺产生的皮脂正常而慢慢地渗透出毛囊的表现。请抵挡那种"把它们统统挤出来"的诱惑，因为你可能因此让一个完全健康的毛囊发起炎来，实际上人为制造了一个丘疹。

好吧，该进入下一个阶段了。如果粉刺被正常情况下无害地生活在皮肤上的细菌——特别是名字听起来很可爱的"食皮脂者"痤疮丙酸杆菌感染，它们就可能发炎、疼痛和红肿。白头比黑头更容易出现这种问题，因为它们是埋在皮肤下的，细菌无法被冲出来。因此，白头被称为痤疮里的"定时炸弹"。感染会导致白头发炎和疼痛。到了这个阶段，它们就发展成了丘疹。如果脓——在抗击感染时战死的白细胞的残骸——聚集并形成肉眼可见的白色或淡黄色表皮，它们就已经进一步升级成了脓疱。这就到了丘疹的最后阶段，粉刺已经成为我们印象中典型的青春痘了。大多数脓疱最终都会自行破裂（或是被故意挤破，但这种行为同样会受到皮肤科医生的反对），随后毛囊会自行愈合。

不过，有时感染会深及毛囊，并使其被完全破坏，形成一个硕大的、充满脓的损伤，我们称其为"结节"。而这些结节往往还会和旁边的其他结节合并，形成囊肿。这些升级版的丘疹持续时间很长，又是深部感染，因此会引发疼痛，外观也很丑陋，往往还留下瘢痕。这种情况就需要医生来处理了。

结节和囊肿有时可能单独出现，而并不会引发痤疮。在这种情况下，它们分别是疖和痈。这两种问题也是毛囊感染引起的，同样需要接受治疗。

这些面部斑点之所以有痛感，是因为它们引发的炎症会导致皮肤被拉伸，从而触动痛觉感受器。而这一点在皮肤紧绷、薄且敏感的部位尤为明显，比如鼻翼边缘。我有个朋友曾经在单板滑雪时不慎摔折了胳膊。他的妻子问他是不是很疼，他回答说："很疼，但没有鼻子里长的痘那么疼。"

我最糟糕的一次皮肤问题就发生在鼻腔里，但并不是毛囊堵塞引起的。在我参加某个朋友的婚礼之前的一周，我鼻翼的侧面上出现了一个痘。我以为它会随着时间过去自己恢复正常，但它却顽固地不停长大，于是我的鼻子每天都是通红的。到了参加婚礼那天，我已经像一个匹诺曹了。我的整个鼻子又红又肿，而且疼痛难忍。那是我有生以来最尴尬的一次社交活动。

大概一周以后，这个痘终于冒出了白色的头，我就把它挤破了。从中冒出了大量脓，疼痛似乎也减轻了。但我注意到，在红肿的残骸中，有一个小黑点。我拿起镊子，夹住它开始拽。它就像毛衣上的一根线头，我一直拽，就不断有黑色的线被拽出来。最终，整根"线头"都被拽了出来，还带出了更多的脓。那是一根长约5厘米的鼻毛，显然是在我的鼻孔里反向生长的——钻进我的鼻翼，从另一侧长了出来。

我那个匹诺曹一样的鼻子，原来是须部假性毛囊炎引起的，换句话说，是向内生长的毛发造成的。当一根生长中的毛发卷曲起来并重新钻回毛囊时，就会发生这种情况。

这个问题经常出现在卷发人群中——我就是；它尤其会出现在经常剃掉或修剪身体或面部的多余毛发的人群中——我也是。面部毛发卷曲而紧贴皮肤、剃须又剃得很干净的人是这个问题的重灾区。这种倒着生长的毛发虽然没有什么危害，但很难看，也会引发疼痛。从我个人的经验来看，把它拽出来的过程让人感到非常爽。你如果想间接体验这种舒爽的过程，可以去视频网站上搜一下，能看到许多专门拍摄去除这类毛发的过程的视频。看这种视频会上瘾。

实际上，挤丘疹、疖以及其他各种充满脓的皮肤病变的视频在网络上堪称热点。一位美国视频博主，同时也是皮肤科医生的桑德拉·李（Sandra Lee）博士甚至推出了自己的专栏节目《挤痘大师》（ *Dr. Pimple Popper* ）。这部纪录片已经在有线电视频道 TLC 上连续播出了 4 季。它后来还催生了一款叫作《这就是痘》（*This Is Zit*）的衍生剧集。

有些人比其他人更容易出现痤疮，主要是因为遗传因素赋予了他们更大的毛囊和更强大的皮脂腺。这种组合的一个更常见的说法是"油性皮肤"。这些腺体对睾酮、雌激素等性激素的波动也很敏感。这些激素水平的波动会导致情绪问题，而它们更是青春期的少男少女往往脸上带着各种斑点的原因。

和很多难看的皮肤病一样，在一般人的认知中，痤疮的责任往往要归咎于患病者。这其实是很不公平的。人们经常以为吃油腻的食物、不认真清洁皮肤、和有痤疮的人耳鬓厮磨以及手淫会引发痤疮，但实际上这些行为和痤疮暴发没有直接关系。不过，你需要保持头发清洁，不要让刘海盖住额头，因为这会让既有的痤疮加重。油腻的头发也是皮脂腺过度活跃引起的，所以，头发油的人更应该小心痤疮。

同时，也没有证据表明，在太阳下暴晒痤疮的方法有助于消除它们。频繁洗脸也会让情况变得更糟，因为这样会刺激你的皮肤。如果非处方药无效，你的医生会给你开抗生素等药物。它们并不是特别有效，但好在时间是最伟大的医生。

绝大多数人脸上的痤疮会在 10 多岁时达到巅峰，并在 30 多岁的时候消失，而这正好是第一道皱纹出现的时间。大自然母亲有时候可真是残酷啊。

疹

单从原理上说，痤疮是一种疹，但知道这个医学事实并没有多大用处。因为"疹"这个词适用于许多不同的东西，也可能由许多不同的原因引发，因此意义不大。这个词从定义上看只是简单圈定了皮肤在颜色、质地、外观上的变化，而这些变化几乎可以指代任何情况，包括我的小儿子用红色记号笔在脸上画出的斑点。那是一支难以洗掉的红色记号笔。可以说，他的"疹"的病因是一次"懒惰炎发作"，这让他获得了一天的病假。从各种意义上说，他都很难洗白了。

疹可能由各种各样的疾病引起，其中既有轻微的问题，也有严重的疾病。这些病因包括过敏（allergy）、外界刺激、传染病、寄生虫（比如疥疮，见第264页）、皮肤病、昆虫或其他无脊椎动物的叮咬和蜇、暴晒、寒冷或是受冻后又太快受热。

由细菌或病毒造成的感染会以两种方式引发疹：一种是病原体故意制造疹，以加快其自身扩散的进程，比如水痘（chickenpox，见第237页）；另一种是免疫系统在病毒复制活动活跃的区域出现反应，在皮肤上造成了炎症。

NHS列出了婴幼儿出现疹的17个主要原因。这些疹中的大多数都是完全无害的。不过，有些疹是需要尽快就医的。虽然严重疾病并不属于本书讨论的内容，但我觉得还是有必要提一下疹的病因中最严重的一种——脑膜炎。这是一种发生在大脑周围的脑膜部位的感染，有导致患者死亡的风险。脑膜炎导致的疹的一个典型特征是，当你把一个玻璃杯的底部压在疹上，它们依然不会褪色。

脑膜炎的其他体征包括颈部僵硬，无法忍受强光，难以控制身体颤抖，发热（fever）并难以退热，意识模糊，手和／或脚异常冰冷。只要出现其中任何一个症状，你就该去医院了；而如果出现两个或更多症状，病情就非常危急了。千万不要拖延。

而大多数疹，无论是儿童期还是成年后发生的，都远没有那么严重。我将在适当的章节里零零碎碎地介绍其中的大多数情况。但可以确定的是，一种不值得进一步关注的疹是我儿子那种由红色记号笔引发的。凭我的经验来说，这种情况是完全无害的，可以自行消退，但需要等到几周之后。他感到尴尬的时间可比病程长。

皮炎（湿疹）

在导致疹的原因中，比较常见的一个是炎症。这是为应对潜在威胁而出现的全身免疫反应。当这种情况发生在皮肤上（被称为"真皮"的位置），皮炎（dermatitis）就出现了。

皮炎通常又被称为"湿疹"（eczema），这个词来源于希腊语"ékzema"，其字面意义是"因煮沸而溢出"。皮炎的特征是瘙痒（itchiness）、干燥和疹。疹在白色或黄色的皮肤上通常表现为红色，在棕色或黑色的皮肤上则表现为深棕色、灰色或紫色。

皮炎主要有三大类：接触性、特应性和淤积性的。顾名思义，接触性皮炎（contact dermatitis）的发生是因为皮肤接触到了某些对它而言有刺激性的物质。这些物质可能是过敏原、带有刺激性的化学物质或刀片等锋利的金属（见第309页）。甚至一些专门被研制出来与皮肤接触的物质，如肥皂、洗发水、化妆品和保湿霜等，也可能引发某些人的皮炎。更有甚者，长时间和水接触也可能引发皮炎，不过，这种对水过敏的现象非常罕见。[15]

还有一种接触性皮炎已经有半个世纪没有在我身上出现过了。当然，我还不能完全肯定它以后永远不会发生在我身上。这种皮炎就是刺激性尿布皮炎或尿布疹（也称"婴儿红臀"）。其原因没有其他委婉说法，通常是皮肤长时间与尿液或／和粪便接触。变得湿润的尿布会与皮肤之间发生更多摩擦，从而在臀部形成轻微擦伤。其结果就是圆形皮疹暴发，通常伴有丘疹、水疱或皮肤开裂现象。

这种尿液和粪便的组合效果特别明显，因为粪便中的消化酶能分解尿液中的尿酸，并释放出碱性物质——氨。而氨不仅能腐蚀皮肤，而且会中和皮肤原本的弱酸性，使其更容易开裂。此外，"柔软得像婴儿皮肤"这样的描述所言不虚，婴儿的腰背部的确非常娇嫩：他们此时的皮肤还没有完全长好，还不足以形成一道可靠的防御屏障，这就让情况更糟糕了。因此，在物理上的摩擦和化学上的侵蚀的双重夹击下，婴儿的皮肤防线就很容易崩溃了。

大约三分之一的婴幼儿在穿尿布的几个月里会遇到尿布疹的问题。同时，在这个区域还会出现另一种皮炎——脂溢性皮炎（出现在头部时，它通常会被称为"头皮屑"，在患者为婴儿时被称为"乳痂"）。可以说，这是在屁股上出现的头皮屑。

尿布疹通常不会给婴幼儿带来多大的麻烦，但可能导致疼痛，特别是在皮疹又受到了细菌或真菌感染的情况下。家长不能放任尿布疹自然发展，而是需要采取一些预防和治疗措施，比如涂抹防止尿布疹的乳霜，经常更换尿布，避免让孩子长时间坐在被粪便和尿液污染的尿布上，以及每天尽可能让他们脱掉尿布一段时间。所有这些可能会让你又累又倒胃口，但请记住，说不定有一天你会获得回报。对此，我不想多说，8 个字就足够了：尿失禁导致的皮炎。

还有一种皮炎曾经困扰过我，但在几年前总算消退了，那就是特应性皮炎（atopic dermatitis）。这是一种典型的湿疹，常在膝盖、耳朵后面和肘部无缘无故地暴发。它通常发生在儿童身上，然后会顽固地盘踞几个月甚至几年之久。对我而言，大部分时间它都出现在耳后，会结痂并产生硬皮；而我发现，将这种结痂撕掉会带来一种奇怪的快感，只是恐怕其他人不这样认为。我的眼睑边缘也出现过这种湿疹，在此情况下被称为"睑缘炎"（blepharitis，见第 102 页）。

特应性皮炎的名字来自"特应性"（atopy）一词，意思是对某种无害的刺激发生夸张免疫反应的倾向。它的确切原因目前还不清楚，但它会在家族中出现，因此显然是存在遗传因素的。在一对同卵双胞胎中，如果其中一个有特应性皮炎，则另一个也有 85% 的概率患病。它和免疫系统的功能障碍也有密切联系，因为它往往会和哮喘（asthma）、过敏同时发生。它似乎还会随着压力增大而加剧，不过现在我们已经能够确定，压力并不是导致特应性皮炎的直接原因。如今，我在压力很大的时候，比如书稿的截止日期迫在眉睫时，依然会出现特应性皮炎。不过别担心，我已经不会再撕耳后的结痂了。

针对接触性皮炎和特应性皮炎的治疗，可以采取相同的方式：使用保湿剂来促进皮肤愈合，并使用类固醇软膏来消炎。

第三种类型的皮炎被称为"淤积性皮炎"（stasis dermatitis），虽然比较罕见，但相当讨厌。腿部的静脉和组织中的血液受到重力影响而产生淤积，就导致了淤积性皮炎。因此，这种皮炎也被称为"重力性湿疹"。这种皮炎的原因可能是血管壁或用来阻止血液向错误方向流动的静脉瓣出现了渐进性退化和功能性障碍，而这些也正是静脉曲张（varicose vein，见第 118 页）的原因——两种情况是存在关联的。因此，淤积性皮炎还有另一个替代性的名称——"静脉曲张性皮炎"。除了瘙痒和疹之外，它还可能发展为溃疡；而溃疡就是非常严重的情况了，需要及时去看医生。

关于"itis"这个后缀

鉴于皮炎的多发性和多样性，这个词似乎是我们认识"itis"这个后缀的好机会。"itis"是一个用途广泛的后缀，意思是身体的某个部位发炎了。这个词是被误用和滥用的重灾区。不过，这些误用的通常目的是搞笑，因此对它的冒犯还是可以被原谅的。

这个后缀最初来源于古希腊语中的"îtis"，意思是"属于"，并经常和表示疾病的词"nosos"一起使用。因此，关节处的病变被称为"属于关节的炎症性疾病"（arthritis nosos）。换句话说，它是一种发生在关节处的疾病。"nosos"最终被去掉，只留下了"itis"的后缀。

而"关节炎"是第一批进入英语的带有"itis"后缀的单词之一，从 16 世纪开始为英语的使用者所知。随后，大量以"itis"为后缀的词开始进入英语。如今的英语中，已经有数百个受到官方认可的、带有"itis"后缀的单词。

想一想身体各个部位的名称。对那些来自拉丁语或希腊语的单词来说，你通常可以直接把"炎"（itis）这个后缀加在词尾，就得到了描述相应部位炎症性疾病的术语。在本书中，我会提到几十种这样的"炎"，但我没有提到的"炎"才是大多数，因为很多炎症都不是小毛病。（想想脑炎、肝炎、阑尾炎吧。）

有时候，"itis"这个后缀也会被滥用，成为那些为搞笑而生造出的疾病的名称，比如"懒惰炎"。这个名词是快乐星期一乐队（Happy Mondays）[①]在一首体现了他们典型的破碎旋律的同名歌曲中创造的。当然，咬文嚼字的人会指出，"懒惰炎"是一个错误的用法，因为"懒惰"并不是一个会发炎的身体部位。他们也许还会指出，"星期一炎"这种让人不想上班的疾病也是虚构的。还好，我不是这种吹毛求疵的人。

---

① 一支组建于 20 世纪 80 年代的英国乐队。——译者注

皮肤开裂和头皮屑

婴儿没有自我意识是件好事。因为如果他们有的话，严重的头皮屑问题会让他们感到极其丢脸。他们没有头发，但这也无法改善头皮屑的问题。对一个努力提高自己可爱程度的生物而言，覆盖着油腻的黄色或棕色外壳的头皮可是个减分项。有时候，婴儿的头皮屑也会覆盖眉部，以及被我们称为"尿布区"的身体部分。我们给这种现象取了一个可爱的名字——"摇篮帽"（cradle cap，即"乳痂"）。但我想，我们应该实事求是，抓住问题的本质——这实际上依然是一种非常严重的头皮屑，或用医学术语来说，是脂溢性皮炎的表现。

顾名思义，脂溢性皮炎是一种发生在皮肤上的炎症，会影响皮脂腺密度较高的区域，比如头皮、鼻翼两侧、眉部、耳部和胸口。其原因尚不明确。它可能是特应性皮炎的一种形式，也就是说，是由某种非正常的免疫反应导致的；也可能是因为毛囊受到了感染，例如由一种被称为"马拉色氏霉菌"的食皮脂酵母菌引发。

脂溢性皮炎并不是头皮屑产生的唯一原因。其他形式的皮炎（见第68页）同样会折磨头皮，导致皮肤出现干燥和开裂。但脂溢性皮炎仍然是其中最常见、最顽固的一种。尽管头皮屑经常被不公平地归咎于不经常洗头，但它和皮肤的清洁程度其实没有关系。要是真有关系，那么我们中一半的人可能都要照照镜子，把那些从头皮上剥落、像雪片一样落在肩膀上的白色死皮扫掉了。

片状或鳞片状的皮肤在医学上被称为"糠疹"（pityriasis），这个词源于希腊语的"麸皮"一词。它几乎能出现在身体的任何部位。而出现这种皮肤的另一个常见的原因是牛皮癣，其特征是在肘部、膝盖、下背部和头皮上形成的红色片状斑块，上面有银色的鳞片状物覆盖。这种问题是皮肤细胞更新过快引起的。通常来说，皮肤细胞的替换周期为 3 ～ 4 周，但受牛皮癣影响的皮肤则将其缩短到了几天以内。细胞更新过快的原因目前尚不明确。而头皮上的牛皮癣是产生头皮屑的另一个主要原因。

婴儿出现乳痂时，产生头皮屑不会剥离和掉落，而会被裹在多余的皮脂之中，形成一层油腻的外壳。这种外壳很容易去除，尽管经常会带下一绺胎毛。这种问题通常会在几个月内消失。

皮肤成片状掉落的问题在绝大多数情况下都是不需要担心的。我们可以通过乳霜和洗发水来对其进行改善，但它们往往也是引起社交尴尬的原因。也许我们唤醒自己内心的婴儿，像刚出生时一样对这个问题满不在乎就好了。

瘙　痒

佛罗伦萨出身的意大利诗人但丁（Dante）是一个很了解酷刑的人。在他的代表作、长诗《神曲》（*Divine Comedy*）的第一部分《地狱》（*Inferno*）中，他描述了被关在 9 层地狱中的罪人们将遭受的种种痛苦：贪吃者被迫沉溺于冰冷的泥泞之中；异教徒被困在着火的坟墓之中；自戕者被鸟身女怪围着啃食。而最凄惨的命运则在最深的一层里——各种叛徒都被沉入冰封的湖水中。不过，第二残酷的刑罚则是针对欺诈者、伪造文件者和冒名顶替者的。他们会遭受疾病之苦，还会受到"剧烈的"瘙痒的折磨。哪怕他们挠掉自己的皮肤，瘙痒也不会缓解半分。

在但丁生活的那个时代，很多罪犯在"被扔进地狱"之前就已经受过一种类似的折磨了。这很有可能给了他创作的灵感。基督教的忏悔者们经常会穿一件被称为"苦衣"的刚毛衬衣，用来产生持续的、令人难忍的瘙痒感。这种衣服是用粗糙的麻布或动物的皮毛制成的，有一些狂热者甚至还会在其中添加树枝，以加剧刺激感。

虽然这种刚毛衬衣早已在历史中消失，但不难想象穿着这样一件衣服会如何让人痛苦到发狂。谁没有过被新 T 恤或内裤的标签摩擦到痒得发狂，或是理发后一整天都浑身发痒的经历？

我们中的很多人还会时不时地受到原因未知的瘙痒的折磨。瘙痒是皮肤科医生最常听到的抱怨之一。不过，在很大程度上，瘙痒依然是很神秘的现象：虽然有些时候瘙痒的源头是显而易见的，也是可以治疗的，但仍然有三分之一的瘙痒找不到已知的起因。

英语中表示"瘙痒"的医学术语"pruritus"来自拉丁语中的"发痒的灼热"一词。这个词和形容词"prurient"有着同一个词根，后者意为"性欲过度旺盛"。而瘙痒的常用称法"itching"则来自古英语中的"ʒiccan"，意思就是"痒"。（"ʒ"是古代英语中的字母"yogh"，发音同"y"；而"cc"这两个字母的发音同"ch"。）而这个词的首字母在14世纪时被去掉后，"yichan"就变成了"ichan"。顺便说一句，这个词被认为是病毒性疾病——水痘的词源。水痘虽然在字面上由"鸡"和"痘"组成，实际上却与鸡和痘病毒都没有关系（见第237页）。或许，这个词最初就是"ʒiccan"和"痘"拼成的。

从湿疹到真菌感染，从虱子到昆虫叮咬的许多皮肤问题都会导致瘙痒。这些问题都有自己的条目，所以我就不在此展开介绍了。一些严重的问题，如肝脏、肾脏和甲状腺疾病，也会引发瘙痒，而慢性瘙痒本身就是一种严重的疾病。在正式的定义中，慢性瘙痒指的是持续6周或更长时间的瘙痒，但实际上它通常会持续几个月甚至几年之久，并可能因抓挠过度而引发严重的自我伤害式皮肤病变。持续性的瘙痒以及随之而来的痛苦抓挠会导致生活质量下降，从这个角度看慢性瘙痒就像慢性疼痛一样。不过，和慢性疼痛不同的是，没有药物可以缓解慢性瘙痒。因此，本节将主要讨论偶尔发作、没有威胁也不存在任何潜在病因的瘙痒，也就是可以在发病机制层面上被称为"原发性瘙痒"的类型。

这种瘙痒最常见的原因就是皮肤干燥，而干燥的原因也是显而易见的：皮肤暴露在寒冷、干燥的空气中；没有补充足够多的水；浸泡在加入消毒剂的游泳池中；使用带刺激性的肥皂和洗发水洗掉了皮肤上用来保湿的油脂。而解决方案也很简单：停止这些做法，并购买保湿霜。

然而，瘙痒还可以在没有任何明显原因的情况下出现。为了理解这种现象的发生原因，我们需要再次回到过去。

对瘙痒的医学定义可以回溯到1660年。当时，一名德国医生塞缪尔·哈芬雷弗（Samuel Hafenreffer）将其描述为"一种引起抓挠欲望的不愉快的感觉"。

在接下来的 337 年时间里，生物学家和医生们都渴望对瘙痒的机制有更深入的了解，但可惜这些努力都是徒劳的。学术界曾经认为，瘙痒和疼痛的感觉都是通过相同的感觉神经元传递给大脑的。因此，瘙痒在当时被看作一种轻微的疼痛。然而，在 1997 年，生物学家们在皮肤中发现了一种不同类型的感觉神经元，并确定了它与瘙痒有关。这一发现让瘙痒被重新归类为特殊感觉中的一种，与已知的 4 种——触觉、温度觉、位置觉和痛觉并列。这第 5 种感觉就被命名为"瘙痒感"。它的功能是激活搔反射，从而让人能够自主驱赶寄生虫、正在叮咬身体的蚊虫和其他有毒昆虫、具有黏性或带刺的植物，以及其他刺激性物质和污垢。这种反射是敏锐而有力的。下次你再感到瘙痒时，可以试试看自己能不能抵抗挠痒痒的诱惑。

如今，我们已经发现了好几种类型的瘙痒感受器。有些是由轻微的触摸触发的，比如昆虫落在皮肤上并在上面爬行的感觉。但大多数瘙痒感受器则与免疫细胞，比如肥大细胞有关。与潜在的病原体接触时，肥大细胞会分泌一种叫"组胺"的化合物，可以导致炎症反应。曾经服用抗组胺药物来抑制花粉症的人可能知道，组胺是一种引起瘙痒的强力因素。尽管我们还不能确定这一点，但目前看来，没有明显原因、突如其来的瘙痒很可能是免疫系统对潜在入侵者的一种反应方式。

免疫系统和瘙痒之间的这种紧密联系，昭示了一个新的交叉学科的出现，我们将其称为"神经免疫性瘙痒生物学"。这门科学致力于探索瘙痒的原因，并开发对症的止痒药物。然而，最近出版的一篇综述承认，在这个领域里，"仍然有许多未解之谜"。[16]

其中一个未解之谜是，为什么瘙痒的位置会移动？我们都知道，当你挠痒痒的时候，瘙痒有可能会从一个地方转移到另一个地方，而且感觉会加剧。这可能是因为瘙痒感已经因为抓挠的动作而转移了位置，也可能与瘙痒的社会性传染有关：向人们展示其他人抓挠行为的图像或视频，或跳蚤、荨麻疹等可能激发瘙痒感的图像或视频后，人们往往会做出抓挠自己的反应。

从这方面看，瘙痒和打哈欠有点儿像。但比起打哈欠，瘙痒至少有一个合理的解释：其他人挠痒的行为提出了一种警告，意味着周围可能有潜在的病原体或刺激物，因此进行一次预防性的抓挠可能是个好主意。

即使是想到挠痒这种行为也会引发瘙痒。这也许就是瘙痒感会激增和加剧的原因。最初的瘙痒反射会产生与瘙痒相关的意识，而这就会导致一个恶性循环，从而导致更强的瘙痒感和更多的抓挠行为。

人体有一个特别容易感到痒但又很难用有尊严的方式抓挠的部位——肛门。肛门处的瘙痒是如此普遍，以至于有了一个专门的称法"肛门瘙痒"。和其他形式与部位的瘙痒一样，它可能是皮肤问题引起的，也可能是因为使用了具有刺激性的清洁用品，但一个主要原因是肛门周围的卫生问题：粪便的残留物以及使用的卷纸留下的渣滓刺激着肛门周围敏感的皮肤。解决办法也很简单：注意保持肛门周围的清洁，不要变成一个邋遢鬼。地狱里有一层是专门为这样的人准备的。

脓疱病

与其用记号笔在脸上画红点，徒劳地想要骗一天病假，我儿子也许应该把一些玉米麦片贴在下巴上。这样一来我很可能会被骗到，以为他真的患了脓疱病（impetigo），而这绝对是请病假的正当理由。

脓疱病是对细菌攻击皮肤而导致的疾病的统称（这个词来源于拉丁语中的"impetre"，意为"攻击"）。它通常会用一团红色的疮或水疱宣布自己的到来，然后破裂，留下公认为像玉米麦片一样的黄褐色的硬痂。

脓疱病通常会先在已经破损的皮肤，比如划伤和昆虫叮咬造成的伤口上站稳脚跟，但随后可以扩散到全身，甚至传给其他人。用手去抠痂的硬皮是一种危险的做法，因为指甲一旦不够小心就会将各种致病菌（通常是金黄色葡萄球菌或化脓性链球菌）直接引入伤口。如果在此之前你还曾经挖过鼻孔，情况可能会格外严重，因为这些细菌平时就生活在你的鼻孔内，在这里时是无害的。这些细菌会导致脓疱病反复发作。而在鼻孔内部涂抹含有抗生素的乳膏就可以根除这个问题。

抗生素乳膏也可以用来清除脓疱疮。不过，对轻度病例而言，为了避免抗生素滥用和细菌产生耐药性的风险，使用不含抗生素的杀菌剂更合适，而真正严重的病例则可能需要口服抗生素。医生还建议保持患处的清洁和干燥，避免用手触摸或抓挠。痂最终会变干并脱落。到了这时，孩子们就可以回到学校上课了，除非他们知道玉米麦片的小把戏。

酒渣鼻

有时候，酒渣鼻（rosacea）又被称为"凯尔特人的诅咒"，因为它似乎主要出现在浅色皮肤的人群中，而且在人们的印象中一直和酗酒行为有关。然而，酒渣鼻实际上在 30 岁至 50 岁的女性中最常见，并会影响所有种族的人。跑步和去酒吧都会引发这种鼻子变红的现象。

酒渣鼻又称"玫瑰痤疮"。这是一个漂亮的名字，却被用在了一个相当讨厌的病症身上。它的主要症状是脸部变红，最常出现在脸颊、前额、下巴和鼻子上，在洗脸时会带来刺痛感。最开始的时候，这种红色会反复出现与消退，但随着时间的推移，它会变成一种永久性的面部特征。皮肤上的红色往往会因为肿胀、充满脓的丘疹、面部毛细血管扩张而变得更红。最终，在一些最糟糕的情况下，鼻部会出现球状肿大。尽管女性更容易发生这种疾病，但男性在患病后的症状往往会更严重。

酒渣鼻的具体病因目前尚不清楚，不过存在许多猜测。一个长期流传但未经医学证实的观点是，它是过量、频繁饮酒造成的。事实上，这种关联有一定的依据：酒精的确会使酒渣鼻恶化。但目前没有证据支持酒精和酒渣鼻的因果关系，至少对尚未发生鼻部球状肿大的标准玫瑰痤疮而言，还不能断言酒精就是病因。根据美国国家玫瑰痤疮协会（National Rosacea Society）的数据，不饮酒者和饮酒者同样可能得这种疾病。

酒渣鼻和酗酒之间这种经不起推敲的联系有着源远流长的历史。14 世纪，英国诗人杰弗里·乔叟（Geoffrey Chaucer）写下了《坎特伯雷故事集》（*The*

Canterbury Tales），而这个故事刚好就发生在酒馆里。在这本书的序言中，他使用"fyr-reed 的面庞""布满 knobbes sittynge 的脸颊"以及"drynken strong wyn"这样的描述向我们介绍了某位法庭书记官。如果你的古英语学得够好，你就会知道，这些描述的意思是"通红的面庞""布满丘疹的脸颊"和"对烈酒的热爱"。在中世纪的英格兰，法庭书记官是一个非常令人厌恶的教会官职。这个人负责送达传票，以传唤被告在宗教法庭上出庭；这些被告可能受到的指控包括诽谤、放高利贷、逃税和使用巫术。而莎士比亚也在巴道夫这个角色身上犯了同样的错误。巴道夫是福斯塔夫的搭档，曾出现在四部戏剧中，戏份比莎翁笔下的其他任何男性角色都多。他是一个酗酒成性的醉汉，有着球状的红鼻子和通红的脸颊。而在中世纪的法国，酒渣鼻被称为"pustule de vin"，大致可以翻译为"葡萄酒造成的丘疹"。

对病因的另一个假设听起来令人毛骨悚然，但似乎更可信：它把矛头指向了生活在我们脸上的螨虫（mite）。这种身上覆盖着鳞片的微生物有 8 条腿，体长约 0.1 毫米——这尺寸小到我们无法用肉眼看到它们，不过这是件好事。螨虫以皮肤细胞和皮脂——毛囊皮脂腺分泌的油性物质为食。人类——所有人，无一例外——都被它们感染了。它们主要生活在人的面部区域，但也会在人体的其他部位出现。

我们身上主要寄生着两种螨虫：毛囊蠕形螨（Demodex folliculorum，主要生活在毛囊之中）和皮脂腺蠕形螨（Demodex brevis，体形略小，生活在皮脂腺内）。它们白天躲藏在自己的巢穴里，到晚上才会出来觅食和繁殖。这些活动都在你的脸上进行。不过，它们至少不会在你的脸上排泄，起码在活着的时候不会。我之后会回来细说这一点。

蠕形螨也被称为"毛囊螨"，通常还被称为"睫毛螨"——这个名字透露了它们喜欢的栖息地在哪里。当然，"蠕形螨"这个正式名称更有趣，带有一点儿神秘色彩。这个词由古希腊语和拜占庭希腊语杂糅而成，意思是"在猪油上钻孔的蠕虫"。猪油指的是它们进食蜡质皮脂的事实，而不是对它们体形的评价。

它们并不胖——恰恰相反，其纤长的身体设计很利于挤进狭窄的空间里。它们也不是蠕虫。无论从哪一个意义上说，它们都不会钻孔。顺便说一句，这个名称是由脾气暴躁的英国解剖学家理查德·欧文（Richard Owen）提出的。而他的其他成就广为人知：他提出了"恐龙"这个名称，参加了伦敦自然历史博物馆的筹建，并出任了第一任馆长。

你可以拔下一根睫毛或是眉毛，然后用光学显微镜检查其根部。运气好的话，你就能见到你自己身体豢养的"在猪油上钻孔的蠕虫"了。

对绝大多数人而言，在每 1 平方厘米的皮肤上平均会寄生 2 只螨虫；但在酒渣鼻患者的皮肤上，每平方厘米上发现的螨虫可多达 20 只。或许这就是酒渣鼻产生的原因：螨虫没有肛门，所以粪便会在它们体内累积，最终让它们腹部胀破而死。（是不是感觉很恶心？）而它们的残骸和粪便都可能引发免疫反应，导致炎症。

另一种可能性是，螨虫感染是酒渣鼻引起的，因果关系与上文中的相反。酒渣鼻患者（大约占总人口的 10%）的皮脂对螨虫而言可能营养丰富、风味十足，所以螨虫不过是来到他们皮肤上快乐而疯狂地繁殖罢了。然而，有趣的是，螨虫的粪便中有一种独特的细菌——奥列伦芽孢杆菌。这种细菌可以被抗生素杀死，与此同时，酒渣鼻的症状也会得到减轻。换句话说，生活在我们毛孔中的螨虫也许并不是酒渣鼻的罪魁祸首，它们的粪便才是。

蠕形螨感染也和其他皮肤问题有关，包括被称为"蠕形螨病"的类似酒渣鼻的皮疹、让皮肤像砂纸一样的毛囊糠疹（有关皮肤开裂的更多信息，请见第72 页）和眼睑部的炎症（即"睑缘炎"，见第 102 页）。

酒渣鼻无法被治愈，但可以得到减轻，轻到用化妆品遮盖或用护肤霜缓解后便不再明显的程度。有些严重的病例可以通过服用一个疗程的抗生素来控制。还有些患者会接受一种被称为"强脉冲光疗法"的美容方法的治疗。顾名思义，这种方法是使用强脉冲光来破坏受损的皮肤。

尽管酒渣鼻的病因尚未确定，但一些可能加剧既有病情的因素已经得到了证实。这些因素包括晒伤（见第 301 页）、热、冷、热饮、咖啡因、辛辣食物、奶酪、压力过大、更年期、有氧运动（比如慢跑），当然，还有酒精。尽量避开这些诱发因素，就可以让症状得到控制。

酒渣鼻和酒精之间的因果关系也许并不存在，但是被称为"肥大性酒渣鼻"（rhinophyma）的球状红鼻子病和酒精之间呢？它经常折磨长期性酒渣鼻患者，通常也被视为过度嗜好酒精这种"恶魔饮料"的人群的特征。生活在中世纪的乔叟和莎士比亚显然认为，球状的红鼻子和酒精之间存在关联。但直到很长一段时间之后，确切地说，是直到 2015 年，医生们才终于决定用科学手段对这个想法进行检验。他们走访了 52 名肥大性酒渣鼻患者和 150 名未患病的人，了解他们的饮酒习惯，终于确定这种情况显然和饮酒有关。喝得越多，就越有可能出现这种"酒鬼的鼻子"；酗酒时间越长，鼻子就越大，表面就越粗糙。你也许会说，这种关联就像他们脸上的鼻子一样，是一目了然的。

"rhinophyma"这个词来源于希腊语中的"鼻部瘤"一词，但原词指的是肿胀而非癌症。肥大性酒渣鼻的病因是鼻部皮脂腺的大规模进行性扩大、血管的永久性扩张以及一种引发了肉芽肿——白细胞块状聚集体形成的免疫反应。2015 年这项研究的作者指出，这些变化在通常情况下都和酒渣鼻无关。没有得到及时治疗的酒渣鼻可能会导致肥大性酒渣鼻，但后者更可能的原因是鼻部经常处于湿润状态。

皮肤擦伤

2004 年，两位美国皮肤科医生决定对他们在诊所里经常遇到的一种痛苦病情背后的原因做一番调查。这种病情的一类高发人群是那些试图通过马拉松训练来瘦身或保持体形的跑者。于是，他们梳理了芝加哥马拉松比赛时医务人员保存的记录，并研究了病例报告。当天共有 372 名跑者来到赛道上的急救站就诊，其中有 20 名跑者的症状为"乳晕和乳头上有疼痛、红斑和已结痂的糜烂"（红斑是一个描述"红色"的术语）。[17] 这种症状有一个专有名称——"跑者的乳头损伤"（jogger's nipple）。这些跑者之中，有些人的情况相当糟糕，乳头上流出的鲜血都浸透了衣服。

这些跑者的乳头遇到了一种典型的擦伤。这是一种由摩擦引起的皮肤的浅表损伤，伴有疼痛。连续跑步几个小时的行为构成了一个完美的诱因，并有重复运动、大量汗水、粘在皮肤上的衣服三个条件配合。它们共同导致皮肤的上层与下层组织轻微地分离，从而导致了炎症和疼痛。顶层的皮肤如果被完全摩擦掉，就会出血。

出于显而易见的原因，人的乳头是特别脆弱的，但人体的其他部位也会在长时间跑步后感到疼痛。对此，皮肤科医生们也展开了调查。他们发现，高达 16% 的马拉松运动员在完赛后身上会出现擦伤。这些擦伤分布在臀部、臀缝、大腿和腹股沟区域，这些也都是跑步中的大部分动作涉及的部位。

不过，你并不需要跑完马拉松比赛的 42.195 千米，就能感受到这种擦伤。任何导致皮肤发生反复摩擦的行为都可以产生擦伤，特别是在潮湿的环境下。

臀缝就是这样一个擦伤高发区，因为走路就会引起皮肤与皮肤之间的摩擦，而且这个区域还经常出汗。因此，擦伤也被称为"汗疹"。

身体超重或肥胖会进一步增大擦伤的可能性，因为肥胖意味着有更多摇摇晃晃的皮肤会互相摩擦或摩擦衣物。臀缝擦伤可能让人的正常活动受到严重影响。

解决办法是，保持这些区域的空气流通。当然，对下半身的某些区域而言，这说起来容易，做起来难。针对不可能裸露的身体部位，要么用滑爽身或止汗剂保持干燥，要么用凡士林或类似的乳霜润滑皮肤。实际上，有一些专门防止臀缝擦伤的产品。这些抗擦伤凝胶可以快速变干，保持皮肤干燥，并带来其制造商所称的"丝滑触感"。

嘴唇和皮肤干裂

对于唇裂，我岳母有一个理论：在润唇膏发明之前，这种现象根本不存在。她小时候就没听说谁有唇裂的问题，但现在每个人都随身携带润唇膏，每个人都觉得自己嘴干。虽然她目前还没有完全认定唇裂是润唇膏公司为了卖出更多货而发明的概念，但走到这一步只是时间问题罢了。

我怀疑，她会有这种想法，更多是因为选择性记忆。润唇膏是 19 世纪 90 年代被发明的，甚至比我岳母还早出生好多年。在当时美国弗吉尼亚州的林奇堡（Lynchburg），一个名叫查尔斯·布朗·弗利特（Charles Browne Fleet）的药剂师在自家商店里搞起了出售各种专利药品、药膏和香脂的小买卖。他的发明之一是用铝箔包裹的蜡棒，用于舒缓嘴唇的干裂。他将其命名为"无色唇膏"（ChapStick）。不过，这个创意失败了——相比之下，他卖的泻药倒是需求量很大。1912 年，他将这种唇膏的配方卖给了一位朋友。这位弗利特先生显然更适合做发明家而非推销员，因为在新东家手里，这种无色唇膏经过包装而变得相当时髦，销量也相应大涨。100 多年来，它一直是美国最畅销的润唇膏品牌。然而，正因为"无色唇膏"这个品牌太成功了，它居然变成了此类商品的通用名称，就像吸尘器（Hoovers）、便利贴（Post-it Notes）、透明胶带（Sellotape）、气泡膜包装（Bubble Wrap）一样。

从学术角度说，唇裂的情况被称为"单纯性唇炎"（cheilitis simplex）。"cheilitis"来源于希腊语中的"cheílos"——嘴唇；"单纯性"的后缀表明病因也并不复杂，可以说一目了然：炎热干燥或寒冷干燥的天气导致嘴唇变得过度干燥。嘴唇的皮肤是非常薄弱的（这使得它具有灵敏的触觉，并具备一些性相关的功能），而水分的蒸发会导致其脱水、干裂和剥落。嘴唇一旦开始干裂，去舔嘴唇几乎成了一种无法抵抗的诱惑，因为这种行为能提供暂时性的缓解，然而，舔嘴唇实际上只能让情况变得更糟。这是因为唾液蒸发后会使皮肤变得更加干燥，而唾液中的蛋白质也会对裂缝产生刺激，从而导致舔舐和开裂形成恶性循环。舔嘴唇可能会形成一种长期习惯。在最糟糕的病例中，唇裂甚至可以发展为嘴唇起疱和严重出血。

而身体其他部位的皮肤，特别是手和脸颊上的，也会出现干燥和开裂现象，特别是在冬天。原因是一样的：脱水。因此，也不要尝试舔你的脸颊。顺便说一句，英语中表示嘴唇干裂的动词"chap"源于中古英语，意为"分裂"或"爆裂"。

幸运的是，治疗干裂的方法很简单：经常使用润唇膏或护手霜就够了。这些护肤品里含有保湿润滑剂，比如凡士林、羊毛脂（一种从羊毛中提取的蜡状物质）、棕榈蜡或蜂蜡，可以阻止嘴唇上的水分蒸发，并有助于裂口补水和愈合。

至于润唇膏里含有的保湿润滑剂的成分，区别并不太大。不过有证据表明，羊毛脂能比凡士林更有效地促进愈合，只是它通常带有轻微的羊肉膻味。NHS的建议是使用凡士林或蜂蜡。一些润唇膏中还含有添加剂，比如增加香气和风味的物质，而这些成分可能会刺激嘴唇，却不具备任何治疗效果。它们只不过会促使你频繁使用润唇膏，让厂商卖出更多货而已。不过，你很难因为买润唇膏而破产。去找一款你喜欢也适合你使用的润唇膏吧。

尽管如此，润唇膏并非毫无争议。2015年，一个颇有影响力的德国消费者权益监督机构"商品测评基金会"（Stiftung Warentest）建议消费者尽量避免使用以凡士林等矿物油为基底的润唇膏，因为它们含有大量被列入"可能致癌物名单"的物质。然而，没有科学证据表明，润唇膏与癌症之间存在关联。

一个更不靠谱的传言宣称，润唇膏含有某些故意让嘴唇干燥或磨损的物质。某品牌的唇膏据说含有玻璃细粉，甚至有某些令人上瘾的物质，就是为了促进其销量。还有一个名为"唇膏匿名者"（Lip Balm Anonymous）的组织，其目标就是帮助人们戒除对唇膏的"毒瘾"。以上这些都是阴谋论，没有事实根据。尽管如此，我还是给了我岳母一些关于润唇膏的警告。

割伤和擦破

有些动物具有惊人的再生能力。我们都知道，蜥蜴会自断尾巴，以摆脱捕食者并逃走，还能在几周之内长出一条新尾巴。蝾螈可以再生出整条肢体。甚至一些哺乳动物也可以让身体的大型部位再生：马鹿每年都会长出全新的角。

而我们人类就没有那么幸运了。我们的指尖可以再生几毫米，我们的肝脏也有神奇的恢复功能（哟！），但如果我们失去了一条手或腿，那它就真的永远消失了。

然而，在一个领域内，我们的身体可以完成惊人的修复工作。想想你曾经被割伤的手指、被擦伤的手肘和被蹭破的小腿吧。这些伤可能会留下一些瘢痕组织作为永久的提醒；但总体而言，你永远都不会知道关于你的皮肤如何被撕开，血管如何被撕破，神经末梢如何被破坏，毛囊如何被撕裂，结缔组织如何被挖出的细节——这些一团糟的场面在你不知道的地方进行了自我清理，并长出了新的结构。

在我们的直觉中，伤口愈合似乎是一个被动的过程。皮肤破裂并出血，血液凝固并结痂，而其下方的皮肤进行再生的过程正常得像什么都没有发生过一样。最终，伤口完全愈合，皮肤重新长出。

然而，伤口愈合实际上是一系列经过精心策划的行动，旨在迅速堵住身体第一道防线上的漏洞，并进行有效的修复工作。这一过程可被分为 4 个阶段：凝血，发炎，增殖，重塑。

凝血是一个了不起的过程。可以说，它挽救的生命比免疫系统其他任何功能挽救的都要多。完整无损的皮肤是人体抵御病原体和各种有毒物质的第一道防线；一旦这道防线被破坏，我们就会处于危险之中。

如果这个伤口深到出血，哪怕血量只有一点点，这也说明损伤已经穿过了表皮（皮肤外层由已经死亡的细胞组成的结构，可以从容地承受轻微的擦伤），侵入了真皮层。真皮层是由活的细胞组成的结构，包含神经和毛细血管，而任何血管的受损都会导致其中的血液流出，流入伤口之中。愈合的程序此刻已经悄然启动。

愈合的第一步正是流血本身。这个过程的正式名称是"出血"（haemor-rhage），哪怕只有少量的血液渗出。这个过程有助于冲掉伤口上的碎屑和细菌。而这一清洁步骤还可以通过用清水清洗伤口以及吸吮、舔舐伤口等辅助措施来完成。这就是为什么在面对伤害时，人和动物都会出现吸吮和舔舐这样的本能反应。

然而，流血、冲洗、吮吸和舔舐都不是长久之计。因此，在受伤后的几秒钟内，愈合的第二步就开始了。首先，受损的血管开始收缩，以抑制流失的血量。然后，"骑兵连"就赶到了。

除了红细胞和白细胞之外，人体的血液中还含有第三类细胞——血小板。这些小巧的碟形细胞的尺寸大约是红细胞的五分之一，数量则是红细胞的十分之一。一篇研究论文用一个优美的比喻指出，它们的工作是成为"维护血管完整性的哨兵"。[18]

如果血管被洞穿，从洞口通过的血小板就会被吸引到真皮层暴露的伤口上，朝它流去，并粘在上面。血小板也会被激活，通过释放化学物质发出呼叫增援的信号。于是，更多的血小板赶来，黏附在伤口上，同时也会互相黏附。这个过程就像滚雪球一样，直到伤口被血小板所阻塞。而被激活的血小板也会改变形状，从起皱的球体变成类似煎蛋的形状，以增大表面积，更有效地阻塞伤口。

这些被激活的血小板还会启动一个复杂的生化过程，我们将其称为"凝血级联反应"。它能将新产生的血凝块固定在位置上。对已经修补好的血管，它还能逆转其收缩过程，以使白细胞和促进愈合的蛋白质到达伤口处。在这些蛋白质中，最重要的是血纤蛋白：顾名思义，它们是纤维状的蛋白质，非常坚韧，能够在伤口内外形成一个保护壳。在接下来的几天时间里，这个保护壳会逐渐变干、变硬，颜色也会变暗，形成一个深棕色或黑色的硬壳，保护伤口免受外部力量的威胁，并阻止血液渗漏。这个过程被称为"结痂"。你可以把它想象成一个瓦楞铁制成的防护板。当房顶被风雨掀开时，我们就要赶紧把它扔到房顶上去盖住缺口。

就像那座失去房顶的建筑物一样，在这个临时覆盖物的庇护下，"建筑工人们"正在奋力抢修。他们的第一项工作是清除旧屋顶掉下的任何碎片。为了实现这个目标，凝血级联反应要求白细胞清除死亡和受损的组织，以及其他异物。而这就标志着伤口愈合过程进入了第二阶段：发炎。此时，伤口会疼痛和发炎，并很可能通过还很脆弱、潮湿的痂渗出恶臭的脓。这些脓是在战斗中牺牲的白细胞的尸体。但在几天之后，这些脏活就完成了。愈合可以认真开始了。

在这个阶段，我们常常会面临一个医疗上的两难选择：到底要不要裸着（这里指的是伤口，不是说全身）？民间智慧认为，就让伤口这样敞着吧，这样伤口就可以"呼吸"了，而且"空气会帮助它干燥"。和很多时候一样，民间智慧往往是不符合科学观点的。伤口在隔绝污染物侵害的潮湿环境下会愈合得更好。大自然实现这一目标的方法是让伤口结痂，而这需要一定的时间。不过与此同时，伤口如能得到包扎，大自然的工作就能得到极大的协助。

不过，如果伤口还没有被感染，在使用杀菌剂之前请务必三思，因为这些物质会延迟愈合的进程。杀菌剂在消灭细菌方面的确非常高效，但它同时也会杀死许多被称为"成纤维细胞"的人类细胞。而这些细胞正是人体内"维修团队"的关键成员。

非处方药的杀菌剂中含有多种活性成分，而关于它们对伤口愈合的影响，目前还缺乏有力、一致的证据，医学观点也众说纷纭。[19]但 NHS 建议，不要在未受感染的伤口上使用杀菌剂，因为这时它们往往弊大于利。最佳的选择是用干净的水或生理盐水来清洗新造成的伤口。同时，在伤口愈合过程中，也要注意保持创面的清洁，直到伤口完全愈合为止。

而愈合的第三阶段是增殖。这是"维修团队"变得非常忙碌的阶段。新的细胞外基质被放置到位，新的血管和神经生长到其中；新的皮肤细胞朝着结痂的基部迁移，这个过程被称为"再上皮化"。与此同时，一种被称为"成肌纤维细胞"的特殊肌肉细胞能将伤口的边缘向内拉拽，将新生的组织编织在一起。总而言之，这是一个非凡的再生过程。不过，重新长出的组织通常比原始组织更纤维化，也更缺乏灵活性。要再过一段时间，伤处才会被修复如初。

增殖阶段的完成需要一周甚至更长的时间，取决于伤口的大小和深度。而一旦增殖完成，痂就不再必要，于是它会自行脱落，除非它的主人早已把它揭下来——这是一种几乎让人无法抗拒的诱惑，特别是当伤口还在发痒的时候。

瘙痒实际是一个好兆头。在受伤的皮肤内部和周围进行的疯狂的重建过程中，一切活动都会刺激到瘙痒感受器，从而引发瘙痒。厚而硬的痂也可能直接引发瘙痒。

本能会让我们去抓挠和揭掉痂，但这是一个坏主意。此刻，修复的过程很可能尚未完成。在这种情况下揭掉痂，你可能会重新打开伤口，导致细菌将其感染。抓挠痂是被称为"脓疱病"（见第78页）的皮肤感染的一种主要原因。其特征是会导致疼痛的黄色痂。到了这个时候，你会怀念之前那种棕黑色痂的。

一旦伤口再上皮化的过程完毕，伤口愈合的最后阶段就启动了，这就是重塑。在这个漫长的过程中，身体会将此前匆忙重建、修复的结构慢慢恢复为它昔日的辉煌。这个阶段大约在受伤 3 周后开始，可以持续一年或更长的时间。重塑的目标是重建曾经失去的组织，完全复制此前的每一个细节：从血管和神经的位置到皮肤的轮廓，无一不包。然而，完全修复如初这个目标有时候是不可能实现的。皮肤中依然会存在一些被快速、粗糙地修复好的部分。它们被称为"瘢痕"。请自豪地带着它们吧，因为它们是人体再生能力的证明和纪念，而这种能力往往被人们低估了。

有时候，出于某些尚不清楚的原因，瘢痕组织会对周围的皮肤进行一种侵略性的接管。随着时间的推移，瘢痕变厚、凸起的现象也并不罕见；这些无害的肥厚性瘢痕偶尔还会持续发展，过度生长，扩展到原始伤口附近的部位。有时候，起源可能是非常轻微的瘢痕，比如痤疮愈合后留下的斑点、昆虫叮咬的痕迹或耳洞，甚至在从未有过瘢痕的皮肤上也可能自发出现这种问题。

　　这些面积过大的瘢痕由胶原蛋白组成，被称为"瘢痕疙瘩"（keloid）。它们通常是红色到紫色的，要么像一块刚被嚼过的口香糖，又硬又韧，要么像一块被嚼了很久的口香糖，严重纤维化且富有光泽感。这个词来自希腊语中的"chilí"一词，本义是"蹄"。它们最终都会停止生长，而不会癌变，也不会传染他人。

　　瘢痕疙瘩的具体成因目前尚不清楚。它们在肤色较深的人群中更常见，而在白化病人群中却没有任何病例记录。同时，它们也在 30 岁以下的人群中更常见。这个问题在大多数情况下不算什么问题，但也可能导致疼痛或发痒。但无论如何，它们非常难看，因此通过手术来切除也是一种可选的方案。

水　疱

大概在 35 年前，当我还是一个对哥特风格感到好奇的少年时，我在利兹（Leeds）的某家商店里买了一双闪亮的尖头皮鞋。我立刻穿上了它们，在城里四处走了一个下午。而当我回到家时，我几乎已经走不了路了。那双鞋很窄、很硬，也不合脚。我的两个脚后跟都被磨出了水疱（blister），疼得要命。但我毅然决然地坚持走了一下午，就是为了保持我的哥特式酷炫风格。第二天，我只能穿着拖鞋去上学了。

我的这些水疱在医学上被称为"摩擦水疱"。顾名思义，它们是由坚硬、僵硬的物体，比如那双闪亮的皮鞋的后跟反复摩擦皮肤引发的。这种摩擦在皮肤死掉的外层（表皮层）和活着的内层（真皮层）之间造成了剪切力。如果剪切力持续足够长的时间，层与层之间就会被撕开，会有液体充斥在两层之间的空间中。这些液体通常被称为"血浆"，是一种淡黄色的液体，是血液中像水一样的成分。而这些渗入两层之间的液体会让皮肤的外层像气球一样膨胀起来。

摩擦水疱可以在身体的任何部位形成，但出于显而易见的原因，它们在手脚上最常见。特别是脚，因为潮湿的皮肤更容易在剪切力的作用下形成水疱。徒步者、跑者、运动员或者是那些心血来潮地拿起铲子或大锤的白领们尤其容易遇到这类状况。

摩擦水疱的形成速度快到令人惊讶：施加于同一位置的剪切力只需要持续几分钟就足够了。此刻，你最好赶紧去除任何摩擦你皮肤的东西，否则伤害就会从摩擦水疱升级为爆裂水疱。如果说前者已经够疼了，那么后者只会更疼。

最简单的处置方式是贴上"水疱贴"。这种贴是一种中间有液体夹层的腔体，本身就很像一个水疱。它将替你的水疱承受剪切力，并保护你的皮肤。而专门保护足部水疱的双层袜子的工作原理与此类似。

然而，不论水疱让你感觉多疼，都不要挤破它。实际上，我们应该感谢水疱，因为其中的液体可以保护下面的皮肤免受进一步的伤害，并保护皮肤展开正常的愈合过程。水疱中的液体和上层被撑开的皮肤都不是疼痛的来源，下层受到的伤害才是。随着皮肤愈合，水疱会逐渐枯萎、消失。

如果这些损伤同时也破坏了血管，比如当你的皮肤被夹在拉链之中时，这种挤压伤害就会造成血疱。它们和瘀伤（bruise，见第 95 页）不同，因为渗出来的血液是包含在水疱中的，而不是分散在皮肤的下层组织中的。随着血疱愈合，其中的内容物也会凝结、变干，最终变成黑布丁一样的东西。如果可以的话，请抗拒将其抠掉的诱惑。

水疱也可能是烧伤或烫伤引起的。这些伤害严重到了足以破坏真皮层的程度，但又没有破坏表皮层。同理，与腐蚀性的化学物质或与过敏原（比如蚊子的唾液，见第 255 页）接触，也可能造成水疱。

一些传染病也会导致皮肤起疱，最常见的就是水痘。事实上，"水疱"这个词可能来源于古法语中的"blostre"一词，指的是麻风病引起的皮肤结节。这可算是货真价实的哥特式恐怖了。

瘀伤和"熊猫眼"

当我在写本章的内容时，我正在养一片位于臀部的瘀伤。它是大约一周前我跑步时在人行道上摔倒的后果。这是一片相当大的瘀青，并已经从蓝色发展到病态的黄色和绿色的混合物。如果我眯起眼睛，甚至能在它的图案里看出一张人脸。实际上，这片瘀青还是挺好看的。

瘀伤是打击引起的，通常来自钝器打击，比如人行道或者拳头。这些打击足以破坏血管，但不会破坏皮肤。血液会从破裂的毛细血管中渗出，并在皮肤表面下的结缔组织中淤积成一个个小水坑，从而形成紫红色的斑块，通常还伴有肿胀和压痛。瘀伤的正式名称为"挫伤"（contusion）。它通常会在几天至几周时间内发展成熟，变成一系列颜色鲜艳的斑块，然后消失得无影无踪。

瘀伤是根据大小来分类的。直径小于 3 毫米的微小瘀伤被称为"瘀点"，3 至 10 毫米的中等瘀伤被称为"紫癜"，而任何超过 1 厘米的瘀伤都被称为"瘀斑"。你也许会想，为什么要给一个如此简单的现象这么多名称呢？这看起来是为了折磨医学生而特意发明的。但这些名称的存在有一个实际的原因：较小的瘀点有时和钝性创伤之外的因素有关。比如，尸体颈部或面部的瘀点通常会被视为死者是被勒杀的证据。而中等大小的紫癜则可能是细菌性脑膜炎的表现。这两者都不属于本书讨论的小毛病，所以我在这里也就不多说了。

打击造成的瘀伤一般来说不会有什么大碍。在某些圈子里，它们甚至是值得炫耀的奖章。比如，一种疯狂的运动"轮滑阻拦赛"的爱好者们经常会撞到臀部，留下巨大的瘀伤。他们会把伤处拍下来，在社交媒体上展示，并配上这样的文字说明："我屁股上有一片非常漂亮的瘀青，你想看看照片吗？它有 12 种颜色，和我的头一样大！"

有 12 种颜色的瘀伤是一种夸张说法。实际上，瘀伤有 4 种基本的颜色。首先出现的是蓝紫色，这是因为在红细胞死亡时，携带氧气的色素血红蛋白从中逸出了。受伤的组织往往提供了一种低氧的环境，因此血红蛋白多处于脱氧状态，从而呈现蓝紫色。如果瘀伤足够大，它还可能变成黑色，这就是经典的"青一块紫一块"阶段。

接下来发生的事情可能非常奇特。炎症加上渗出的血液的因素会导致白细胞冲击受创伤的部位，以处理它们的红细胞兄弟们的尸体。除了吞噬细胞的遗骸之外，它们还会把血红蛋白逐步分解为越来越简单的分子，以便身体对其进行回收。这一降解过程的首批产物是一种被称为"胆绿素"的色素，它是深绿色的。然后，它会被进一步降解为黄色的胆红素。最后，它会变成琥珀色的含铁血黄素。接着，它会被其他白细胞从这个区域彻底清除。

同一片瘀伤的不同部位可能处于上述颜色序列的不同阶段。这具体取决于受伤的区域有多少血液需要清除。因此，瘀伤在任何时候都可能呈现出上述全部颜色（及其混合色）。这些彩色的斑块就像星云一般，使瘀伤为"空想性错视"（pareidolia）提供了肥沃土壤。这是一种在无生命物体中看出有意义的图案，尤其是人脸的错觉。比如，很多西方人会在无生命物体中看到耶稣基督的脸。在无数人眼里，他的脸曾经出现在云层中，在切开的茄子内部，在烧焦的吐司或煎饼上。一名女子曾经在一只饺子上看到了他的脸，随即在 eBay 网站上以 1775 美元的价格出售了这只饺子。因此，当你呼喊着"基督啊"并捶打自己之后，他可能就会在瘀伤中对你现身。看起来像基督脸的瘀伤曾一度在互联网上成为流行的表情包，不过想在 eBay 上把它卖掉恐怕还是很难的。

瘀伤从蓝紫色到完全消退的整个过程需要 3 周甚至更长时间。虽然民间有很多加速其消失的偏方，但实际上没有什么方法能实现这个目标。阳光可以稍微加速胆红素的分解，但瘀伤基本还是会按照自己的节奏消退。

对某些形式的瘀伤而言，无法快速消失确实是个问题。"熊猫眼"（black eye）可能是最引人注目的一种瘀伤了；紧随其后的一种则是"爱的叮咬"，俗称"吻痕"（hickey）。吻痕是吮吸皮肤时力度过大，造成皮肤下方毛细血管破裂而引起的。如果你的父母发现你身上有这类瘀伤，那可是相当尴尬了。

香肠嘴和头上的包

钝性创伤可能击中人体的任何部位，而当它击中嘴唇时，结果必然是肿胀。人的嘴唇柔软而富有弹性。当外力打击导致液体涌入时，它就会像气球一样惊人地膨胀起来。这种肿胀被称为"血管性水肿"，但通常都被戏称为"香肠嘴"（fat lip）。人体其他湿而软的部位，比如眼睛和舌头周围的区域，也会因为遭受打击而体积变大一倍。另外，过敏反应也可能导致人体局部的剧烈肿胀。

而人体的另一个部位也容易在受到冲击时急剧肿胀，这就是前额。覆盖颅骨的皮肤中存在着密密麻麻的血管，而这些血管在受损时会渗漏出大量液体（如果皮肤破裂，也会大量出血）。这些液体会在皮肤下面聚集起来，形成一个卵形的团块，也就是头上的肿包（head egg）。民间对此的土办法是用黄油涂抹，而这无疑是对黄油的浪费。

香肠嘴和头上的肿包看起来都比实际情况更严重，而在大多数情况下都会在一两天内自行消退。然而，对头部的打击或过敏反应很可能带来其他危险，因此也不要光顾着指着它们哈哈大笑了。

老茧和鸡眼

我曾经和前女友就她脚上坚硬的死皮问题发生过一段出奇激烈的争吵，因为她总是会用搓脚石把这些死皮都磨掉。我告诉她，不用去管它们，因为她脚上的这些厚皮显然是为了保护双脚免受某些东西的伤害而存在的。她嘲笑我说，她可不希望脚上有这些丑陋的死皮，但我是不是对这些东西有什么特殊兴趣？我被刺激到了，开始反驳，而她发表了一些关于死皮的尖刻言论，并继续对脚上的老茧进行无情的围剿。不久之后，我俩就分手了。

事实证明，还是我的看法正确。我得打电话告诉她这个消息。茧和它的一种尺寸较小的亲戚——鸡眼——是皮肤应对反复摩擦的一种自然的保护反应。很多形式的外部摩擦，比如不戴手套使用某些工具、穿不合脚的鞋、长期弹吉他或长期用笔写字，都会让手脚上形成茧。而鸡眼则是皮肤在其下方的骨骼上以圆形轨迹进行内部摩擦后造成的。茧和鸡眼在很大程度上都是无害的，实际上还非常有用：有茧的皮肤不容易起水疱。不过，它们都很难看，还可能受到感染并导致疼痛。

英语中的"茧"来源于拉丁语中"硬皮"一词，后者也是形容词"无情的"（callous）的来源。我本该从这个角度想一句精辟的反驳回敬我前女友，但我在那个节骨眼上偏偏没发挥好。

在英语中，"鸡眼"和"玉米"是同一个词，这是因为鸡眼通常的大小、颜色和形状都很像玉米粒。鸡眼和茧之间并没有明确的分界线，但大体来说，茧是坚硬皮肤上扁平的片状物，而鸡眼则是坚硬皮肤上凸起的斑块，有时候也会在柔软的皮肤上出现。

鸡眼无论是硬是软，本质上都是同一种现象。但硬鸡眼出现在干燥、平坦的皮肤上，而软鸡眼则出现在潮湿、多褶的区域，如脚趾之间。茧可以出现在体表任何部位，而鸡眼往往只会长在脚趾和手指上。

茧和鸡眼都可以通过摩擦去除，而先用温水进行软化后更容易去除。鸡眼也可以用鸡眼膏药来处理。这是一种贴在鸡眼上的小圆片，其毡垫中吸饱了水杨酸，对鸡眼具有缓冲作用，并能逐渐将其腐蚀。但是，如果造成鸡眼的根本原因没有得到解决，那么它们会再次形成。对于这一点，我的观点和当初争吵时不同，我觉得它们太过分了。

还有一些情况也会导致皮肤上出现惹人厌烦但基本无害的肿块。其中一种很常见的叫"毛发角化病"（keratosis pilaris），会影响大约 70% 的儿童和 40% 的成年人。这个名称的字面意思是"角质化的毛囊"，而这正是对其病理的恰当描述。在很多情况下，上臂和大腿上的毛囊会被角蛋白阻塞。角蛋白是一种结构蛋白，是我们的头发、指甲（以及犀牛的角）的主要成分，也能使皮肤的外层变硬。阻塞的结果是皮肤上会出现很小的、色泽浅淡的角质肿块，有点儿像鸡皮上的疙瘩——它们因此被称为"鸡皮疙瘩"。这些肿块摸起来感觉粗糙，而且不会自己消退，偶尔还会引发瘙痒。

鸡皮疙瘩来来去去，经常复发。有些人发现，它在温暖的天气中会得到缓解，这或许跟皮肤暴露在阳光下有些关系，或许与其无关——因为病因尚不明确。我的小儿子的上臂就有一块鸡皮。而根据他的说法，他吃面包后，这片鸡皮就会变得更严重。因此，我的大儿子会称其为"面包胳膊"来逗他生气，效果还不错。然而，鸡皮和吃面包之间似乎并没有得到证实的联系。事实上，鸡皮是如此普遍而无害，以至于很多人认为或许不该将其归类为皮肤病。

鸡皮的另一个称法是"毛发苔藓"。在这个语境中，"苔藓"并不是指生长在岩石和树木表面的真菌类生物入侵了人体，而是在形容那些小而硬的圆形斑块造成的皮肤状况。看起来是有点儿像地衣。

还有一种名为"扁平苔藓"的皮肤病。皮肤上会产生一层有光泽的、凸起的、紫红色的斑点，有时甚至会出现在口腔内部。这种斑点之间可能有细细的白线纵横交错，有时候还会伴随瘙痒，但没有其他危害。它们的病变原因尚不清楚，有可能是对某些物质产生的免疫反应。这种病在人群中的发病率最高不过 1%。通常情况下，斑点会在几个月之后自行消失。

麦粒肿、霰粒肿、睑缘炎和结膜炎

　　如果说长在鼻翼边缘的脓疱非常疼，那么长在眼睑边缘的脓疱绝对会让我们疼痛难忍。它们通常被称为"麦粒肿"（stye），学名为"睑腺炎"（hordeolum）。它们可以突然冒出，并带来一至两周的丑陋、肿胀和疼痛。它们通常看起来也有点儿像青春痘，顶部充满了脓，周围的皮肤变红、肿胀。这是因为无论从意图还是从目标来看，它们就是一种青春痘（见第61页）。麦粒肿和青春痘都是在皮脂腺受感染后产生的，通常都发生在毛囊之中。只不过对麦粒肿而言，这种毛囊是用来长睫毛的。麦粒肿生长的毛囊中用以分泌皮脂的腺体被称为"蔡司腺"，是以德国外科和眼科医生爱德华·蔡司（Eduard Zeis）的名字命名的。他也是"整形手术"一词的创造者。

　　这些腺体可能会被污垢或死皮阻塞，于是为细菌提供了一个吃自助餐的大好环境。这里的细菌大部分是令人讨厌的金黄色葡萄球菌，它们也是脓疱病的罪魁祸首。如果细菌占了上风，整个毛囊就会成为它们与人体免疫系统之间厮杀的战场。这场战斗会留给我们一个发炎、充满脓、惨不忍睹的毛囊。

　　除了这些位于眼睑外部（或蔡司腺）的麦粒肿之外，还有一类位于内部的麦粒肿。这些麦粒肿是眼睑内侧另一类腺体被感染而引起的。这种腺体叫"迈博姆腺"，也叫"睑板腺"，是用另一位德国外科医生约翰·海因里希·迈博姆（Johann Heinrich Meibom）的名字命名的。它可以分泌一种油性物质睑脂——这种物质的发音有些可笑，就是"迈博姆"——有助于防止眼睛表面干燥。睑板腺也可能会被阻塞和感染。上眼睑中腺体的数量是下眼睑中的两倍，因此，上眼睑内侧的麦粒肿比下眼睑内侧的要常见得多。

预防麦粒肿的最佳方法是保持眼睑卫生。每天早晨,用温暖、湿润的毛巾或棉签蘸上温水(别用肥皂!),轻轻地清洁眼睛边缘。这样就能清除掉眼睑上所有那些危险的小东西。而温水有助于将皮脂留在睫毛的毛囊中,从而减轻阻塞。另外,不要用没洗的手指去揉眼睛(好在现在大家都知道不该这么做了)。不过,做再多清洁也不能完全预防麦粒肿。所以,当你长了一个麦粒肿时,不必过于自责。

也不要挤破麦粒肿。像挤其他痘一样把脓疱挤破可能会让你如释重负,但医生强烈建议你不要这么做,因为具有传染性的脓会泄漏,流到其他的睫毛囊或睑板腺中,引起一系列连锁反应。一个麦粒肿就够倒霉了,如果两三个同时出现,别人就会觉得你太不小心了。此外,挤破脓疱还会带来更大的风险——眼球本身可能受到感染。医生的建议是,忍着吧。热敷和非甾体抗炎药(比如阿司匹林)可以缓解肿胀和疼痛。还要避免在眼部化妆,哪怕这种情况下你确实需要化妆品来遮掩。也不要戴隐形眼镜。麦粒肿通常会在一两周内自行消退。

巧的是,"stye"这个词虽然和"猪圈"(sty)拼写接近,却与其没有关系,而是来自古英语,意为"上升"。"hordeolum"在拉丁语里则是"大麦"的意思,多半是因为其形状和大小都像大麦粒。

有时候,眼睑内侧的麦粒肿还可能发展为霰粒肿(chalazion)——眼睑下出现的又大又硬的肿块,不过通常没有痛感。本质上说,这是一种由长期阻塞的睑板腺引发的超级麦粒肿,也被称为"睑板腺囊肿"。这里的肿块是凝结后的睑脂。因为腺体被阻塞,它们就被困在了睑板腺中。"chalazion"这个词源自古希腊语中的"冰雹",巧妙地描述了它们的大小(可大可小)和硬度(很硬)。

腺体并不总会被感染,所以有时候霰粒肿也可能不经过眼睑内侧麦粒肿的阶段,而是直接出现。它们甚至可能长到压迫眼球的大小,影响视觉。通常而言,它们会自行消退,但偶尔也需要医生将其切开并放出脓。

霰粒肿也经常是睑缘炎引起的并发症。睑缘炎是一种眼睑处发生的慢性炎症，可导致发红、瘙痒、疼痛、鳞屑和结痂。睑缘炎的病因包括细菌感染、湿疹（见第68页）、生活在睫毛囊中的微小而可怕的螨虫导致的感染（见第80页）以及过敏，还有睑板腺的部分阻塞。据眼镜验光师称，在前来验光的人中，有一半都有这种问题。而解决方法依然是保持良好的眼睑部卫生。

还有一种可能造成眼睛里黏糊糊的问题，就是结膜炎（conjunctivitis）。这是眼部各种炎症的通称，俗称"红眼病"，因为它会让眼球的白色部分（巩膜）变成红色。从病理上说，这是发生在覆盖巩膜、衬贴眼睑的一种组织——结膜处的炎症。除了让眼睛变成红色或粉红色之外，结膜炎还会让眼睛发痒、有砂粒感、流泪和分泌黏液。结膜炎通常是感染的结果，但也可能是过敏引起的。

感染性结膜炎通常是病毒性的，因此抗生素类的滴眼液无法将其清除，不过可能缓解砂粒感。冷敷眼部也有一定效果。

不过，做好预防总比事后治疗更好。因此，如果你想避免麦粒肿、霰粒肿、睑缘炎或结膜炎，答案都是要保持眼部清洁。就像一句双关语说的那样，"不要让你的眼睑真变成猪圈"。

眼皮跳动

在流行文化中，抽搐的眼睑通常是发狂的标志。想想电影《粉红豹》(*Pink Panther*)中的总探长德雷福斯吧，当他被笨蛋探员克鲁索的行径逼到忍无可忍时，他的眼皮就在疯狂地抽搐。但在现实生活中，眼皮跳动是完全没有象征意义的。大多数人的眼皮都会时不时地抽搐一番，突如其来，没有什么明确原因。在连跳一两天后，抽搐又会神秘地消失。

大多数眼睑抽搐的案例都属于一种被称为"肌纤维颤搐"(myokymia)的问题（这个词来自希腊语，意为"肌肉的波动"）。它指的是出于某种未知的原因，肌肉或肌肉群不由自主地颤抖的现象。这种情况通常表现为皮肤表面的波纹状颤动，但对眼睑来说，它看起来就是简单的抽搐，或者说眼皮跳动而已。发生抽搐的通常是下眼睑，但有时上眼睑也会遇到这种情况。抽搐的感觉对当事人来说非常强烈，会让他们以为自己的眼皮跳得像德雷福斯那样明显，但实际上其他人几乎注意不到这种现象。

医生们通常不会在意眼睑抽搐的问题，因为这种情况一般会自行消失，而且实际上是无法治疗的。不过，还有一种更严重的疾病"眼睑痉挛"(blepharospasm)。它的症状也是没有明显原因、发作缺乏规律的眼皮抽搐，但情况会逐渐加重。所以，如果你的眼皮频繁抽搐，程度还不断加深，或是眼皮抽搐的问题持续超过两周，那么你最好还是去检查一下。

普通的眼皮跳动有许多可能的原因，包括压力过大、焦虑、咖啡因摄入过量、酒精摄入过量、缺水和疲倦——换句话说，都是生活习惯上的问题。医生可能会建议你多休息、热敷眼睛，并建议你尽可能避免这些诱因。最重要的是，不要把眼皮跳动这件事时刻挂在心上，因为这会给你带来压力，让你感到疲倦，并驱使你喝下更多的咖啡或酒。

和大多数小毛病类似，眼皮跳动的现象也会自行消失。但是，这种跳动也可能持续——没错，它可以一直跳，甚至能跳满半个月，让你像德雷福斯一样发狂。

指甲问题

也许眼睛的确是心灵的窗户。然而，如果你想要一扇更有实际意义的窗户，不妨看看你脚趾和手指末端那些又大又硬的角蛋白硬板。许多疾病，无论是有害还是无害的，都可能让你手脚的指甲发生明显的变化。它们也许会改变形状或颜色，或是朝着错误的方向生长，有时甚至还会脱落。

就像人体的其他部位一样，指甲也很容易受伤、感染。指甲的解剖结构非常复杂，为损伤的发生和病原体的入侵提供了许多机会。一个特别精妙的区域是指甲褶皱（又称甲褶），即指甲边缘周围的皮肤。它们很容易被损坏或撕裂，从而导致倒刺，即一小块分叉但没有完全掉落的皮肤。这种倒刺很疼，也很容易被细菌感染，进而导致一种名为"甲沟炎"的令人相当痛苦的疾病。喜欢咬指甲的人就特别容易出现这种问题。

指甲也可能被真菌感染（见第 248 页）。有时候，给它们带来最大威胁的正是它们自己，因为它们会朝错误的方向生长，钻入甲褶，引发痛苦。脚指甲比手指甲更常出现向内生长的情况（见第 29 页），因为有时候脚趾会遇到不合脚的鞋的挤压。

指甲有时候也会变成黑色，这通常是遭遇重击的结果，比如被锤子砸到，或是被重物压到。这会使指甲下方的血管破裂，并导致甲下血肿（subungual hematoma），其本质就是瘀伤（"subungual"的意思是"指甲下方"，而"ungual"是一个动物学术语，意为"蹄子""爪子"或"指甲"）。这些瘀血带来的压力令人痛苦，只能通过钻开指甲放血的方式来缓解。而较轻的打击则可能导致更小、更长、更窄的瘀青，被称为"碎片形出血"。

血肿首先是深红色的，然后会变暗，成为黑色。它也可以像皮肤下的瘀伤那样经历从绿色到黄色再到琥珀色的颜色变化（见第96页）。如果损伤足够严重，整个指甲最终会枯萎并自行脱落，然后甲床上会重新长出一个替代品。指甲的生长非常缓慢，手指甲每天只能长大约0.1毫米，脚指甲每天只能长0.05毫米。所以，再生的新指甲长到旧指甲的长度大概需要半年时间，而对大脚趾的指甲来说，这个过程可能长达一年半之久。

指甲既可以保护娇嫩的指尖，又可以在手指接触某些物体时提供来自硬物的支撑作用，从而协助控制指尖进行各种精细动作。因此，半年没有指甲可不是什么好玩的事情。往墙上钉钉子的时候，请务必集中精神，不要手滑。

指甲变黑还可能是一种完全无害的情况——"黑甲"的结果。在这种情况下，一条或几条棕黑色的色素带会从甲床上慢慢长出来。黑甲可能发生在任何人身上，但在深色皮肤的人群中更常见。这是一种完全正常的情况。不过，如果黑甲在出现后几个月面积都没有扩大，那么你就该去看医生了。因为这种状况也可能是一种名为"甲下黑色素瘤"的罕见癌症的表现。

指甲下面也经常会出现小白点，被称为"白甲"。同样，这种情况一般是无害的，是由甲根的轻微损伤引起的。所谓甲根是位于皮肤下、萌生新指甲的部分。指甲上也经常出现条状隆起，而这通常也是无害的。水平的隆起被称为"博氏线"（Beau's line），来自一个姓"博"的法国医生。他在1846年首次描述了这种现象，以这种毫不起眼的方式在医学史上留下了名字。这种线条往往是疾病、受伤或营养不良导致指甲生长减缓而留下的痕迹。不过，当它们悄悄出现在角质层下时，不管是什么原因导致了它们，那都已经是过去式了。垂直的隆起也很常见，而它们几乎也都是无害的，是年龄增长的结果：随着时间的流逝，你的指甲也会像皮肤一样起皱纹。如果这些线条让你心烦，拿砂纸磨平它们就好。

不过，指甲上的一些特殊的变化可能需要引起你的额外关注。"米尔克线"

（Muehrcke's line）的名字来源于一位美国医生罗伯特·C. 米尔克（Robert C. Muehrcke），是水平穿过指甲的一条或几条浅粉色带。其形状会让人联想起那种红白双色交替排列的横条球衣（英国维冈勇士橄榄球联盟俱乐部的队服就是这样的）。米尔克线可能是低白蛋白血症——一种由肝脏、肾脏或胃肠道疾病引起的蛋白质缺乏症的表现之一。而"米氏线"（Mees' line）则是以一位荷兰医生 R. A. 米斯（R. A. Mees）的名字命名的。米氏线与米尔克线外观相似，但暗示了存在重金属中毒或肾脏疾病。如果你想区分米氏线和米尔克线，可以采用一个很简单的方法：米尔克线只会出现在大拇指以外的手指甲上，而米氏线可能出现在拇指的指甲以及脚指甲上。

其他一些指甲变色、变形的情况可能是各种疾病的报警信号。指甲变脆或容易磨损可能是因为缺乏维生素或矿物质，或是甲状腺问题或肾脏疾病引发的；指甲变得非常厚或非常红则说明心脏可能存在问题；甲床呈黄色可能是糖尿病或肝脏疾病的征兆；指甲翘起，即指甲从甲床上分离则可能意味着感染，也可能仅仅是因为你太热衷于美甲了；指甲在剪下后颜色变淡，有时甚至变为绿色，则说明指甲可能存在感染；指甲在指尖处下扣（杵状指）或上翘（勺状指）则表明营养不良，或是肾脏、肝脏有问题，也有可能是因为某些心血管疾病。

我猜，此刻你已经开始观察自己的指甲了。

冻　疮

我已故的亲爱的祖母，是"行走促进健康"理念的忠实粉丝。这通常意味着，她会拖着我和我姐姐在寒冷的日子里徒步穿越兰开夏郡的一些荒无人烟的原野。当我们回到家时，她会因为我们把冻僵的手脚靠近炉子取暖而训斥我们。

"你们这样会生冻疮（chilblain）的。"她总是这么说。

"什么是冻疮？"我们问。

"就是你们的手脚离炉子太近以后会长的东西。"

我从来没弄明白"冻疮"是什么，而我认为我祖母实际上也并不清楚。于是，在我心里，它成了维多利亚时代的贫民窟中的某种被遗忘的疾病。甚至它的名称（"chill"和"blain"的组合，前者代表"严寒"，后者在古英语中则意为"疼痛"）也有一股老古董的味道。当我读《简·爱》（*Jane Eyre*）的时候，这种怀疑得到了证实：冬天，简·爱待在那个可怕的孤儿学校里，就遭受了这种痛苦。"我们的衣服不够厚实，不足以保护我们免受苦寒的侵害。我们没有靴子穿。雪花落入我们的鞋，并在里面融化。我们没有手套，手上到处都是冻疮。我们的脚上也是如此。"

但是，我无视了祖母的警告，叛逆地在炉子上烘手。无论冻疮是什么东西，我都不会得的。

若干年后，我的祖母去世了，而她的警告也在我的记忆中淡去。后来，我读到了一份记录新冠肺炎的罕见症状的报告。有医生报告说，有患者抱怨脚趾、脚踝和脚掌感到疼痛和肿胀。而皮肤科医生对他们进行检查后做出了令人惊讶的诊断：冻疮。

如今，我终于承认冻疮的存在了。我同样也明白了为什么尽管我曾不计后果地烤火，我却从未中招。有些人就是容易患冻疮，而有些人不容易。我猜，可能我就属于幸运的后者。

事实证明，我祖母的建议——不要把手放到离火太近的地方——也是正确的。冻疮正是手指、脚趾、耳垂和鼻子等肢端在受冻后又快速变暖而引发的。当我们感到寒冷时，血液就会从这些区域周边抽离，以防冰冷的血液流回重要的内脏器官：身体认为，为了更大的利益，这些位于肢端的器官是值得被牺牲的。

一种被称为"毛细血管"的微小血管完成了血液的封闭过程。当你进入非常寒冷的环境时，你的手指和脚趾会变得非常苍白，甚至变蓝，其原因就是这种暂时性的失血。它们还会变得麻木，这是缺氧导致的感觉神经停摆引起的。

有些人很容易出现所谓的"死指"现象，即在短暂地进入寒冷环境后，整根手指甚至整个手掌都变成幽灵般的蜡白色。即使是从冰箱里拿东西的行为也可能引发这种状况。这种疾病被称为"雷诺综合征"（Raynaud's syndrome），在人群中的发病率大约有 5%。这种情况通常是无害的，但也可能是严重的潜在疾病，比如动脉粥样硬化和类风湿关节炎的征兆。和前文中其他情况一样，如果这个问题很严重或是加重了，就去看医生吧。时间长、程度严重的发作可能导致组织坏死和坏疽形成的可怕后果。

这种综合征是以一名 28 岁的法国医学生莫里斯·雷诺（Maurice Raynaud）的名字命名的。1862 年，他在自己的博士论文中描述了这种疾病。雷诺观察发现，这个过程的特点是手指的一系列颜色变化：从粉红色到白色（别忘了，他的所有患者都是白种人），从白色到蓝色，从蓝色再到红色。第一次变色是血液从肢体中抽离导致的；第二次变色的原因是血液回流，但被缺氧的细胞贪婪地夺取了氧气，于是红色的血红蛋白变成了蓝色的脱氧血红蛋白；第三次变色则源于血流量短暂增加以补偿这段时间的缺氧的现象，被称为"反应性充血"。这个过程常常伴随着刺痛和疼痛，而这是毛细血管快速重新打开、感觉神经恢复工作造成的。

而这个过程也正是冻疮发生的原因。如果毛细血管重新打开的速度过快，比如当你在火炉边烘烤冻僵的手指时，涌上来的血液就会损伤毛细血管，导致暂时性的肿胀、发红、疼痛、瘙痒和灼热感。冻疮往往会自行消退，也可以通过做好保暖工作这种简单的方式预防。退一万步说，只要不急着为冻僵的肢体取暖，你都能避免患上冻疮。至于为什么新冠肺炎也会造成这样的伤害，目前仍是一个未解之谜。

不难理解的是，患有雷诺综合征的人同样也容易出现冻疮。

莫里斯·雷诺对这种新疾病的描述让他获得了博士学位。这项发现看起来将成为一段辉煌的职业生涯的开端。然而，这个开端实际上就是他一生的巅峰了。他在巴黎的多家医院工作过，但从未被委以重任，并在年仅 46 岁时去世，甚至没能亲眼看到自己的高光时刻：直到 19 世纪 90 年代，"雷诺综合征"这个名称才被纳入医学文献。

烧伤和烫伤

我时不时就能看到我妻子用保鲜膜裹起手指，站在厨房里的洗手池边用冷水冲它。毫无疑问，这个动作表明她的手在做饭或泡茶时被烧或烫到了。她的手指最终看起来像一具保鲜膜包裹的木乃伊，并将这样持续数天。她说，这有助于伤口愈合。但她最多只说对了一半。

烧伤（burn）和烫伤（scald）被统称为"热损伤"，是我们对皮肤造成伤害的最无趣却也最痛苦的方式之一。在这个过程中，热量只是简单地烹熟了组织，然后组织会缓慢地进行自我修复，其方式和割伤、擦伤（见第 83 页）之后一样。

热量烹熟组织的方式因热源而异。我们的身体组织可能被火烤，被炙烤，被焙烧，被煮，被蒸，甚至被油炸。我有一次不小心把滚烫的食用油溅到了食指关节上。我可以告诉你，被"嫩煎"的手指疼得要命，而且闻起来就像煎过的培根一样。我没有去吮吸手指，因为我是素食主义者，而且绝不是食人族。

烧伤或烫伤的程度取决于皮肤受损的深度，而深度则是由热源的温度以及皮肤和热源接触时间长短决定的。一度烧伤/烫伤指仅有表皮层受损的情况。表皮层是皮肤的外层，是由已经死亡的细胞组成的。你会感觉疼痛，但皮肤不会起泡。只要保持干燥，这种程度的损伤会在短短 5 天时间内愈合。通常来说，一度烧伤/烫伤不需要就医，除非伤处发生了感染。

而伤及真皮（表皮下由活细胞组成的皮肤层）的烧伤或烫伤就会被归为二度，它还可以被进一步分为浅二度和深二度。浅二度烧伤烫伤的症状包括皮肤发红、出现水疱、伤口有分泌物且非常疼痛。浅二度烧伤烫伤需要 2 至 3 周才能愈合，但通常家中的简易急救箱就能处理。

而深二度烧伤烫伤则呈黄色或白色，伤口干燥且没有水疱。有些矛盾的是，这时疼痛反而较轻，因为感觉神经已经被破坏。深二度烧伤烫伤需要专科医师的治疗，而有些深度烧伤烫伤必须接受皮肤移植才能愈合。

至于三度和四度烧伤烫伤……你不会想知道具体细节的。

哪怕是短暂接触火焰、热锅、滚油、蒸汽或沸水，你的皮肤都会受到伤害。然而，相对低的温度实际上也可能造成伤害。《国际管道规范》（International Plumbing Code，条目为501.6，如果你想去查一下的话）规定，家庭用热水器提供的热水的最高温度不能超过60℃。只要和60℃的水接触达到3秒钟，你就会被烫伤。而50℃的水在接触一两分钟后也会让你烫伤。相比之下，洗澡水的温度一般在40℃左右，而熔化蜡烛则需要50℃。

烧伤也可能是接触非常冷的物体，比如冰块或寒冷的金属引起的。这些物体可以让皮肤细胞内的水分冻结，形成冰晶，对人体组织造成损伤。被寒冷物体灼伤的伤口通常会变成白色，在变暖后也不会感到刺痛；严重的寒冷物体灼伤同样可以穿过表皮冻伤真皮并产生水疱，就像热损伤一样。嘴和舌头特别容易受到这类影响，因为它们常常会接触冰的立方体或冰棒。"冰棒会把舌头冻住"可不是都市传说。一根寒冷、结冰的棍状物足以冻住舌头上接触它的那一层唾液。如果遇到这种情况，最好的解决方法是用舌头的暖意慢慢融化唾液结的冰，而不是把舌头硬拽下来，因为这样做可能撕掉舌头的表皮，在物理损伤之上增加一种耻辱感。反正，在冬天，一定要抗拒舔金属杆的诱惑。

蒸汽造成的烫伤通常比沸水造成的烫伤更严重，其原因你应该在物理课上学过。尽管二者的温度都约为100℃（具体还要受海拔和水的纯净程度影响），但蒸汽还包含在物理学上被称为"凝结潜热作用"的额外杀伤力。这是因为到达沸点的水的分子需要吸收额外的能量才能跨越物态变化的界线，从液体变为气体。气态的水分子被统称为"水蒸气"，会携带着这种额外的能量在空气中游走。当水蒸气接触到温度较低的物体表面，比如人体的皮肤时，它就可能重新凝结，变回液态的水。此刻，这种潜热就会倾泻到与其接触的物体表面。每 1 千克水蒸气所含有的潜热高达 2250 千焦，而每 1 千克到达 100℃的液态水含有的热量是 420 千焦，显然比潜热少多了。所以，水蒸气比热水更容易烫伤皮肤。

在英语中，"烫伤"和"责骂"（scold）这两个词意义相近，但二者的起源完全不同。"烫伤"源于拉丁语中的"ex calidus"，意为"来自热"；"责骂"则源自古挪威语中的"skáld"，奇怪的是，意为"诗人"。

针对烧伤和烫伤，医生建议采用的急救方法是将受到伤害的区域放在冷水或温水下冲洗 20 分钟。请避免使用冰水或冰袋，因为它们会进一步损伤皮肤。冷水可以将余热从烧伤处带走，舒缓并清洁伤口。然后，用单层保鲜膜把伤口松散地包裹起来。这确实是正确做法。这种薄膜是无菌的，因此可以保护伤口免受感染；同时，它也是透明的，方便医生在不取下薄膜的情况下看清伤口的状态。但不要裹太紧，否则烧伤的区域可能会起泡甚至出现肿胀。

不过，保鲜膜毕竟是一种权宜之计。在伤口经过医生处理或你判断其问题不大、不需要医生处理之后，你就应该取下保鲜膜。在那之后，你能做的就只有等待了。伤口的正确包扎材料是较轻的纱布或轻便的敷料。和民间所谓的常识相反的事实是，把伤口暴露在空气中并不会让它更快愈合，愈合效果也不会更好。能防止伤口受感染的潮湿环境是烧伤愈合的理想条件。这就是为什么当我们的口腔被滚烫的食物或饮料烫伤后，这些位置的伤口总是愈合得飞快。

医生不建议对烫伤的伤口使用杀菌剂或其他软膏，除非伤口已经出现了感染的迹象，因为这些药物都会延缓伤口自行愈合的速度，并可能造成二次伤害。他们还强烈建议不要使用另一种民间土办法——抹黄油，因为没有任何证据可以证明黄油能舒缓疼痛或是促进伤口愈合。盖住伤口，服用止痛药，然后就让大自然去发挥它的力量吧。

扎　刺

在我 9 岁的那年，我父亲去加纳做了一些田野调查。他是一名生物学家，选择了一种蕨类植物作为主要研究对象，主要是因为它在世界各地都有生长，而他喜欢旅行，从中感受异国风情。在加纳工作时，他正好赶上当地军方发动的政变，被叛军以在军事基地附近观鸟的罪名用枪顶着脑袋逮捕了。还有一次，他误以为自己被一种致命的毒蛇加蓬噬蝰咬到，差点因此砍掉一根手指。然而，关于这次工作的全部经历之中，给他留下印象最深的，是他某次扎的一根讨厌的刺。

一天，在森林里工作时，他把手伸进了灌木丛中（在热带地区，这种做法的确是个"好主意"），于是一根藤条上锋利的尖刺在他拇指和食指之间的虎口上戳了一下。藤条随即断裂，在他的手上扎入了一大片带倒刺的木头。他用尽办法也没能把它取出来，只好把伤处包扎好，继续工作。他把那根刺带回了家，让它在他的手上待了几年。他甚至还让我和我姐姐摸过那个地方，感受那根刺。最终，他接受了手术，刺终于被去除了。

扎在肉中的刺的确会带来大麻烦。它们通常不过是些细小的木头、玻璃屑或其他材料，因为穿透了皮肤表皮，驻扎在表皮下的各皮层之中。然而，这些小东西给人体带来的疼痛感的严重程度远远超过了它们自身的重量。

皮肤科医生把这种刺进人体的碎屑分为两类：有机物和无机物。典型的木质碎片通常是因为赤脚走路或用手直接揉搓木头表面而刺入人体的。这就是一种有机物碎屑。这类碎屑还包括仙人掌刺、海胆刺（对此我父亲也有亲身经历，见第 273 页）和碎骨头。无机物碎屑则包括玻璃、塑料、玻璃纤维、金属和铅笔中的石墨碎片。不管这种分类是哪个大观察家提出的，他 / 她都应该拿一座诺贝尔"说废话奖"。

皮肤科医生还建议在扎刺后使用消过毒的针头和镊子尽快将其清除。依然是说了像没说一样。扎进肉里的刺通常并不危险。虽然较大的碎屑穿透人体重要器官的案例并非不存在，但这就引出了这么大的异物还能不能被称为"碎屑"的问题。不过，细小的刺可能将细菌或其他微小的异物引入伤口，从而引起痛苦的炎症反应。一根没能被及时取出的刺会被疼痛、发炎并充满脓的组织包围，因为人体的免疫系统会英勇顽强地战斗，努力消灭一块对它而言非常大的入侵异物。那些无法被取出的刺最终会通过皮肤脱落和更新的自然循环过程自行脱离皮肤。

出于某些显而易见的原因，手和脚上的刺是最常见的，但人体的其他任何地方都不是绝对安全的。关于这一点，只要问问我的小儿子就知道了：他曾在学校操场上沿着一根金属杆爬到顶，然后滑下来，结果在这个过程中身体某个脆弱的部位扎进了一片金属碎屑。那根出问题的金属杆之后被戏称为"阴囊杆"，那么我就不用具体描述他被刺的情形了吧。我认为，如果有"世界扎刺大赛"，我们一家子应该能获奖。

静脉曲张

我母亲总埋怨是我害她腿上出现了静脉曲张，我觉得这不太公平。她的抱怨是基于这样一个事实：她第一次出现静脉曲张，恰好是在怀我的时候。然而，首先，这是很久之前的事了；其次，这怎么也怪不到我头上。但考虑到怀孕的确是静脉曲张的公认诱因之一，我还是会不情愿地承担责任。妈妈，让你的静脉变得这么可怕，真对不起。

静脉曲张是静脉上出现的肿胀，通常还伴随着凸起，其外部颜色呈深蓝或紫色。这种现象经常出现在腿部和脚踝，但也可以在身体任何地方找到。（我的左臀上就有一个小斑块。我曾以为它是一块瘀伤，但它一直没有消失，天知道是怎么造成的。反正我觉得应该是我母亲的问题。）它们虽然很不雅观，但通常没有害处，不过有些案例会造成不适，需要接受治疗。

静脉曲张也可能发生在肛门内。谢天谢地，我没有这种问题。在这种情况下，它们被称为"痔"（piles，见第 210 页）。

从医学角度，静脉曲张可以被分为三类：典型的干状静脉曲张外观看起来厚而长，甚至接近肿块和球状；网状静脉曲张更薄、更平，会构成一个弯弯曲曲的网络，就像红温莎奶酪中的脉络一样；毛细血管扩张性静脉曲张表现为红色线状的静脉簇，面积相当小，通常出现在脸上。毛细血管扩张症（telangiectasia）一词由古希腊语中的"结束""血管"和"拉伸"三个词结合而成，因其外观类似蜘蛛网，也被称为"蜘蛛状血管病"。

上述三种类型的静脉曲张都是失控的静脉瓣造成的。静脉负责将脱氧的血液带回心脏，其血管内壁上的瓣膜会确保血液沿着正确的方向流动。静脉中的血压远低于动脉，因此血液往往会积聚于此，甚至可能回流，而这些瓣膜可以在血液流向失控时及时阻止。

如果你想亲眼看看静脉瓣是如何工作的，可以在你的前臂上找一根静脉试试。食指和中指按压这根血管，然后中指保持在原位，食指朝着肘部滑动和挤压，把大约 5 厘米长的一段血管中的血液挤空。如果你保持中指一直向下按压的状态，血管就不会再充血，因为静脉瓣在阻止血液回流。松开手指后，静脉才会被流向心脏的血液重新充满。

看看静脉曲张的表现，你就会明白这些瓣膜的价值了。当静脉瓣失效，血液就会积聚并回流，导致血管扩张或部分破裂。究竟是什么原因导致静脉瓣变弱或失效的，我们目前仍不清楚，但一些风险因素得到了广泛认可——年老、肥胖、怀孕或长时间站立的人群特别容易出现静脉曲张的问题。静脉曲张在一定程度上还会遗传，这就是我为什么觉得我臀部那块网状静脉曲张斑块是我母亲的错。

英语中的"静脉曲张"（varix；varicosity）和已经用惯的称法"密码"（PIN number）或"温德米尔湖"（Lake Windermere）一样，实际上是一个冗余的搭配。"Varicose"这个词来自拉丁语，本义就是"静脉扩张"，因此英语的使用者在说"静脉曲张"的时候，实际上在说"静脉出现了静脉扩张现象"。不过大家既然已经用惯了，就没有必要纠正了。

对静脉曲张而言，治疗往往是没有必要的。有些人腿部或脚踝的静脉曲张会出现疼痛、跳动、肿胀和瘙痒的症状，而这些情况通常可以用压缩袜来治疗，或是通过抬高腿部、平躺休息来缓解。不过，对某些病例而言，患者需要接受手术，将曲张的静脉破坏。手术原理通常是把一种膨胀性的泡沫物质注入那条静脉，导致其进一步膨胀并破裂。人体会重新组织起血液流动的通路，而那条被遗弃的静脉最终会枯萎并降解。如果这种手段还不起作用，最终的治疗手段就是结扎和剥离手术：在静脉上找到曲张的部分，在其两端进行捆绑（结扎），然后用镊子将其拔出（剥离）。

出于美观方面的原因，一些人会选择对静脉曲张进行手术治疗。妈妈，如果这本书获得了成功，我会把稿费拿去给你做手术的。

妊娠纹和橘皮组织

和怀孕有关的另一种皮肤问题是妊娠纹（stretch mark），学名是"膨胀纹"（striae distensae）。后者来自拉丁语，原意是"被拉长的条纹"。它的确是膨胀的结果：皮肤由于被快速拉伸而受到损伤，从而留下了疤痕。对这个问题，怀孕是最常见的原因，但身体组织快速生长的青少年和健美运动员也可能遇到这种问题。它们是无害的，通常也会随着时间的流逝而消退。

橘皮组织（cellulite）则主要在女性群体中出现。这是一种神秘的疾病，表现为臀部、大腿和腹部周围的皮肤形成了凹陷。它也被称为"橘皮纹"，其原因不明。不过皮下脂肪较多的皮肤上更容易出现这种凹陷。目前，针对橘皮组织，还没有疗效得到验证的治疗方法。它没有任何危害，只是比较难看罢了。不过，橘皮组织如此普遍，基本已经被视为正常现象了。[1]

---

[1] 然而，乳房周围的橘皮组织可能意味着肿瘤。请向医生咨询。——译者注

黑眼圈

曾几何时，人们认为睡眠不是因为怯懦，就是为了缓解眼中的血丝，而黑眼圈和肿眼泡不过是偶尔出现在年轻人身上的问题，和变老完全无关。那时，我妻子习惯在家中备上一种药膏，它声称可以让疲惫的眼睛变得像雏菊一样神采奕奕。然而，出于某些早已不可考的原因，这种药膏在我家被称为"肿眼泡药膏"。有一次，我岳母需要用到它，于是她跑去化妆品店，让店员给她找一支"肿眼泡药膏"。我们经常用这件事取笑她。

我不确定这种药膏是否有效，但我们对它始终是有需求的。在经历了一个辗转反侧的不眠之夜后，谁不会去照照镜子，然后被镜中看向自己的那双眼睛吓到呢？

黑眼圈（dark circle）这种熬夜或纵欲的风向标实际上一直存在，只不过大部分时间不明显罢了。双眼充血的现象是角膜血管扩张引起的，通常是因为眼睛没有闭合足够长的时间——换句话说，就是眼睛睁得太久了——并会引发轻微的炎症。我们眼中一直有血管，但只要没扩张，血管就不会被注意到。

黑眼圈的产生机制同上。眼睛周围的皮肤又薄又嫩。一些因素，比如疲倦和宿醉，会让它变得暗淡，让它变得比平时稍微透明一些。而黑眼圈的深色是暴露出的血管和皮下组织。远离酒精和足够的睡眠就能将其赶走。但如果做不到这一点，那就化妆吧。我们也会在下文看到，用黄瓜和茶包敷眼并不是完全无效的。

眼袋不仅是疲倦和忙碌的结果，也有懒惰的原因。这种现象是眼睛周围组织中的液体聚集后引起的，术语为"眶周水肿"，而其最简单的原因不过是体液在水平躺卧状态下的重新分布。这就是为什么眼睛通常在醒来时容易浮肿，尤其是在经过比一般时间更长的睡眠后。

而睡眠不足也会造成这样的结果，只不过机制不同。睡眠不足的状况会破坏原本由肾脏控制的微妙的体液平衡系统，从而导致体液潴留。一些液体最终会进入眼睛下方，并导致组织发生肿胀。而盐分过多则是体液潴留的另一个原因。尽管酒精会导致脱水，但它仍然会使眼睛浮肿，因为宿醉会扰乱睡眠节奏。而当眼睛周围的组织浮肿之后，眼睛下方的阴影就会让黑眼圈看起来颜色更深。

同样，眼睛浮肿的问题通常也会在一夜好眠之后自行消失，但如果你需要快速起效的补救措施，用包裹在绒布里的冰块冰敷眼眶是有一定效果的。将冷黄瓜片或用过的茶包（请先将它放凉）敷在眼窝处，效果也与冰敷类似。"肿眼泡药膏"的作用也不过是冷敷而已，而关于它的其他功效，不存在任何可靠的科学证据。很多人相信，黄瓜含有的维生素和各种营养物质可以被眼睛周围的皮肤吸收，使其恢复活力——这不过是一厢情愿的幻觉罢了。

黑眼圈和眼部浮肿也可能是贫血和过敏等潜在疾病引起的，但通常是不需要担心的。衰老也会使其加剧，因为皮肤会逐渐失去弹性，也就更容易下垂。

人类对同类的外观，尤其是面部，有很好的适应能力。我们的大脑里有一个被称为"梭状回面孔区"的区域，其唯一功能就是识别和解读其他人的面部特征。研究表明，我们能够迅速、轻松地从别人脸上发现睡眠不足的迹象，主要是靠眼睛判断的。这可能会造成某些后果：在职场上，上司可能会对看起来疲倦的员工感到不满；在婚恋市场上，外表疲倦的人也会被认为不如精神饱满的人有魅力。而整容手术的主要目标之一就是减轻面部的这种疲倦感。不过，为了这个目的去做手术可有点儿激进了，比涂"肿眼泡药膏"厉害多了。

脸色苍白

"你这脸色惨白的狗头！你从哪儿得来这么一副呆鹅的蠢相？"当麦克白——莎士比亚笔下这个篡夺了王位的苏格兰君主在越来越无望的境地中陷入惊恐时，一名仆人面无血色、失魂落魄地冲进来告诉他，一支由上万名士兵组成的军队正在准备向他们发动进攻，于是，麦克白对他极尽嘲讽。"去刺破你自己的脸，把你那吓得毫无血色的两颊染一染红吧，你这鼠胆的小子。什么兵，蠢材？该死的东西！瞧你吓得脸像白布一般。什么兵，不中用的奴才？"

莎士比亚知道，苍白的皮肤是对内心极度恐惧的映射。不过，其他许多令人不快的状况也会导致面色惨白。这些状况有轻有重，包括情绪创伤、感染、睡眠不足、恶心、营养不良、贫血（anaemia）和低血糖。

在这些状况背后的潜在问题总是相同的：流向皮肤的含氧血液减少了，要么是因为含氧的血液本身供应不足，要么是其他地方此刻更需要它。

麦克白的这个不幸的仆人既担心自己的性命，又害怕残暴的主人，所以他的身体发动了"或战或逃反应"。这个反应的效果之一便是将血液从外周区域抽取到此时可能要用到的肌肉中去。因此，他的脸色就像奶油、乳清或白布一样惨白了。

在受到极端威胁的情况下，这种惨白的脸色还可能变成病态的绿色。这是因为当氧合作用进一步下降后，皮肤下的毛细血管中的血液呈现的主要颜色是脱氧血红蛋白的蓝色，而这种蓝色透过淡黄色的皮肤后就融合成了绿色。比如，极度的恶心会触发身体的"或战或逃反应"，同时又会让呼吸变得浅而急促，因为身体此刻正集中资源，准备发动一次呕吐（见第 189 页）。

低血糖同样可以让我们脸色惨白。这是因为身体判断外周区域是可以为更大的利益而牺牲的，而内脏器官太过重要、不能停摆，因此它会从前者的区域抽取血液，送向后者。不过，睡眠不足也会让我们脸色苍白的原因，至今仍然是一个未解之谜。

面色苍白还有一个可能的原因：贫血，也就是红细胞的数量下降，或血红蛋白的总量下降。贫血有很多原因，其中一些是非常严重的。因此，如果面色苍白持续数天，还伴有疲劳感，那就去看医生吧。

鸡皮疙瘩是"或战或逃反应"的另一个经典元素，尽管它并没有多大用处。毛囊中有一种叫"立毛肌"的微小的肌肉，将毛发的根部连接到皮肤上。当这些肌肉因为寒冷或情绪唤起等情况而不由自主地收缩时，它们就会让毛发直直竖起。这种反射被称为"立毛"，或"毛发竖立"（horripilation）。这个词来自拉丁语中表示毛发竖起的动词，也是"恐怖"（horror）一词的来源。

鸡皮疙瘩是一种退化反射。这种现象一来能让我们毛茸茸的祖先的体形看起来比实际更大、更可怕，比如猫在受惊时就会用炸毛的方式威吓敌人；二来还能让毛发更有效地抵御寒冷。今天，这两个作用都不再有实际意义了。不过，有些人能自主控制鸡皮疙瘩产生。我们还不清楚他们是如何控制这种非自主反射的，好在应该没有谁希望掌握这种技能。

腋臭和脚臭

在我撰写这本书的过程中，除了我最亲近的家人和朋友以外，其他人都不知道书名和内容是什么。我会时不时地告诉别人："我把你也写进书里咯！"他们通常会感到自豪，同时也非常好奇。而我躺在床上时总会想，他们一旦发现我是在介绍痔疮、阴虱（crab）以及对唇膏的奇怪信念时拿他们举例的，会有什么反应呢？

对我和他们自己都堪称幸运的是，我所有的朋友和家人都有着无可挑剔的个人卫生习惯。因此，在腋臭和脚臭这一节，我不会让任何人成为羞耻的例子，哪怕是匿名的——可能除了我自己。

每个人都有体味。无论你是否愿意有体味，它都是你作为人类的一个正常而不可避免的结果。这是因为每个人的皮肤都会产生分泌物。同时，每个人从头到脚的皮肤都遍布着细菌和其他微生物，而这些细菌和微生物喜欢吃皮肤上的分泌物，然后排出废弃物。这并不意味着体味总是令人不快。每个人都有自己独特的体味，有些人的体味比其他人更甜。体味的好坏是闻者的鼻子决定的：有些人的体味对你来说可能非常难闻，但对我来说还不错。

仅仅是出于这个原因，我也认为不应该再把"体味"当成一个贬义词。体味成为贬义词的现象应该被归咎于一向需要承担社会责任的广告业。这个行业在20世纪20年代提出了一种观点：利用人们的不安全感去推销产品，甚至可以为了这个目标人为制造不安全感。表示腋臭的缩略词"B. O."首次出现在1919年的一则除臭剂广告中。很狡猾的一点是，这则广告并没有表明"O"在这里代表什么，只是敦促女性去接受"腋下气味测试"，看看自己是否存在这种问题。

在 1936 年的小说《让叶兰继续飘扬》(*Keep the Aspidistra Flying*)中，英国作家乔治·奥威尔(George Orwell)用讽刺的笔调讲述了一个反英雄式的主角、广告文案写手戈登·康斯托克是如何创造出"Pedic Perspiration"一词来利用人们对脚底出汗的焦虑赚钱的。"一旦你知道了它们代表什么，你看到'P. P.'这两个字母时就不可能不感受到内疚和震颤。"

体味会受到诸多因素的影响，但到目前为止最重要的因素，是微生物对隐藏在毛囊内的一类特化腺体（被称为"顶泌汗腺"）的分泌物产生的作用。顶泌汗腺是经过改良的汗腺，与主要产生盐水来帮助身体散热的常规汗腺不同，它们可以分泌出一种由油脂、蛋白质、碳水化合物和类固醇组成的浑浊的混合液体。这种液体会和毛囊中的皮脂腺分泌的另一种油性物质混合，然后渗透到皮肤之上。对那些饥饿的细菌而言，这就像一个免费的奶昔喷泉。

常规的汗腺（外泌汗腺）分布于全身各处，而顶泌汗腺则集中于某些特定区域：腋窝、生殖器、肚脐、耳道、眼睑、乳头、鼻孔和会阴处。是的，这些区域无疑和性行为有关。

顶泌汗腺分泌出的液体一开始是没有气味的。但当细菌开始工作以后，它们就会将其转化为各种有机废弃物分子的混合物，并使其带上刺鼻的气味。这些气味闻起来就像奶酪味、洋葱味、花香味、醋味和腐臭味的混合。它们并不一定很难闻，特别是在皮肤上和人体活动产生的其他气味混合后。就像可以通过增添一丝猫尿或狗尿味来让某些上好的葡萄酒的气味更上一层楼，或是可以用从鲸鱼粪便中提取的龙涎香来制造香水一样，这些表面上似乎恶臭熏天的化合物却可能具有奇怪的吸引力。不可否认的是，一定浓度的体味可能的确很性感，但这是有限制条件的。如果做不到定期清洗衣服和皮肤，气味就会变浓，达到极度刺鼻、令人无法忍受的程度。

基因、皮肤上的微生物群落构成和饮食习惯会让某些人更快达到这个令人不悦的阈值。男性有更多的顶泌汗腺，因此体味问题往往比女性更严重。但只要不进行清洁工作，我们每个人迟早都会发臭的。

想去除不良的体味，你只需要肥皂和水，就是这么简单。清洗可以去除难闻的物质，也能冲掉一部分会产生异味的细菌。而在腋下使用某些化学物质也有助于解决问题。止汗剂可以封住顶泌汗腺一段时间（目前还没有证据表明这种行为有害），而除臭剂可以掩盖难闻的气味。

和体臭相关的另一个问题是：你能发现自己有体臭吗？或者换一个更残酷的说法，为什么有体臭的人发现不了这个问题呢？答案是：我们可以在一定程度上闻到自己身上的气味，但就像对待所有难闻的气味一样，我们最终会习惯自己的体臭，包括腋臭。有一个从香水行业中借鉴的技巧可以帮你发现自己腋下的气味：在闻自己腋下之前，先去嗅一嗅咖啡豆。这就等于重置了你的嗅觉，刷新了已形成的习惯，让你的嗅觉恢复正常功能。

在洗澡依然是一种偶尔进行的奢侈活动，而人们不到春暖花开就不会脱下层层衣服清洗的时代，为什么人们可以忍受彼此的气味如此之久，甚至还可以亲密接触，生出下一代臭烘烘的小怪物？这个问题的答案依然是：习惯。

正如奥威尔预测的那样，脚臭和腋臭一样，都会带来社交上的耻辱。脚臭问题的学名是"bromodosis"，和腋臭的原因是一样的：细菌在汗水中胡吃海塞。对脚而言，还有一个额外的问题，那就是死皮。这个菜单上的额外选项吸引了一类被称为"短杆菌"的细菌。它们会吃掉死皮，并排出一种无色但气味堪称强烈的含硫气体——甲硫醇。我将在下文谈到气胀（flatulence）的时候更详细地介绍这种恶魔般的化合物，但现在至少可以说的是，它们真是臭出天际。许多以气味浓烈为卖点的奶酪也会散发这种物质，包括"臭名昭著"的林堡奶酪。

而应对之道依然很简单：保持个人卫生和通风。我提出了一个论断：这次新冠肺炎大流行会让人类的沉疴之一——脚臭问题迎刃而解，当然，腋臭也可能不再成为问题。毕竟，在家办公不需要穿鞋，也不需要洗澡。

还有一种问题被称为"窝状角质松解症"。谢天谢地，它主要发生在脚上，并为脚部的臭味带去了新的维度。你绝对不会，我得重复一遍，绝对不会希望它出现在你的腋下。这是一种细菌感染。细菌会钻入脚底的皮肤，使其变得坑坑洼洼，又像海绵一样多孔和疏松，外表看起来和松饼或苏格兰煎饼没什么不同，而对喜欢异国情调的读者来说可能像海绵状的埃塞俄比亚传统主食"英吉拉"——我看到有人形容说，它的外形和味道都像发霉的绷带。导致这种状况的细菌还会放出含硫的气体，我可以告诉你，那种气味才是它的撒手锏。多年来，我一直患有窝状角质松解症，但我以为那是某种形式的足癣，因此没有采取什么应对措施。我经常会用杀菌肥皂和毛刷来擦洗双脚，但它们依然很容易变得像林堡奶酪一样。

我真诚地希望，当我的家人和朋友们看到本书后来找我讨公道时，我的这种自黑行为能让他们解解气。

第三部分

耳、鼻、喉

在过去人们必须亲身前往公司坐班的时候，我在去往《新科学人》总部的通勤路线上总会经过伦敦的各大知名医疗机构：大奥蒙德街儿童医院（Great Ormond Street Hospital）、神经病学研究所（Institute of Neurology）、英国医学会（British Medical Association）、英国国立神经病学和神经外科医院（National Hospital for Neurology and Neurosurgery）以及伊斯特曼牙科研究所（Eastman Dental Institute）。当然，在格雷因路的更远处，还有皇家国立耳鼻喉医院（Royal National Throat, Nose and Ear Hospital）。我一直认为，耳鼻喉科是医学界上的一潭死水。耳朵、鼻子和喉咙？肯定不是什么尖端领域。

而在撰写本书的过程中，我的看法完全改变了。现在，我对耳鼻喉科医生怀抱着最高层次的尊重。头颅的下半部分是人体中一个神奇、复杂而精妙的部分：这是一个由许多管道和腔体相互连接而成的迷宫，里面包括袖珍的骨头、复杂的表面、脆弱的肌肉、重要的免疫系统器官，以及一片设计精巧的褶皱区域。

神经科医生常常被视为医学界中具有独特魅力的英雄人物，但我认为另一个科室的医生应该得到至少同等的赞誉，他们就是耳鼻喉科医生。他们是一群无名英雄，保护着人体一些最神奇的器官——我们的耳朵、鼻子和喉咙。

耳　垢

发生在耳道里的问题就像互联网上的各类陷阱一样层出不穷，让人无计可施。在写本章之前，我花了比预期中更多的时间在视频网站上观看了去除耳垢（earwax）的视频。没错，是很恶心，但又会让人感觉非常非常爽。令我感到惊讶的是，一个耳孔里居然可以积累那么多耳垢。不看不知道，原来"简直可以在耳朵里种土豆了"这种说法这么贴切。

耳垢是人体几种很有趣的分泌物之一，不过它并不利于马铃薯生长。耳垢学名叫"耵聍"，由脂肪、酒精、胆固醇混合了死皮、污垢、汗水和微生物等异物而成，黏稠而又难闻。每个人都会产生耳垢，不过有些人的耳垢比其他人的多。坦率地说，为了摆脱它的困扰，我们做了很多毫无意义——实际上甚至有害的努力。

人类的耳道之所以会制造这些蜡状物质，当然是有原因的。从本质上说，耳垢是一种应对昆虫、细菌、真菌和其他潜在入侵者的防御措施。这些入侵者会因为气味而却步，或是在闯入时陷入黏稠的蜡状物中。耳垢还能通过一种类似传送带的机制保持耳道的清洁：在下颌运动的帮助下，新分泌出的耳垢（来自分布于全身的皮脂腺和专门的耵聍腺）会将陈旧的蜡状物推向外面。它还能保持耳道内部的皮肤湿润、柔韧。

人类的耳垢有两种基本类型：干的和湿的。大多数有非洲和欧洲血统的人的耳垢都是湿的，质地柔软、湿润、黏稠，颜色从深棕色到亮橙色再到浅黄色不等。大多数东亚和美洲土著人的后裔则有干燥的耳垢，呈片状，质地较硬，颜色为灰色。

二者的差异是由一个单独的基因控制的。该基因也和出汗有关，因此耳垢干的人和耳垢湿的人相比汗腺要少得多，出汗量也少得多。为什么这种基因变异如今依然存在？原因还不清楚。或许在某些气候条件下，这种基因差异对人是有利的。耳垢上的差异是遗传变异的副产品，因为耵聍腺实际上就是一种经过改良的汗腺而已。

耳朵通常会进行自净。但有时，这种蜡状物的分泌速度超过了自净速度，就会导致耳道堵塞。这种情况可能导致渐进性耳聋（它的进展通常相当缓慢，以至于我们注意不到这个过程）、耳痛、头晕、瘙痒和耳鸣（tinnitus，见第142页）。

很多因素都会加速耳垢的产生或积累，使其达到"能种土豆"的厚度。有些人耳垢多是基因决定的，而有些人则是因为耳道过度狭窄或绒毛过多，妨碍了耳垢脱落。老年人的耳垢会比年轻人的硬。此外，身体发热和出汗都会促进耳垢分泌，这就是为什么耳垢在剧烈运动或晚上外出寻欢作乐之后会猛增。

在这种时候，你可能会忍不住在耳道中插进一根棉签，尽情拨弄一番，但这并不是一个好主意。此举通常会适得其反，将耳垢推入耳道更深处，就像摆弄老式枪械时要把火药捅进枪口一样。就算你成功掏空了耳朵，耳中的腺体也会通过加速分泌耳垢来弥补缺失。

而想要清除耳垢，最简单的方案是把两三滴橄榄油或杏仁油滴进耳道中，润湿此前被压实的阻塞物，使其松脱并最终在重力的作用下滑出耳道。曾几何时，在英国人还没有像他们的邻居一样意识到食物是值得享受的而不是必须忍受的之前，英国国内唯一买得到橄榄油的地方就是药房。而今天，化学家们仍然在生产和出售可以溶解耳垢的液体，它们的原理其实和橄榄油是一样的。如果上述努力都以失败而告终，那么你可能需要去找专业人士帮忙了。这种专业做法曾经被称为"给耳朵打针"，因为医生会用一个巨大的金属注射器把温水喷进耳中，之后再将其吸出。如今，他们开始用自动灌注机了。

而所谓耳烛，则是把一根用棉或麻纤维编织成的空心细管浸过蜡，然后插入耳中，将热蜡滴进去。这种做法不仅没有什么用，还可能导致伤害。大多数国家的卫生部门都建议你不要尝试这种行为。美国食品和药物管理局（Food and Drug Administration，FDA）劝你不要主动烫伤自己的耳朵。为什么会有人相信把更多蜡放进阻塞的耳朵里就能将其疏通？我实在无法理解。也许是因为耳垢太多，影响了他们的理解力吧。

微吸技术可能是可以依靠的最后一种手段了。清除耳垢的专业人员会使用一种被称为"耳镜"的仪器来窥探耳道，并使用非常精巧的工具对耳朵内部进行刮擦，再用镊子将耳垢夹出，或是通过负压将其吸出。有些时候，他们会把这个过程拍成视频，发到网站上。这句话提醒我了。我必须走了，还有些视频没看呢。

耳 痛

　　17 世纪的法国医生和解剖学家小让·里奥兰（Jean Riolan the Younger）在专业方面显然不是最出色的。尽管他是法国著名解剖学家老让·里奥兰的儿子，也是巴黎医学院的成员之一，但他对人类的生物学机制持有一些明显很奇怪的观点。他对英国医生威廉·哈维（William Harvey）发现的血液循环理论提出了异议，认为是血液的流动导致了心跳，而不是心跳引发了血液循环。他还认为，人类的血液每天只能返回心脏两三次。他否认当时刚发现的淋巴系统的存在（见第 229 页）。尽管如此，他在 1649 年的一个发现，值得一代代有听力障碍的孩子和后来的定格动画爱好者们对他表示感激。

　　这件事的发生带有典型的里奥兰风格：他是因为在一次常规操作中搞砸了才有了这次发现的。当时，他在用挖耳勺清理某位患者的耳道，却不小心弄穿了他的鼓膜。这名患者立即报告说，他的听力变好了！据事后推测，该患者的问题可能是积累了太多耳垢。鼓膜切开术就此诞生。

　　如今，在鼓膜上穿孔的方式通常被用于治疗咽鼓管阻塞（即"胶耳"），这是一种常见的儿童疾病。其表现是，在患儿的中耳，也就是鼓膜和装满精密听觉设备的内耳之间的空回音室里，充满了液体。它的确切病因仍然不明。可能是用来平衡鼓膜两侧压强的咽鼓管出现了状况。如果某种原因导致咽鼓管阻塞，则中耳内压强下降，会导致液体从周围组织涌入中耳，以平衡压强差。随着时间的流逝，这些液体会变成稠而厚的胶状物质，粘在一边或两边的耳道上，这通常会对听力产生严重的负面影响。它经常引起耳鸣（见第 142 页），也会导致疼痛。

咽鼓管阻塞症在临床中常被称为"分泌性中耳炎",而这只是一种表示中耳内发生感染并有液体积聚的花哨说法。这种疾病在儿童中最为普遍,也许还因为他们往往拥有较大又很容易发炎的咽扁桃体,又称腺样体(adenoid,见第155页),可能成为咽鼓管阻塞的元凶。腺样体发炎和咽鼓管阻塞常常结伴出现,因此我们可以合理地推测,是其中一个导致了另一个。然而,当前的科学研究并没有找到二者间存在因果关系的可靠证明。因此,必然有其他影响因素存在。咽扁桃体会在儿童时期萎缩,或被外科医生切除,无论如何,它们都会在成年后完全消失,但成年人同样可能出现咽鼓管阻塞。

咽鼓管阻塞通常可以在3个月内自愈,但慢性或复发性咽鼓管阻塞的患者则需要接受一个小手术。这种疾病引起的听力困难可能会成为真正的残疾,妨碍儿童的语言能力发展。因此,耳鼻喉科医生通常就会采用刺穿鼓膜的方法,这既可以让其中的液体慢慢渗出,又可以防止液体再次积聚。这个穿孔会在几周内自行愈合,因此医生通常会使用一个被称为"鼓膜造口插管"的小塑料管来使穿孔保持开放。这就是一个通气管。当然,医生要在局部或全身麻醉的情况下将这个通气管插入鼓膜的开孔中。它们会在开孔处停留大约一年时间,然后就会脱落。黏液在那之后可能再次积聚,于是就需要换新通气管了。

鼓膜又称"耳膜",是一层由结缔组织中的胶原蛋白组成的薄膜,上面覆盖着皮肤。它很可能因意外而穿孔。穿孔的常见原因是身体创伤,比如在挖耳朵时不小心戳得太深;也可能是鼓膜两边的两个耳室——外耳和中耳中的一个或两个发生了感染。

而压强的陡然变化也会使鼓膜过度伸展,因此可能导致其破裂。当飞机快速上升或下降时,或是人在水中深潜时,鼓膜就可能破裂。同时,来自爆炸等非常响亮的噪声的压力波,甚至只是用力擤鼻涕的动作,都有可能导致鼓膜破裂。鼓膜穿孔后,人可能会出现疼痛和听力减弱的情况,但它们通常也能自行愈合。如果没有自愈,那些以在鼓膜上开孔为生的耳鼻喉科医生当然也可以把它修补好。

压力的变化即便没到将鼓膜拉伸到破损的地步，也可能导致鼓膜疼痛。解决方案是做吞咽或咀嚼的动作，以将咽鼓管打开，平衡两个耳室的压力。当然，这个打开的动作有时也会自行发生，通常是在飞机逐渐攀升高度时。你会感到耳中有什么一跳，然后听到的声音突然恢复清晰。

发生在外耳和中耳的感染被称为"外耳炎"和"中耳炎"，也是耳部疼痛的常见原因。外耳炎有时被称为"游泳耳病"，是因为游泳可能让耳朵进水。这些水可以在耳道里停留几个小时，以一种令人讨厌的方式晃来晃去，就像你耳朵里有个游泳池一样。而这些水还能软化皮肤，使其容易受到感染。解决办法是侧躺下来，让重力发挥它的作用。而一副耳塞或是拉下来遮住耳朵的泳帽则是防止耳朵进水的第一道防线。你还可以用滴耳液来润滑耳道，帮助水流出。严重的耳道感染会导致疼痛、听力下降、耳鸣，还会让耳中流出恶臭的脓，但这些问题都很容易用非处方药或处方药解决。

内耳的感染被称为"内耳炎"或"迷路炎"，要比中耳炎麻烦得多。这种问题会妨碍听力，还会干扰用来感知头部位置的前庭系统，导致恶心、眩晕，通常会严重到呕吐的地步。内耳炎往往是突然出现的，可以持续数周之久，让人身心俱疲。而前庭神经炎也可能引起类似的症状。前庭神经是内耳和大脑之间进行交流的神经。这两种疾病都需要就医治疗。

无论如何，让我们回到通气管上吧。这种小管子还能用来帮助那些因为咽鼓管的遗传缺陷而难以平衡耳中压力，在坐飞机时感到痛苦万分的患者。

不可否认的是，表示通气管的这个有些滑稽的词"grommet"永远和咽鼓管阻塞联系在了一起。但它其实是一个古老的词，来自法语，本义是"扣眼"。可悲的是，它的法语形式"gromette"现在已经过时，法国人只能用明显缺乏幽默感的"oeillet"来代替它了。

"扣眼"这个词并不是真正的医学术语，而是一个普通词，指的是为某种材质的片状物开孔的圆环或衬垫。同时，它也是英国导演尼克·帕克（Nick Park）

著名的《超级无敌掌门狗》(*Wallace & Gromit*)系列动画中主角的名字"格罗米特"的灵感来源。不过,有点儿遗憾的是,这个名字可能和咽鼓管阻塞毫无关系。根据《超级无敌掌门狗》官网上的介绍,帕克的哥哥是一名电工,经常谈到这样的扣眼,于是帕克认为,这个名字很适合这个动画人物。有趣的是,狗的确像人一样,也会出现咽鼓管阻塞。是吧,格罗米特?

耳鸣和"洗脑神曲"

有些时候，通常是在我准备洗澡时，一首最烦人的歌会突然出现在我的脑海里，并在那儿扎根。我没法赶走它。我越是尝试不去想它，就越不能摆脱它。我能清楚地听到这首歌的每一个细节，这让我痛苦不堪。我到底做了什么才会受到这样的惩罚？

这首歌是星船乐队（Starship）在 1985 年首次演唱的《我们建立了这座城市》（"We Built This City"）。我第一次听到的时候就觉得它很糟糕，而这种感觉随着时间过去也没有丝毫改善。

不过，这种现象也有好的一面。至少，它暂时治好了我的耳鸣。

大多数人在生活中的某个时刻都经历过持续的幻听现象：耳鸣和脑中挥之不去的旋律——"耳朵虫"（earworm）非常普遍，而且形式各异，但它们肯定都有一个共同的特征，那就是非常烦人。

在大多数情况下，它们也和实际的声音无关。二者在很大程度上不过是你大脑的产物，而不能说明你真的听到了什么。被某首神曲"洗脑"属于这种情况，但耳鸣也一样。耳鸣在医学上被定义为"在实际上没有声音的情况下听到某种声音"。

耳鸣的英语"tinnitus"来自拉丁语"tinnio"，形容的是鸣响的声音，一种最典型的表现形式是叮当作响的铃声。但耳鸣患者报告的声音覆盖了所有类型的烦人噪声：从静电发出的单一音调到争吵声、尖叫声、嗡嗡声、吱吱声、刮擦声、口哨声、嘶嘶声、咔嗒声、呼啸声、哗哗声、蜂鸣声、蝉鸣声，甚至有类似人类歌唱或演讲的声音。许多人经常同时听到两种或两种以上噪声，并有可能左右耳分别听到不同的噪声。耳鸣可能是来来去去的，但也可能长时间不停；可能有各种音量，从几乎难以分辨到震耳欲聋。平均每6人中便有1人在一生中至少被耳鸣折磨过一次。

绝大多数耳鸣者只能学会与之共存。在印度的某些地区，耳鸣被视为一种祝福，因为人们认为，耳鸣意味着神明正在直接对你说话。但大约四分之一的耳鸣者最终还是会寻求医疗帮助，因为这些噪声让他们寝食难安，辗转难眠，精神恍惚。

耳鸣本身并不是一种病症，而是一些潜在原因的表现，但这些原因一般也不是什么大毛病。耳鸣者中大约90%的人存在一定程度的听力丧失，有时原因仅仅是耳部感染或耳垢过多（见第135页）。耳鸣也可能是处理声音的大脑通路出了故障导致的。

在新冠肺炎大流行期间，耳鸣成了这种疾病的一种罕见且难以解释的症状。已经患有耳鸣的人经常报告说，在感染新冠肺炎后，耳鸣问题会加剧；也有一些患者在感染新冠肺炎后才出现耳鸣现象。根据报道，耳鸣也是这种疾病挥之不去的后遗症之一，属于"长期新冠肺炎"的表现。

耳鸣的另一个常见原因是耳毛细胞受损。这就是为什么当你暴露在嘈杂的噪声，如身处摇滚演唱会或爆炸现场时，耳朵里会出现暂时的嗡嗡声——巨大的音量对耳毛细胞造成了暂时性的伤害。如果损伤是永久性的，或出现了部分听力丧失的情况，那么佩戴助听器可以解决这两个问题。另有些人发现，播放一些真正的背景噪声，如音乐、风扇声或白噪声，可以掩盖耳鸣的声音。

尽管耳鸣被定义为"幻听"，但有些时候它也可能是真实存在的，比如由头部的静脉或动脉中的血液湍流，或连接颌骨与颅骨的关节的问题引起。引发耳鸣的原因中也有一些罕见但严重的，包括糖尿病和多发性硬化症（multiple sclerosis）。因此，为耳鸣做个检查也是值得的，特别是在它没有好转的情况下。

如果去除耳垢、戴助听器、加背景噪声都不管用，那你的选择就很有限了。

目前，还没有哪种药物或治疗设备获得批准，可以用于耳鸣的治疗。不过，一种试验性的疗法取得了一些鼓舞人心的成果，具体做法是将特定声音输入耳中，同时每天用弱电流刺激舌部一小时。不过，在我们等待该设备获得批准的同时，认知行为疗法（cognitive behavioural therapy）和心理咨询也许可以提供帮助。此外，还有一种"耳鸣习服疗法"（tinnitus retraining therapy），本质是帮助患者学会忽略耳鸣的噪声。

你同样必须学会忽略另一个发自身体内部的声音——脑内挥之不去的旋律。这种现象甚至比耳鸣更常见。2008年在芬兰进行的一项研究发现，90%的受访者每周至少会体验一次，三分之一的人每天都会体验一次。[20]

脑内挥之不去的旋律——"earworm"一词来源于德语的"ohrwurm"，意为"耳朵里的蜈蚣"。当时的人们认为之所以会出现这种情况，是因为有蜈蚣爬进人的耳朵，钻进人的大脑，并在那里产卵了（实际上并没有）。显然，德国人从20世纪50年代就开始用这个词称呼脑中挥之不去的旋律了。20世纪80年代，这个词悄悄进入了英语。

在神经科学领域，这种现象被称为"不自主音乐想象"，是"自发认知"（spontaneous cognition）的一种形式。这是一个概括性术语，描述的是并非由当事人主观调用，也不是由外部刺激触发的想法、情绪和记忆。白日梦和走神都是自发认知的形式。从本质上说，我们的大脑在大部分时间里都在进行自发认知活动。

我们认为这种自发认知是很重要的，尤其是在处理过去事件和规划未来方面。尽管如此，脑内挥之不去的旋律在这些过程中到底扮演了什么角色，我们目前尚不清楚。

那些"洗脑"了我们的旋律，通常都是朗朗上口、快节奏的流行歌曲。比如，美国歌手Lady Gaga就是一名"洗脑高手"。如果有"余音绕梁歌曲"排行榜，她的3首歌曲《坏浪漫》（"Bad Romance"）、《亚历杭德罗》（"Alejandro"）和《扑克脸》（"Poker Face"）可以排进前10名。凯莉·米洛（Kylie Minogue）

的《无法停止想你》（"Can't Get You Out of My Head"）则能排在第 2 位。

　　朗朗上口、快节奏的流行歌曲可算是最令人头疼的音乐类型了，这也许就是被这些旋律纠缠得感觉如此痛苦的原因。如果你正在被脑内旋律折磨，一种已被证实有效的办法是，干脆去听这首歌。出于这个原因，我得咬紧牙关去听"我们建立了这座城市……我们在摇滚乐上建立了这座城市，建立了这座城市"了。

流鼻血

在足球评论员的流行词中，一项最具创意的发明是"流鼻血"（nosebleed）。当防守球员发现自己跑到了对方的禁区内，而此刻球就在脚下，门就在眼前，他/她一脚射门，球却从球门上方飞了过去。这种时候，评论员必然会发出一声嘲笑，"嘿，他/她流鼻血了吧"。这种说法指的就是这一脚踢得太高，越过了球门横梁。

鼻血确实可以由高度触发，但和压力无关。在高海拔处，空气通常非常干燥，这会导致鼻腔内部干燥，进而开裂、出血。

在一般情况下，流鼻血就是鼻腔内部皮肤开裂导致的。大多数医生所说的"鼻衄"指的是前鼻出血，也就是血液从鼻中隔的壁上泄漏出来的情况。鼻中隔是分隔两边鼻孔的组织，那里的皮肤娇嫩、血管丰富，因此很容易破裂。除了寒冷、干燥的空气这种常见原因之外，挖鼻孔或剧烈地擤鼻涕也会导致流鼻血。

另一种出血属于后鼻出血，此时的血来自鼻腔上方的血管。这种情况也可能是寒冷、擤鼻涕或挖鼻孔的指甲引起的——只不过，能挖到这种深度的挖鼻孔冒险家可不多见。后鼻出血往往更加严重，因为流血的鼻孔不是一个，而是两个。鼻腔中的血有时候也可能从喉咙后部滴落。

一般来说，儿童更容易流鼻血，这是因为他们的鼻腔血管系统仍在发育之中，可能特别脆弱。还有一些人也容易流鼻血，包括皮肤老化、纸质化而且血液中促进凝血的血小板水平较低的老年人。这种状况被称为"稀血"（不出所料，医护人员对它有一种更正式的称呼——"血小板减少症"）。此外，怀孕期间激素的变化也会让血液变得稀薄，因此流鼻血是孕妇常遇到的一种问题。

另一些潜在问题也会增加流鼻血的可能性，这些问题包括高血压、动脉硬化、凝血障碍等疾病。而华法林等抗凝血药也将流鼻血列为可能的副作用之一。如果你在服用这些药物时发生了流鼻血的状况，我建议你及时就医。

流鼻血时，标准的医学解决方法是坐直或站直，以降低鼻静脉的血压。捏住鼻孔上方鼻翼处的柔软部分，保持 15 分钟。身体微微向前倾斜，以防血液流入喉咙，还可以在鼻梁上方放一个冰袋。你如果能同时完成上述动作，那你就基本回到了健康状态。要抵抗住把卫生纸塞进流血鼻孔的诱惑，因为这种做法只会加重伤害，并让凝固的血液黏附在纸上，而当卫生纸被拽出来时，已经止血的鼻腔可能受到二次伤害。

如果鼻血在 15 分钟之后仍然没有停止，或者看起来情况比较严重，你就应该去看医生了，不过当你走到医院时，鼻血可能已经停了。医生有一种被称为"止血笔"的神奇小棒，用在出血的位置上便可迅速止血。这种工具中的活性成分是无水硫酸铝。这是一种非常干燥的物质，能够促使组织收缩，从而让血管收敛。这种工具是可以在市面上买到的，经常用于为刮胡子造成的伤口止血（见第 309 页）。

偶尔，流鼻血也会发生在睡眠期间，直到你被血泊唤醒（好吧，也可能只是一点点血迹）。这种情况也许是你的梦境引起的：比如，你梦见自己正站在对方禁区里，而球在脚下，球门就在眼前……

鼻窦炎

鼻子实际上是你脑袋上的一个洞，有时里面会充满鼻涕。但不要担心，遇到这种情况时，你可以用盐水冲洗鼻子。我的岳父正是这方面的大师，因为他已经久病成医。他患有慢性鼻窦炎（sinusitis），因此我经常会看到他的某边鼻孔中插着一根减轻充血棒，有时甚至两边都插着。他这种两边鼻孔都插着药棒的样子被戏称为"海象"，预示着很快他将开始剧烈地打起喷嚏来。

鼻窦炎是鼻旁窦处发生的炎症。这是 8 个充满空气的空腔，位于颅骨前部与鼻腔通道的连接处。人的面部中心有 4 对围成一圈的鼻旁窦。这些空腔的容积之和可以达到 60 毫升，和双份威士忌的量差不多。

鼻旁窦通常被简称为"窦"（sinus），但这其实是一种解剖学上的误解。"窦"泛指任何器官中的空腔，它们遍及全身，从大脑到肛门。这些可不是能发生鼻窦炎的地方。

鼻旁窦的功能在解剖学上是一个争论不休的话题。它们的主要功能似乎是对吸入鼻腔的空气进行加热和润湿，然后再将其送入肺部。它们还会产生黏液，并将其送入鼻孔。它们还会在你说话时帮助扩音，并帮助你的头骨减重。在危险情况下，它们也能起到一些积极作用：可以充当防撞缓冲区，尽量减少面部被击中时受到的伤害。

同时，它们也容易发炎。感染、过敏或是空气污染都会导致鼻旁窦的内层发生肿胀，从而在面部和鼻旁窦周围造成疼痛与不适感。肿胀还会阻塞被我们称为"窦口"的小孔。这些小孔是将鼻窦连接到鼻腔的开口。这里的阻塞会妨碍鼻窦的正常引流，从而造成黏液积聚，不适感加剧。

鼻窦炎最常见的原因是感染，而这种感染则是由引发普通感冒的一群杂七杂八的病毒引起的（见第219页）。大约有2%的感冒和流感会发展为鼻窦炎。

事实上，大多数感冒的特征是鼻旁窦的轻度继发感染，而这通常是擤鼻涕过猛造成的。2000年时，一队医生招募了4名感冒患者，测量了他们擤鼻涕时产生的压力。他们一共测量了35次擤鼻涕的动作，发现感冒时擤鼻涕的平均压力大约为打喷嚏时产生的压力的10倍。他们得出结论：这样的压力足以将充满病毒的鼻涕从鼻腔推入鼻旁窦。

而感染一旦开始，情况就很难改善了。一次感染通常至少会持续半个月，有的可能持续几个月。除了疼痛和充血之外，感染还可能导致嗅觉麻木、头痛、流浓稠的绿色鼻涕、发热、牙痛（因为有一对鼻窦位于上颌附近）和口臭。

而解决办法是休息、止痛药和充足的饮水。这些措施已被证明可以略微缓解鼻塞的问题。某些挥发油（比如从桉树中提取的）可以通过刺激鼻窦内部的皮肤，促进其分泌出新的、更稀薄的黏液来达到类似的效果。许多非处方药的减充血剂都含有一种被称为"赛洛唑啉"的成分，可以促进血管收缩，从而减轻肿胀。但过度使用这种药物会让身体产生耐药性，从而让问题加剧——当你停止用药时，充血就会报复性地恢复。这种情况被称为"药物性鼻炎"，或"反跳性充血"。

我岳父青睐的老式家庭治疗方法就不存在耐药性问题了。这个方法的程序是这样的：煮沸约600毫升水，将一茶匙盐、一茶匙小苏打（碳酸氢钠）溶解于水中。把手彻底洗净。待溶液冷却后，倒一些在掌心，举到鼻子下，堵住一个鼻孔，用力吸入溶液。重复上述步骤，直到鼻塞得到缓解或是吸到不想吸了为止。

口腔溃疡

我在十几岁时很容易患口腔溃疡（mouth ulcer），而我母亲总是说，口腔溃疡是我"状态不好"的明确信号。这种说法其实很好理解，因为我的确时常处于过劳状态，平时吃的东西还会让当今的营养师崩溃。但是，如果她是想让我过得健康一些，这种说法可没起一点儿作用。现在，我自己的儿子也处于青少年时期，也经常口腔溃疡，我们也总认为这是因为他太累了。

这种"状态不好"的问题，我会留到适当的时候讨论。口腔溃疡通常出现在脸颊或嘴唇的内侧，有时也会出现在舌头的上方或下方。这是一种极其常见的小毛病。在西方国家，大约有 70% 的人在一生中的某个时刻出现过口腔溃疡；而有 20% 的人会受到口腔溃疡的反复困扰。

口腔溃疡可以被分为两种基本类型。一种是外伤引起的，比如咬到自己的脸颊内侧，或是刷牙时手滑戳到口腔壁，或是断裂的牙齿在口腔壁上造成了擦伤，以及热食或热饮在口腔壁上造成了灼伤。这些创伤性溃疡只是简单的伤口，会在几天内自然愈合。

另一种类型——代表"状态不好"的那种——在大部分时候会毫无征兆地出现。和这种情况存在联系的因素只有月经周期。这种问题的医学术语是"口炎型口疮"，意思是"口腔和嘴唇处发生的溃疡性炎症"。

溃疡指的是皮肤任何位置出现的破损。在这种情况下，皮肤的表层被剥离，下方的组织出现了坏死——这些组织已经死亡或即将死亡。对口腔溃疡而言，皮肤的表层指的是口腔或舌头的黏膜表面。至于这些部位为什么会破损，目前尚不清楚。口腔溃疡并不是感染引起的，也不具有传染性，但可能引起感染。

溃疡本身是皮肤上不规则的白色破损斑块，一般会带有红色的边缘。它们通常直径不超过几毫米，但可以成片出现。容易出现口腔溃疡的人每隔几个月就会长出一批新的溃疡来。它们可能导致疼痛，但在几天后通常都可以自行愈合。许多种乳霜、乳液和漱口水都可以缓解溃疡的刺痛，并促进其尽快愈合。

而有些口腔溃疡可以发展到非常糟糕的地步。严重的口炎型口疮会产生又大又深、又肿又疼的溃疡，可能需要几周才能愈合，通常还会留下疤痕。更糟糕的是疱疹样复发性口炎型口疮，其特征是大规模暴发的微小溃疡联合起来，组成一处令人痛苦不堪的巨大溃疡。"疱疹样"的意思是"外观类似疱疹"，反映了一种在医学上长期存在的误解：溃疡是一种疱疹或唇疱疹（见第245页）。就像其他形式的口炎型口疮一样，疱疹样复发性口炎型口疮并不是某种病毒引起的，更不用说疱疹病毒了。它们也不具有传染性。

口腔溃疡的真实原因目前尚不清楚。这种问题具有家族遗传性，因此可能是一种自身免疫性疾病。也就是说，身体里的免疫系统错误地对人体的正常组织发动了免疫攻击。

人们普遍认为，有些因素具有触发复发性溃疡的作用。一个是压力，另一个是铁元素或维生素 B_{12} 缺乏症。这两个因素被归为"状态不好"也是很合理的，毕竟"状态不好"就是"疲劳"的通俗说法。然而，疲劳本身似乎并不是一个危险因素。

另一个可能的诱发因素是月桂基硫酸钠。它是牙膏和漱口水的常见成分，可被大致理解为一种供口腔用的肥皂。有些人发现，自己不再使用含有这种成分的洗漱用品后，口腔溃疡的发作就减少了。但这一点很难做到，因为这种成分便宜又有效，几乎能在市面上的所有口腔用品中找到。美国医药保健企业巨头强生（Johnson & Johnson）曾于2014年停产了一款不含月桂基硫酸钠的牙膏。随后，这款牙膏在网络上开始疯狂涨价，价格一度达到其零售价的10倍。于是，强生迅速恢复了它的生产。

大部分口腔溃疡确实是无须担心的小毛病，但也存在例外。某些形式的口腔癌的初期表现和口腔溃疡暴发的情况非常相似。因此，如果你的口腔溃疡持续了3周还没有消失，你就应该去看医生了。

许多其他疾病也可能导致口腔溃疡，其中一种是手足口病（不要把它和牛羊患的口蹄疫混淆），儿童时期常见且基本无害的传染病之一。它在最初几天会让你感觉身体不适，然后会突然在口腔内暴发溃疡，以及（顾名思义）在手脚部位出现疱疹。它是由几种不同的病毒引起的，通常会自行消失。然而，有些人的手指甲和脚指甲会在身体恢复一两个月之后掉落。

在经历口腔溃疡之后，我的确感觉状态有点儿不好。幸运的是，随着年龄的增长，口腔溃疡会变得越来越少见。我已经很多年没得过口腔溃疡了。总之，我今天还是早点儿睡吧。

舌　痛

根据中医的观点，舌头是灵魂的窗户——好吧，其实也是各种内脏的窗户。中医相信，医生能够通过检查患者舌头的颜色和状态来诊断疾病。比如，苍白的舌头上有红色斑点、薄薄的白色覆盖层，舌头边缘还有牙印的情况意味着气虚，表现为身体乏力、出汗和血瘀。而阴虚的人会变得消瘦、失眠、尿液稀薄，其舌头则是绛红色的，有裂纹。至于为什么医生不直接询问病人症状，而要通过舌头来观察，我就不知道了。

通过舌头来诊断疾病的方法已经有 2000 多年历史了。一本据说在汉代写就的医学论文集《黄帝内经》已经阐明了这种方法的原则。舌诊并非没有得到更新——如今，中医们也会采用这种方式来判断新冠肺炎的不同阶段。[21]

西医同样关注舌头上出现的异常变化。医生常常会要求患者伸出舌头，以进行一番检视。舌头上的某些问题无疑是某种潜在疾病的征兆，比如，疼痛、红肿的舌头可能意味着缺乏各类营养素。但总体而言，舌头上出现的大部分问题只是舌头本身的问题。

因此，舌头上出现的问题通常不被视为有其他的潜在疾病的体现。不过，也有一些罕见的例外：舌头上有沟壑可能是梅毒的症状；舌头侧面厚厚的白色毛发状物质被称为"毛状白斑"，是病毒引起的，可能是免疫系统缺陷的表现。

从广义上说，舌头可能遇到的问题分为两种。一种是出现红肿和疼痛，这种情况被称为"舌炎"（glossitis）。其词源是希腊语中的"glóssa"，意为"舌头"。另一种则是产生白色斑块。也存在二者都有的情况。

舌炎有一种相当常见的形式，其名称相当有趣——"地图舌"。之所以这么称呼，是因为舌头的上表面有不规则的红色斑块，就像地图上陆地的轮廓线一样。其原因是舌头的皮肤受到了侵蚀，但病因尚不清楚。这种情况通常不会导致疼痛。另一种舌炎也有描述极为精确的名称——"草莓舌"。这时舌头会胀大、变红，使白色的味蕾凸出，就像草莓上的种子一样。有时候，味蕾也会变红，这种情况被称为"覆盆子舌"。二者都是猩红热（scarlet fever，见第239页）典型的早期症状。

白色斑块的主要原因则包括口腔溃疡（见第150页）、口腔念珠菌感染（见第251页）和被称为"扁平苔藓"的皮肤病（见第101页）。还有一种非毛状白斑，顾名思义，其特征是舌头上较平滑的白色斑块。这些斑块是无法被刮除的，其病因也尚不清楚。不过，这种斑块一旦出现，就需要得到持续关注，因为它们有可能是一种癌前病变，即有一定可能发展为癌症。

然而，在大多数时候，舌头上的白色皮毛不过是口腔卫生不良的标志。中医会诊断你有阳虚的问题，但用牙刷、刮舌器和一些力气就能让你的舌头很快恢复原样。

扁桃体炎

我在年纪很小时，一直希望能把扁桃体摘除。这不是因为我患有慢性扁桃体炎，而是因为有传言说，如果你有礼貌地向医生提出请求，他（那个时期的医生总是男性）会把你的扁桃体放进一个罐子里，让你带回家。不幸的是，我从没得到机会证明这种说法是否属实。不过，多年之后，我发现查尔斯三世在小时候已经取出了扁桃体，并将它们保存在一罐甲醛水溶液中随身携带。所以，这种说法一定是真的，相信我。换成是我，我也会这么做的。

在那个年代，关于"扁桃体到底是什么"这个问题，大家众说纷纭。很多孩子都摘除了扁桃体，显然并没有带来任何不良影响。那么它们到底是为什么而存在的呢？孩子们在操场上玩耍时达成了一个共识：它们一定是像阑尾一样没用的演化遗留物。于是，在我上学的那所学校的孩子之中，很多人飞快地接受了扁桃体摘除手术。（是的，你可以把它们放在罐子里保存。）

这些被从主人身上切下的扁桃体，学名为"腭扁桃体"，是一对位于喉咙后部的、粉红色的、柔软的器官。张大嘴巴，照照镜子，如果你从来没有接受过扁桃体摘除术，你就会看到一对略大的紫色卵状物，分别位于常被误认为会厌的悬雍垂的左右两侧，它们就是腭扁桃体。在新冠疫情的年代，找到腭扁桃体的正确位置已经成为闲谈中的一个热门话题，因为抗原自测要求测试者先把拭子在扁桃体上摩擦，然后再向上推进鼻腔。

腭扁桃体是被统称为"瓦尔代尔淋巴环"（又称"咽淋巴环"）的6个扁桃体的一部分。它们环绕在气管和食道的入口，对进入体内的食物、饮料和空气进行免疫监视。它们是防止病原体进入肺部和消化道的第一道防线。这个环是根据其发现者、德国解剖学家海因里希·威廉·戈特弗里德·冯·瓦尔代尔-哈兹（Heinrich Wilhelm Gottfried von Waldeyer-Hartz）的名字来命名的。他还"偶然"地创造了"染色体"这个名词。

瓦尔代尔淋巴环的 6 名成员（从上方正中处开始）分别为咽扁桃体（稍后我还会提到）、2 个咽鼓管扁桃体、2 个腭扁桃体和舌扁桃体。最后一个扁桃体位于舌根上，因此得到了这个名字。

这 6 个扁桃体中都富含免疫细胞，包括能够产生抗体的 B 淋巴细胞和 T 淋巴细胞，它们的功能之一是杀死那些被病毒感染的细胞。在它们的表面，还覆盖有另一种类型的免疫细胞——M 淋巴细胞。这种细胞可以监测到病原体，并向 B 淋巴细胞和 T 淋巴细胞发出警告。如果有病原体进入了咽喉区域，扁桃体就会发现它，然后促使人体的免疫系统发挥作用。

不幸的是，前线总是很危险的，扁桃体自己也经常被感染。腭扁桃体受到感染的情况被称为"扁桃体炎"（tonsillitis），会让扁桃体变得疼痛、肿胀。这种症状会迅速出现，并导致吞咽困难——既因为扁桃体的肿大，也因为它带来的疼痛。

扁桃体炎是咽喉肿痛的主要原因，但绝不是唯一的原因（见第 159 页）。这种问题主要是病毒引起的，例如那些引起流感和普通感冒的病毒，但也可能是细菌引起的。病毒性的疾病，如传染性单核细胞增多症（mono），或称"腺热"（见第 243 页），也常常引起令人讨厌的扁桃体炎。而一种细菌性疾病——链球菌性咽炎（通常被称为"脓毒性咽炎"）也会引起扁桃体炎，因为它可以从咽部扩散到扁桃体。

有时候，红肿的扁桃体上还会点缀着一些白色的小斑点。这些斑点是包含脓的囊。这些脓就是在免疫系统的战斗中牺牲的白细胞的残骸。它们腐烂的尸体也会让你的呼吸非常难闻。

严重的扁桃体炎绝对会让我们感觉非常糟糕，就像流感一样。发热、咳嗽、头痛、耳痛、恶心、失声等症状都很常见。颈部的淋巴结（lymph node）也会肿胀、疼痛。它们是和扁桃体类似的免疫器官，同样会努力对抗感染。口腔顶部的咽扁桃体也可能受到感染。感染和肿胀的咽扁桃体又被称为"腺样体"（虽然它只有一个，但在英语中也会以复数形式出现）。

而腺样体肥大也是一种常见的儿童疾病。由于感染或过敏，扁桃体可以膨胀到乒乓球的大小，从而阻碍呼吸，导致令人讨厌的瓮声瓮气的鼻音。腺样体也和频繁的耳部感染、咽鼓管堵塞有关（见第 138 页），而解决方案就是切除它们（不是说切掉耳朵）。腺样体摘除术是儿童最常接受的手术之一。它在一般情况下可以解决咽鼓管阻塞的问题，从长远看似乎也没有不良影响。这可能是因为咽扁桃体在童年早期最为活跃，而从 7 岁左右就开始萎缩了。到成年之后，它几乎已经消失不见了。

针对扁桃体炎，除了休息、服用止痛药物、使用温盐水和 / 或阿司匹林溶液漱口、啜饮冷饮以缓解疼痛之外，并没有太多可以做的。此外，用于杀菌和麻醉喉咙的喷雾剂也能起到一定作用。感染通常会在几天内痊愈。

儿童患扁桃体炎的风险比成年人要大，其中一部分原因是他们的扁桃体更大。扁桃体会在整个童年期持续生长，并在青春期达到顶峰，然后开始逐渐萎缩。如果一个孩子多次出现扁桃体炎，推荐方案就是通过手术摘除扁桃体。

而扁桃体摘除手术本身就是一个常见的争议性话题。这种应对方式无疑降低了腭扁桃体炎的发病率——显然，泡在甲醛水溶液里的器官是不可能受到感染的；但也有一些研究指出，发生急性喉咙痛的总次数并不会因此减少，也许是因为还有 4 个扁桃体可供病毒与细菌攻击。还有一些研究发现，医生们太急于摘除腭扁桃体，平均每 8 个接受扁桃体摘除术的儿童里就有 7 个并没有达到业界公认的可以摘除的标准：扁桃体炎在过去 1 年中发生过 7 次或以上，或者在过去 2 年中每年发生过 5 次或以上，或在过去 3 年中每年发生过 3 次或以上。而且，在英国，摘除扁桃体的手术也要耗费不少医疗拨款。同时，手术本身总是有风险的。

在 20 世纪 30 年代，扁桃体摘除术在英国非常普及，有超过一半的儿童被剥夺了扁桃体，无论他们是否需要手术。这种手术之所以泛滥，更多的是由于医生在每次扁桃体摘除术中获取的报酬，而非真正的医疗保健福利。在第二次世界大战后，由于扁桃体摘除术被与一种脊髓灰质炎联系起来，这种手术的普及率随之下降。

然而，在 1964 年，在一次难以想象的名人代言之后，这种手术的普及率再次上升。那年 6 月，甲壳虫乐队（The Beatles）即将开始他们的首次全球巡演。在为《星期六晚邮报》拍摄照片时，乐队的鼓手林戈·斯塔尔（Ringo Starr）突发扁桃体炎，并因发热而住院治疗。林戈的扁桃体随后成了全国性的新闻，因为乐队的其他 3 人不情不愿地同意在没有他参加的情况下继续巡演。他们临时招募了一个鼓手，并也给他做了招牌式的拖把头。

而林戈·斯塔尔是在原来的鼓手皮特·贝斯特（Pete Best）被解雇后才加入乐队的，到此时还未满 2 年。因此，乐队不希望谣言四起，说林戈也被解雇了。于是，乐队的公关人员派一名摄影师去医院，把关于林戈和他的扁桃体的新闻持续送入大众视野。

林戈和他的扁桃体迅速恢复了健康。一周之后，林戈在澳大利亚重新归队。同年 12 月，在接受了扁桃体摘除手术之后，他的扁桃体又一次成为新闻热点。

到了 20 世纪 70 年代，也就是我上小学的时候，扁桃体摘除手术已经成为一个红红火火的产业。然而，当人们发现资金紧缺的 NHS 因为某些人的疑病症而在不必要的手术上浪费了几百万英镑以后，这种手术的风潮便过去了。

尽管如此，NHS 如今仍然在为扁桃体摘除手术提供资金。每年，在每 1000 名儿童之中，平均约有 2.5 名失去了扁桃体。有时候，医生还会顺便把腺样体取出来。这被称为"腺样体扁桃体摘除术"。

至于失去腭扁桃体会给生活带去什么风险，答案是：几乎没有任何风险。免疫系统似乎根本不会怀念这种器官。这就很奇怪了，那为什么人类还要费心去长出这种东西呢？你也不妨把它们切下来，泡在门边的罐子里。

喉咙痛

　　能让你感觉自己好像正在吞咽石头和碎玻璃的，并不只有被感染的扁桃体。喉咙的其他部位也很容易受到细菌和病毒的感染。喉咙痛是很常见的现象，通常是由普通感冒（见第 219 页）或传染性单核细胞增多症（即腺热，见第 243 页）等诸多疾病引发的症状之一。不过，有时候，喉咙痛也可能是一种单独的疾病。

　　咽部指的是喉咙后部，通常就是出现喉咙痛的部位。不过，喉咙的深处和声带也会不时出现炎症。出于某些原因，这些感染被称为"咽炎"（pharyngitis）和"喉炎"（laryngitis）。

　　导致感染的病原体通常是病毒，但细菌也会出一份力。大约有三分之一的喉咙痛是由链球菌属中的一组"近亲"细菌引起的。这些细菌平时生活在皮肤和口腔内，一般不会造成危害，但有时可能攻击咽部并导致其疼痛、红肿。这种链球菌性咽炎，即"脓毒性咽炎"，本质上是在喉咙后部发生的脓疱病，只不过不会产生玉米片一样的结痂（见第 78 页）。

　　喉炎也会导致喉咙痛，但同时还会造成嗓音嘶哑甚至完全失声的附加伤害。当然，失声并不一定是因为喉部感染，多余的黏液——痰也会堵塞声带，而用嗓过度也会导致咽喉肿胀。

　　"喉咙里塞着青蛙"这个描述最早是由一家名为"泰勒兄弟"（Taylor Bros）的制药公司在 19 世纪 90 年代创造的。当时，该公司为一种润喉糖大打广告，声称它是"地球上最伟大的止咳润喉含片"。而该公司之所以选择"青蛙"来做比喻，很可能是因为患者嘶哑的声音，也可能是因为这种锭剂会导致患者咳出某些绿色、黏糊糊的东西。这样的表达是英语里独有的。不过，许多其他语言也会将喉咙里的问题归咎于动物，比如，意大利人会说，他们"喉咙里有蟾蜍"，而法国人则会用猫来打比方。在许多斯拉夫语系语言里，人们会说"我的喉咙里有个饺子"，而希腊人则干脆说喉咙里"有刀片"。

如今，仍然有很多人使用这类润喉含片来舒缓喉咙痛。但在含着它们的时候请注意，NHS 表示，"目前并没有太多的科学证据能够证明这类含片有助于缓解喉咙痛"。反之，NHS 建议用水来代替它：用温热的盐水漱口，喝大量冷水。（别把两个杯子弄反了！）你可以在家里摆几碗清水，以保持空气湿润，还可以尝试吮吸冰块。止痛药也可以帮助舒缓疼痛。喉咙痛通常会在几天后消失，失去的声音也会随即恢复。

咳　嗽

先做一次深呼吸。除了大约 500 毫升空气之外，你刚刚还吸入了由灰尘、油烟、液滴、污染物、花粉、病毒、细菌和真菌孢子构成的混合物。这些物质足以让任何人难受，也难怪最常见的就医原因是咳嗽（cough）了。

但在咳嗽的人中，就医的只是少数。大多数人在咳嗽时会因为怕麻烦而不去医院，而是去药店买药。在美国，治咳嗽的药物的年销售额达到了几十亿美元，而这笔巨款中的很大一部分都打了水漂，因为大部分药物基本上是没有任何作用的。

每个人都会偶尔出现咳嗽问题。咳嗽是普通感冒（见第 219 页）和其他呼吸道感染的常见症状，但咳嗽也可能在没有流鼻涕、打喷嚏的情况下单独发生。感冒痊愈前的最后一个症状通常也是咳嗽。

感冒和咳嗽形影不离的现象绝非巧合，而是因为导致二者发生的原因通常是相同的。大多数急性咳嗽是由上呼吸道感染（其英文缩写为"URTIs"）引起的，和普通感冒有着同一类病因。澳大利亚医生曾用拭子对 800 多名咳嗽的儿童进行气道检测，以判断其病因，结果发现了病毒和细菌组成的一个小型"动物园"：超过 90% 的孩子至少感染了一种病原体，而大多数孩子则感染了两种或两种以上。这些病原体包括鼻病毒、冠状病毒、流感和副流感病毒、呼吸道合胞病毒和偏肺病毒，外加一些已知可能引发肺炎、黏膜炎和细菌性流感的细菌。

当然，我们今天可以在这个列表中加入一种新病毒：新型冠状病毒（SARS-CoV-2）。该病毒引起的症状之一（但绝不是唯一的）是一种新发的持续咳嗽。与常见的冠状病毒不同，新型冠状病毒可能是致命的，这主要是因为它可以深入肺部，引发肺炎。这比上呼吸道感染要严重得多。新冠肺炎大流行已经把我们曾经觉得忍一忍就过去的小毛病变成了极度焦虑的根源。

感染性的咳嗽通常是免疫反应而非感染本身引起的。炎症会刺激气道，引发咳嗽反射，以排除刺激物。如果免疫反应也产生了黏液和痰，这些物质会通过咳嗽，也就是咳痰的动作排出。这被称为"湿性咳嗽"或"排痰性咳嗽"。如果没有痰，这种咳嗽被称为"干性咳嗽"。

咳嗽也可能是由物理刺激物（如烟雾或灰尘颗粒）、化学刺激物（如各种酸性物质）引发的。而引发咳嗽的最有效的化学物质之一是辣椒素（capsaicin），也就是辣椒中负责产生辣味的成分。用炒锅炒辣椒是把我妻子赶出厨房的一种非常有效的方式——出于某种未知的原因，女性对会引发咳嗽的物质比男性更敏感。

然而，让辣椒素也无法望其项背的是树脂毒素（resiniferatoxin），人类迄今发现的最辣的物质。它是一种天然的杀虫剂，由一种生长在非洲北部阿特拉斯山脉的多肉植物产生。它比纯辣椒素还要辣 1000 倍。就算再喜欢吃辣的人也不会想去炒它。微量的树脂毒素就足以灼伤皮肤、口腔和气道。对人类而言，摄入不到 2 克树脂毒素就足以致命。在人类和实验用豚鼠身上进行的咳嗽实验中经常会用到树脂毒素和辣椒素；当然，制造咳嗽的实验大部分还是在豚鼠身上进行的，因为它们具有和人类非常相似的咳嗽反射。

咳嗽是分步骤发生的。人体气道中专门的受体将信号发送到脑干中被称为"咳嗽中枢"的区域后，该区域随即启动，开始协调一系列的身体动作，最终以猛烈排出空气告终。

第一步是一个急剧吸气的过程。一旦肺部被充满，声门就会关闭，以封闭气管。然后，腹部肌肉开始猛烈地收缩，迫使空气离开肺部，到达已经关闭的声门。在巨大的压力下，声门被迫重新打开，空气冲出，我们会发出典型的咳嗽声，并在理想情况下排除任何需要被咳出的物质。咳出的空气的速度可达每小时 18 千米。

在更常见的情况下，咳嗽只会部分成功。因此，为了咳出需要被排除的物质，我们不得不反复咳嗽，有时在一分钟内能连续咳嗽好几次。

咳嗽可能会非常剧烈，甚至对人体的其他部位造成严重的伤害。真正严重的咳嗽发作足以导致晕厥、呕吐、大小便失禁、肋骨断裂、疝气、骨盆底肌肉损伤以及轻微的眼部出血。咳嗽也会干扰睡眠，影响整夜咳嗽、辗转难眠的患者，以及和他／她同在一个屋檐下的所有人。

由感染引起的急性咳嗽有时会在感染本身被清除之后持续数周、数月甚至数年之久。为什么会出现这种慢性咳嗽，目前尚不清楚。一种可能是，咳嗽对气道造成了程度较轻的损伤，导致人体对其他诱发咳嗽的因素更加敏感。慢性咳嗽也可能由许多其他因素诱发，最常见的就是哮喘，以及所谓的"鼻后滴漏综合征"——当鼻子的后部积聚了过多黏液后，黏液就会滴入喉部，从而刺激咳嗽感受器。鼻子和鼻窦的过敏和感染都可能导致鼻后滴漏。此外，胃酸溢出并上升到食道——我们常说的胃酸反流（acid reflux，见第 184 页）也会引发咳嗽。实际上，在许多看似原因难解的慢性咳嗽病例中，人们最终发现，胃酸反流正是其根本诱因。

无论什么原因引起的咳嗽都会带来临床上的痛苦感受。市面上不乏治疗咳嗽的各种药品，其中很多还是非处方药，例如用于化痰的祛痰剂，用于抑制干咳的镇咳药，以及用于舒缓喉咙发痒的润喉药。按摩胸口也是一种常用的止咳方法。但问题是，几乎没有证据表明，上述这些药品或方法有任何效果。一项针对非处方类止咳药进行的系统研究没能发现足以支持或质疑其中任何一种药物有效性的有力证据；与此同时，该研究还发现了很多副作用的案例，比如恶心、头痛、嗜睡等。[22] 在许许多多民间偏方中，有一个有点儿道理：止咳方法大多没什么用，不过蜂蜜聊胜于无。我就不说其他关于止咳药的双关笑话了。无论如何，咳嗽总是有其原因的，一味抑制咳嗽不一定是个好主意。把嗓子里的东西咳出来吧。

打喷嚏

读大学的时候，我和我的一个室友发现，我们都有一种非同寻常的古怪毛病。一想到和性有关的话题——这对 20 岁出头、血气方刚的小伙子来说并不奇怪，尤其是在一所男女比例达到了 7∶1 的学校里——我们就会打喷嚏。我已经记不得我是怎么发现这一点的了，只记得我们一打喷嚏，就会说"我刚才没想"。（我有时候的确想了，而他肯定一直在想。）

打喷嚏和关于性的想法之间的关联是真实存在的，其原因我会在后面讲到。不过，关于性的想法并不是打喷嚏的常见诱因。打喷嚏的原理被称为"喷嚏反射"。当某些物质，比如花粉或其他有毒、有害的化学物质导致鼻子内壁发痒，喷嚏反射就被触发了。这种反射的目的正是摆脱导致鼻子发痒的一切物质。其过程是：深呼吸，闭合声门，抬起舌头以关闭部分口腔，打开鼻腔，胸部和腹部肌肉剧烈收缩以在气道中产生较高压强，抿起嘴唇以进一步关闭口腔，然后声门突然重新打开，让被压缩的空气猛烈地冲出。这和咳嗽的发生顺序几乎相同（见第 162 页），除了大部分空气是从鼻子而不是嘴里排出的。和咳嗽类似，它由脑干中被称为"喷嚏中枢"的专门区域负责。

打喷嚏时典型的"阿嚏"声可被解释为这一系列动作造成的自然结果。你在准备性地吸气时发出了"啊"的声音（或"啊——啊——"的声音，在这种情况下会形成一个更加响亮的喷嚏），然后，当你快速呼气，舌头位于口腔顶部并嘬起嘴唇时，你就自然而然地发出了"嚏"的声音。

然而，打喷嚏的声音在很大程度上是由语言和文化共同塑造的，尽管这二者有着共同的根源。说法语的人认为打喷嚏的声音是"atchoum"，说日语的人认为是"hakashun"，说波兰语的人认为是"a-psik"，说越南语的人则认为是"hat-xi"，而聋人打喷嚏时经常不会发出声音。当你"阿嚏"的时候，你其实不只在打喷嚏，也在说话。

在人体发明的所有排泄方法中，打喷嚏是最有爆发力的。它产生的飞沫会以每秒 6 米（即每小时 21.6 千米）的速度前进，比咳嗽产生的气流的速度每秒快 1 米。

打喷嚏的动作是一组协调、有序的行动，要调用腹部、气管、喉咙和眼睑的肌肉。人们通常认为，在打喷嚏时眼睛会闭合，以防把眼球从眼眶中弹出，因此睁着眼睛打喷嚏是不可能的。实际上，无论是"打喷嚏会让眼球弹出"还是"人不可能睁眼打喷嚏"，都是无稽之谈。打喷嚏时眼睛通常确实会闭合，但其原因还是一个未解之谜。

尽管有一些在打喷嚏时颈部扭伤的病例记录，但打喷嚏这个动作本身并不危险。不过，它们往往是某种疾病的征兆。这就是为什么在很多文化中，打喷嚏会引来另一种反射性的反应——说"上帝保佑你"或意思相近的祝福语。

但从医学角度看，还是说"上帝保佑我"更符合现实。这是因为打喷嚏是病原体传播的主要途径之一。如果有人碰巧接触到了喷嚏带出的飞沫，或是触摸到了被飞沫污染过的表面，然后又不可避免地用手碰触了自己的眼睛、鼻子和嘴，疾病传播的可能性就加大了。因此，在当下这种新冠肺炎大流行的时期，打喷嚏是一种对健康的重大威胁。如果你忍不住要打喷嚏，请打在纸巾或你自己的手肘里。

2016 年，美国麻省理工学院（Massachusetts Institute of Technology）的流体动力学教授莉迪亚·布鲁伊巴（Lydia Bourouiba）摄制了一段打喷嚏时的高速视频。[23] 这段每秒 1000 帧的视频展示了"一团由又热又湿的空气、唾液细丝和液滴组成的气流激荡的云"。喷射阶段持续了大约 150 毫秒，而这团云在半秒之内基本就全部沉降了下来。不过，一些被喷嚏打出的液滴可以在空中飞行几秒钟，直到 8 米之外。所以，在打喷嚏时，请一定掩住口鼻。

几个世纪以来，打喷嚏和疾病之间的关联已经得到了普遍认可。"上帝保佑你"的说法通常被认为起源于 14 世纪欧洲出现第一波黑死病疫情，或是更早以前暴发腺鼠疫的时候。在公元 590 年罗马发生的瘟疫中，据说教皇格里高利一世在每次打喷嚏之后都会命人诵读简短的祈祷词"deus te adjuvet"（意为"上帝保佑你"）。然而，这两种解释都不可信，因为打喷嚏并不是腺鼠疫的症状，甚至也不是肺鼠疫（由鼠疫耶尔森菌感染气道引发）的症状。这种说法或许可以追溯到更久远的时代。古希腊人认为，打喷嚏是身体健康的标志，并会回应打喷嚏的人，说："愿宙斯保佑你！"

在童谣《编个玫瑰环》（"Ring a Ring o' Roses"）中，让人寒毛直竖的结尾歌词"阿嚏，阿嚏！我们全都倒下啦"曾经被一致认为是鼠疫传播的写照。然而，民俗学家指出，这首童谣最早在 18 世纪末才开始流传，而认为其描绘了鼠疫的观点是从 20 世纪中叶起出现的，何况，我在前文中也讲过，打喷嚏不是任何鼠疫的表现。

和性有关的想法导致的喷嚏呢？我知道你更想了解这个问题。我之后会讨论这个问题，但首先要列举一下引发喷嚏的其他原因。一种是冷空气。它可以刺激鼻黏膜，这也许就是我们将上呼吸道感染称为"受风寒"的原因，它是对在寒冷天气下出门时遇到的症状的模拟。还有一种光喷嚏反射现象，是人突然暴露在强光下时发生的。大约有 20% 的人存在这种情况。它和 2 号染色体上的显性基因有关，具有家族遗传性。因此，它还有一个相当折磨人的名称，叫"强迫性常染色体显性遗传性光眼激发综合征"（autosomal dominant compelling helio-ophthalmic outburst），简称"阿嚏"（ACHOOS）。

究竟为什么会发生这种状况，目前仍然未知。最合理的一种解释是脑干的神经出现了混乱。明亮的光线引起了瞳孔收缩，这也是脑干控制的一种反射动作。或许对一些人而言，神经之间不寻常的串联与干扰方式会意外触发打喷嚏的反射动作。这也可以解释另一种奇怪的打喷嚏现象——餐后喷嚏，即因为吃饱而打喷嚏，或是因为膀胱胀满而打喷嚏。

还有什么来着？哦，对了，和性相关的想法导致的喷嚏。大约 10 年前，一位名叫马哈茂德·布塔（Mahmood Bhutta）的耳鼻喉科医生在英国的斯劳行医时接待过一位患者。这名患者表示，自己产生性相关的想法时，就会无法控制地打喷嚏。[24] 布塔查找了医学文献记录，发现 19 世纪有过几起因性唤起而打喷嚏的案例，20 世纪 70 年代还有一名男性患者会在性高潮后疯狂地打喷嚏。布塔医生随后展开研究，发现有数百人都遇到过类似的问题：他们要么会在性唤起期间打喷嚏，要么会在性高潮之后打喷嚏。其中大约有四分之三的患者是男性。

针对这种状况，最可能的解释仍然是脑干中的神经信号混乱。也就是说，某些神经信号不但触发了性唤起和性高潮，还顺道控制了喷嚏反射。人们常说，打喷嚏是六分之一次性高潮。对一些不知道是幸运还是倒霉的人来说，这可不是能一笑置之的事。

第四部分

肠　胃

在对人体的描述中，我最喜欢的说法之一是由美国幽默作家克里斯托弗·莫利（Christopher Morley）创造的——"一个精巧的、便携式的下水道系统"。事实上，我们就是一套下水道：从我们的血液、淋巴管到气道、肠道和尿道，我们身体的很大一部分致力于将各种流体从一个地方输送到另一个地方。

而人体最大的下水道系统的起点是嘴，终点则是肛门。和大多数动物一样，我们人类同样拥有解剖学家所说的"消化道"。这意味着这条通道有一个起点，一个中间段，还有一个终点。食物和饮料从嘴进入，而粪便从另一端出来。这种安排比我们一些更原始的亲戚要优雅得多：水母、海葵和珊瑚都只有一个出口，用来处理出入两端的业务。它们可无法成为晚宴上举止得体的客人。

在这两端之间，存在一条惊人的 8 米长的管道和相应的腔室，专门用来从食物中提取能量和其他重要资源，然后将废弃物打包排出。但是，由于这条管道是如此长和复杂，每天还要和来自外界的各种物质接触，我们的肠胃是目前已知收到最多投诉的管道系统之一。

在养生圈子里，有一句老话说得好，"健康之路是铺在运行良好的肠胃上的"。对我们中的许多人而言，这实在是一个奢望。不过，了解一下肠胃的问题可能通过哪些令人恶心和讨厌的方式出现还是很有意义的，哪怕只是为了避免陷入最糟糕的情况。请记住，情况也许没有最糟，只有更糟，毕竟你有两个开口。

拿好你手上的吃的，听我往下讲。

口　臭

我家一个成员的嘴总是很臭。我清楚问题是怎么来的：他吃的食物本身就有异味，他还从不清洁牙齿。在状况严重的时候，他的呼吸会让一个成年人想吐。但我们能容忍他，是因为他毛茸茸的，很可爱。这么说来，我得带他去宠物医院清洁一下牙齿了。

对猫而言，口臭是可以被接受的。但对人类而言，口臭无疑是一种社会性的死刑判决。然而，有多达三分之一的人存在慢性或复发性的口臭问题。[25]

引发口臭的原因通常是一目了然的：气味浓烈的食物、不良的口腔卫生以及长期吸烟的习惯。但也有一些不为人知的原因，比如，一些减肥餐就可能导致呼出的气息很难闻，一些潜在的疾病也是如此。

"口臭"的英语名称是由一位名叫约瑟夫·豪（Joseph Howe）的美国医生创造的。1874 年，他出版了一本书，名叫《呼吸和让它发出恶臭的疾病以及治疗指南》（*The Breath, and the Diseases That Giving It a Fetid Odor, with Directions for Treatment*），首次提出了这个词。他把拉丁语的"呼吸"（haltus）一词和希腊语的"疾病"（nosus）一词拼在一起，创造出一个自此以后开始困扰人类的概念。不过，这个概念之所以从 20 世纪 20 年代才开始广为传播，是因为当时的一家公司李斯特林（Listerine）从中看到了商机。这是一家不起眼的小公司，主要销售医药消毒剂，其名称是为了纪念外科消毒法的发明人、英国医生约瑟夫·李斯特（Joseph Lister）。该公司打着治疗"慢性口臭"的旗号，将一款产品推向市场，使其年销售额从 10 万美元猛增至 800 万美元。正如后来的一则笑话所说，与其说李斯特林公司发明了漱口水，不如说他们创造了"口臭"这个概念。（就算李斯特本人不希望用自己的名字命名漱口水，他也无法表示反对，因为他早在1912年就去世了。）

如今，无论是漱口水还是有清新口气效果的牙膏、喷雾和薄荷糖，口气清新剂的市场规模已经达到几十亿美元。对口臭的恐惧本身也已经成了一种疾病，被称为"口臭恐惧症"。在患有口臭恐惧症而求医的人中，大概有四分之一的人实际上根本没有口臭问题，但他们却已经让自己相信自己确实有了。臆想自己有口臭的人经常痴迷于洁牙和口腔护理，竭尽全力地防止他人闻到他们本来无伤大雅的口腔气味。

但是，如果别人经常在你说话时尽量与你保持距离，或是从你身边转过脸去，那你很可能有口臭问题。如果你怀疑自己有口臭，最简单的方法是让某个不会因为你有口臭而嫌弃你的人闻一下你呼出的气息。一种常用的自我判断法是向圈起的双手中呼气，然后闻一闻手中的气味，但这种方法用处不大，因为你早已习惯了自己呼出的气味。另一种流行的自我判断法是舔一下自己的手腕，等它变干后去闻一闻上面浓缩的残留物。但这种方法往往会矫枉过正，让你以为自己呼出的气味很糟糕，但事实上这气味并没有到口臭的程度。更准确的判断方法是用一个塑料勺轻轻刮舌头背面，然后再去闻勺子上残留物的气味。

口臭这种气味的头号来源是不干净的舌头。细菌喜欢舌头温暖、湿润、多褶皱且布满营养物质的表面，会愉快地定居在这里，特别是在舌头背面——你如果想刮掉这个位置累积的污垢，会受到呕吐反射的阻碍。舌苔发白通常是细菌活动猖獗的迹象。细菌会分解食物残渣、唾液和死去的细胞，释放出带有恶臭的挥发性物质。这些物质中包括含硫的化合物，如硫化氢、二甲硫醚和甲硫醇。正是这些物质赋予了屁那种臭鸡蛋和腐烂卷心菜的气味（见第197页）。可以说，口臭基本上相当于嘴在放屁。但嘴部的情况还会更糟糕。口腔里的细菌活动还会产生带有臭味的脂肪酸，比如闻起来就像腐败发酸的黄油和呕吐物的丁酸，闻起来像烂苹果的戊酸，还有带有酸臭味的丙酸。还有些细菌会产生粪臭素，这是粪便的标志性气味的成分之一。最后，还有尸胺和腐胺，它们的名字已经清楚地告诉你它们的气味了。

简言之，口臭可算一种浓缩了屁、呕吐物、粪便和尸体的"精华"的气味，也难怪我们会拼命躲开口臭的气味和有口臭的人了。

口腔中还有许多角落和缝隙，比如龈缝和牙周袋——牙齿和牙龈之间的空间。在这些缝隙中，细菌很容易定居下来。没有补好的龋齿和松动的牙齿之间的缝隙，就可以由食物碎屑以及在碎屑上大吃自助餐的细菌们来填充。

想解决这些问题，要靠口腔护理的标准工具：牙刷、牙线、刮舌器、漱口水，以及定期去看牙医。

不良的口腔卫生会导致难闻的口气，但除此以外口臭还有其他许多原因。感冒、鼻窦炎、中耳炎、服用某些药物以及胃酸反流都可能让你的嘴里出现怪味，通常是一种古怪的金属味。人类的舌头可以辨别金属的味道——想一想血味吧——但这种味道通常会被其他味道掩盖。鼻腔对于味觉感知有着巨大的作用，当它被阻塞或受到其他方式的损害时，金属味就会在其他味道中突显。

然而，有些口臭问题的来源是普通的口腔清洁措施无法消除的。一种情况就是牙菌斑——在牙齿表面顽强生长的各种细菌和真菌组成的一层污垢。它像吸附在岩石上的藤壶一样牢固，可能导致口腔散发恶臭。牙菌斑还会导致牙龈出现轻度或重度炎症，被称为"牙龈炎"和"牙周炎"。此外，口腔溃疡往往也会产生难闻的气味。而最糟糕的情况是"奋森龈炎"（Vincent's infection），又名"急性坏死溃疡性龈炎"，会导致牙龈组织出现溃疡和坏死。在第一次世界大战的战壕中，由于口腔卫生无法得到保证，士兵们的健康状况普遍不佳，这种疾病相当常见。士兵们将其称为"战壕口炎"。

口臭有时会由上呼吸道感染、鼻窦炎、慢性扁桃体炎或胃酸反流引发。另外，一些异物，比如卡在鼻腔里的小块乐高积木或干豌豆，也可能成为病因，特别是对儿童而言。这些都需要医生特别留意。

口臭并非都来源于口腔或鼻腔。大蒜、洋葱、萝卜、卷心菜和花椰菜等辛辣或气味强烈的食物也可能产生一些次级代谢物，进而扩散到血液中，再从各种孔窍中飘出。这就是为什么大蒜的气息很难通过刷牙或漱口清除。一些饮食方式，特别是低碳水化合物的食谱，也会导致带有臭味的代谢物从呼吸中扩散。饱受争议的生酮饮食会将人体的新陈代谢转化为"饥饿模式"，因此成了臭名昭著的口臭元凶——生酮饮食的践行者们虽然身材苗条，但可能口气不佳。

咖啡和酒精都会抑制唾液正常分泌及其清洁口腔的功能，导致口腔干燥，从而引发口臭。具有讽刺意味的是，含有酒精的漱口水也有这种效果。有些女性在月经期间发现自己的呼吸变得酸臭，也可能是因为口腔干燥。良好的口腔卫生不仅是一个好习惯，而且也是对口臭的预防措施。

各种严重疾病都可能导致口臭，比如糖尿病、肾脏或肝脏疾病以及癌症。如果口臭难以消除，甚至还在恶化，你就需要去看医生了。此外，经过训练的狗可以通过人类的呼吸诊断出某些类型的癌症，而猫就做不到这一点。

猫和狗的口臭原因与人类的相同。有些动物的口臭甚至比我家猫的还要糟糕。和鲸鱼进行一次亲密接触，你会被包裹在一团具有腐烂臭鱼味的云中。1996年，一位名叫保罗·坦普尔（Paul Templer）的野生动物园导游在津巴布韦的赞比西河（Zambezi River）遭到了河马的袭击。他被河马吞进了包括头部在内的一半身体，但侥幸逃生。后来他告诉记者，河马嘴里的气味臭不可闻，就像臭鸡蛋一样。

然而，具有讽刺意味的是，尽管关于某种动物的口臭传言广为人知，甚至使其因为口臭而闻名，它们实际上却并没有口臭的问题。

这种动物就是科莫多巨蜥。在人们的普遍印象里，它们狭长的嘴里充满了细菌，而这些细菌就像毒液一样，可以感染被它们咬伤的动物，并通过感染性休克来杀死它们。这其实是假的。它们的毒液确实有毒，但它们主要是食腐的（因此其胃液可能有很强的酸性，见第185页）。

几乎每个人在早晨起床时都有一定程度的口气问题，这是因为在睡眠期间，唾液的分泌受到了抑制，而正常分泌的唾液可以冲洗食物残渣和死去的细胞，以帮助口腔保持清洁。好在一旦唾液恢复流动，而且在喝过一杯茶或咖啡之后，早起的口气通常就会消失。别担心，这种情况在医学上不会被归为口臭。

打　嗝

作为一个在 20 世纪 70 年代长大的孩子，我清楚地记得在少儿电视节目《蓝色彼得》（*Blue Peter*）的一集中，一个女孩持续打了好几个月的嗝（hiccup）。她从某一天开始打嗝，然后就再也没有停止过。于是，在每次打嗝之后，我都会担心我的余生也将在打嗝中度过。不过，我还没遇到过打嗝停不下来的情况。

我在网上查不到关于这个可怜的女孩的任何资料，不过我妻子也记得这一集的内容。这个女孩显然患有医生们所说的"顽固性呃逆"（intractable singultus）。如果我没记错的话，她本人觉得这件事很好笑，但不停打嗝并不是可以一笑置之的事。幸运的是，绝大多数打嗝的情况都是短暂的，通常只是"呃"一声就结束了。

打嗝的原理是，膈肌出现不自主痉挛，导致急剧吸气以及声带、会厌突然闭合，继而发出典型的"呃"的声音。许多语言中都有描述这种声音的拟声词：荷兰人将其简单地称为"hiks"，法语中是"hoquet"，西班牙语中则是"hipo"。然而，在意大利语中，它们被称为"singhiozzo"——其词源、拉丁语"singultus"在今天依然被用作这种最鸡毛蒜皮的小毛病的正式称谓。这个词在拉丁语中的本义是"抽泣"，也有"濒死时喉咙中发出的声音"之意。不过，打嗝这种小问题不值得你哭泣，也不致命。

而在古英语中，打嗝被愉快地称为"ælfsogoða"，意思是"精灵导致的消化不良"。和其他许多疾病类似，当时的人们认为打嗝是由精灵射向我们的隐形箭矢引发的。另一些民间传说则认为，当有人在背后说你坏话的时候，你就可能打嗝。

有些晦涩难懂的语言中有类似主动打嗝的发音。这种音被称为"会厌辅音"，是由会厌的突然闭合产生的。这些语言包括在俄罗斯联邦境内的达吉斯坦（Dagestan）共和国使用的达尔瓜语（Dargwa），以及在肯尼亚使用的达哈罗语（Dahalo）——这种语言只有大约500人使用，已经濒临灭绝。我没能在这两种语言中找到表示"打嗝"的单词。

如今，看不见的精灵箭矢和其他人在背后嚼舌根的行为已经无法成为对打嗝的合理解释了。事实上，打嗝通常出现在丰盛或匆忙的一餐期间或之后不久。这也许能让你推测出其可能的成因：膨胀的胃部会刺激膈肌，并导致其痉挛。一般情况下，我们会打嗝，不外乎是因为吃得太多、喝得太快或是吞入了过多空气。

干面包就是一种容易导致打嗝的食物，因为它同时满足了上述3个条件：它很难咀嚼，所以我们倾向于一次吞下一大块；同时吞下去的还有大量的空气；它会使我们感到口渴，让我们大量饮水。过冷、过热或过辣的食物和饮料也会刺激胃和膈肌，就像突然吸入的冷空气会刺激肺部一样。大笑也会让我们吞下空气，从而引发打嗝。至于烂醉如泥的人会打嗝，是因为他们胃里满满的液体和气体在捣乱。

不过，导致打嗝的活动基本上是无害的，往往还是很令人愉快的——谁会不喜欢伴着冰啤酒和大笑声吃下热腾腾的咖喱呢？这些活动究竟为什么会引发打嗝这种奇怪的生理反应？有什么必要？我们目前还不清楚答案。

对于这个问题，存在几种解释，主要是受到这样一个事实的启发：婴儿经常打嗝，但随着年龄的增长会越来越少打嗝。一个非常合理的推测是，打嗝能让婴儿排出在吸吮乳汁时吞下的空气。会厌的短暂闭合在关闭食道的同时打开了气管，为困在食道中的空气提供了逃脱的机会。另外，猫、狗、马、松鼠和豪猪等很多哺乳动物也会打嗝。这一事实为这种推测增添了佐证。

然而，还是有其他可能性存在的。打嗝实际上在出生前就已经开始：早在怀孕两个月后，准妈妈有时就能感觉到宝宝在肚子里打嗝了。这个事实让人们对打嗝的作用提出了其他设想：也许打嗝是一种呼吸练习；也许打嗝可以防止胎儿过度吸入羊水；也许打嗝根本没有作用，只是一种古老反射的遗留现象，在胎儿发育的过程中被重新激活了。根据最后一种观点，打嗝是由我们原始的两栖动物祖先进化出的一种基本的呼吸方法。膈肌收缩加上会厌闭合这种经典的肌肉运动组合，如今仍能在一些有鳃的半水生动物，比如肺鱼和蝌蚪身上看到。这个动作能让空气流过鳃的表面，从而允许氧气扩散进来，二氧化碳扩散出去。

如今，人类肺部的功能早已进化完备，因此这种反射变得不再必要。但因为它对人是无害的，成本也很低，所以它并没有被自然选择淘汰。在这种观点看来，打嗝行为就像阑尾一样，曾经具有必要的生物学功能，但如今只在人体中留下了一些残余的部分，偶尔还会给我们惹一点儿麻烦。此外，肺部发育不完全的早产儿会更频繁打嗝的现象为这种推测提供了进一步的支持。

打嗝可以单次发生，持续几分钟到几天时间不等；它通常也会定期发生，甚至可持续数月、数年之久。持续超过 48 小时的打嗝就会被称为"持续性打嗝"，持续超过两个月的会被称为"顽固性呃逆"。长时间持续不断打嗝会让人崩溃。尽管有些药物可以帮助终止打嗝，但有时候打嗝是神经系统或肠道潜在疾病的表现，因此任何有顽固性呃逆问题的人都应该去看医生。

而打嗝的世界纪录是由美国艾奥瓦州的查尔斯·奥斯本（Charles Osborne）保持的。他从 29 岁开始打嗝，持续了 68 年。发病原因可能是他曾经摔过一跤，脑干受到了轻微的损伤。当时，他正准备把一头猪挂起来进行屠宰。1970 年，他的医生给他尝试了一种新药，让他确实获得了短暂的喘息，但他很讨厌这种药物的副作用。两害相权取其轻，他还是选择继续打嗝了。最终，他于 1990 年停止打嗝，但也在不久之后去世。他在睡着后会停止打嗝，但有些人在睡梦中也可能打嗝。

至于摆脱普通打嗝的方法，人们可是什么都尝试过。民间有许多偏方，包括突然吓打嗝的人一跳，把冰冷的钥匙放进其后领，从玻璃杯远离自己的一侧边缘倒着喝水，咬柠檬，大口喝醋，喝冰水，把一块糖含在舌头下面，屏息用力做呼气动作（这被称为"瓦氏动作"，也可以用来平衡耳中的压力），屏息一段时间，在胸前抱膝，对着纸袋吸气和呼气，等等。

这些办法，奥斯本都尝试过，但都没能奏效。从科学角度看，几乎没有任何证据表明这些方法有用，除了能让你看起来傻乎乎的。打嗝只不过是一种不适的感觉，通常都会自行消失，所以没有多少人对这种现象进行过研究。实际上，几乎任何方法都可以帮你停止打嗝，只要你在做这件事时打嗝碰巧停止了。如果打嗝没有妨碍你做一些重要的事，不妨忍耐它，等它自己消失。如果你在68 年之后仍然打嗝打个不停，那就联系吉尼斯世界纪录总部吧。

食物进入气管

  2010 年，一位时年 75 岁的退休教师罗恩·斯维登（Ron Sveden）因为呼吸困难被送往美国马萨诸塞州波士顿的一家医院治疗。就在几个月前，他被诊断出患有肺气肿，而且病情还在恶化。他和他妻子都担心遇到了最坏的情况，然而，在进行 X 光检查时，医生还真发现他的肺部有什么在生长。不过，这个异物并不是肿瘤，而是一株长约 1.25 厘米的豌豆芽。显然，斯维登在某个时候吸入了一颗豌豆，而这颗豆在他肺部温暖潮湿的条件下发芽了。豆芽被清除了，斯维登也松了一口气。虽然整件事有点儿尴尬，但他还是完全恢复了。

  把食物吸进气管是一个非常普遍的问题，尤其是在儿童之中。豌豆和花生因其合适的大小和形状，经常成为卡进气管的罪魁祸首。一些研究报告表明，大约有 40% 的儿童在人生中的某个时候曾经吸入花生，其中许多人不得不去医院把花生取出来。这种现象在成年人中比较少见，但也并非闻所未闻。大约每 100 个成年人中就有 1 个曾经在医生的帮助下从肺部取出食物，尽管他们中的绝大多数人不至于在那儿种出一棵植物。

  除了直接用鼻子把食物吸进肺部之外，我们有时也会因为吞咽中的问题最终把食物送进错误的管道。在人体的胸腔中，有进化赋予的两根管道——气管和食道。但它们共用同一个入口——鼻子和嘴。我们的身体内有一个精妙的系统，可以防止食物和水进入肺部，并防止空气进入胃部，但它并不是万无一失的。空气进入胃部是微不足道的失误，毕竟吞下的空气只会导致打嗝，但食物进入气管却可能造成巨大的麻烦。在美国，每年约有 60 人（主要是儿童）因为异物卡在肺部而死亡。不过，在异物进入肺部的绝大多数病例中，卡住的人只需要简单地把异物咳出来就行了。

吞咽看似轻而易举，实际上却是一个复杂的过程，需要协调 50 多块肌肉的运动。这是一个自动的动作，意味着我们无须思考就能做出。但是，由于这个动作对协调水平的要求如此之高，很多环节都可能出错。

有些人有慢性吞咽问题，而这通常是中风造成的神经损伤导致的。吞咽困难可能是一种严重的疾病，所以本书不会讨论它。但吞咽能力正常的人偶尔也会出错。

食物和肺部之间的主要防线叫"会厌"，是喉咙中的一个软骨瓣。当你吞咽时，它会关闭气道。而悬雍垂，也就是口腔后部垂下的肉质部分（它常常会被误认为会厌），也会帮助你完成这个动作。我最喜欢的一幅出自美国漫画大师盖瑞·拉尔森（Gary Larson）之笔的漫画，描绘了一名医学生对着期末试卷上的一个题目挠头的情景："附加题（50 分）：那个挂在我们喉咙深处的东西叫什么名字？"

但是，在我们吃喝的时候，我们仍然需要呼吸。偶尔一个不小心，食物就会走错路。吃得太快或是嘴里塞着食物说话也会让系统出现故障，导致咳嗽、发音含混不清甚至呕吐。

从我们嘴里经过的所有东西最终几乎都有可能进入肺部，无论是食物、饮料、口香糖、药丸、唾液还是胃内容物——这些胃内容物会先反流到食道（见第 186 页）。这句话没错：你的肺部可能会吸进呕吐物。

在通常情况下，咳嗽反应往往足以应付这些异物的挑战，但是偶尔也会有一两块固体异物被卡在气管里无法排出。在其发展为严重的咳嗽甚至肺炎之前，你需要及时请医生处理。医生会使用一种被称为"气管镜"的柔性摄像装置去确认异物的位置。这种装置和水管工用来窥视堵塞的排水管的那种摄像装置没有什么本质差别。接下来，医生会尝试用一些纤长而灵活的镊子将异物移除，但有时还是不得不诉诸外科手术来解决。这就像用大锤去剥花生一样。

胃疼、消化不良和烧心

食物可能是一种令人愉悦的东西，但正如伦敦西区的经典音乐剧《雾都孤儿》（Oliver!）中警告的那样，暴饮暴食可能带来不好的结果。如果你大吃特吃热香肠蘸芥末、冷果冻和奶油冻、豌豆布丁和干腊肠，接下来会发生什么？很可能是消化不良。

消化不良是一组叠加出现的轻微症状，通常是在吃太饱之后发作的。一旦肠胃处理完我们放纵后留下的烂摊子，症状通常就会消失。这些症状包括胃痛、烧心（heartburn）、腹胀、打嗝、恶心，有时嘴里会有酸水，或者干脆呕吐出来。

"不消化"这种说法对医生来说太通俗了，因此他们将其正式称为"消化不良"（dyspepsia）。这是一种花哨的希腊式表达，但指的其实是同一个现象。"pepsia"一词泛指"消化"，但偏向胃部的消化，如在"消化性溃疡"（peptic ulcer）和一种消化酶"胃蛋白酶"（pepsin）中。消化不良是胃部的一种疾病，通常是因为胃部的过度使用引起的。它的所有症状都可以被视为把太多食物塞进胃里、吃得太快或太油腻的结果。

烧心也称"胃灼热"，是一种胸部的灼痛，通常位于左侧，但和心脏无关。它给人的感觉确实很像心脏病发作，以至于在因为疑似心脏停搏被送进急诊室的病例中，有一大半最终被发现只不过是烧心罢了。不过医生对此并不介意：在事关生命的问题上，还是要谨慎点儿。

烧心虽然和心脏没有关系，但的确和灼烧感有关：它是胃酸溢出贲门括约肌

（保护胃部入口的环形肌肉）并攻击食道下部的内壁而引发的。胃酸的酸性非常强。如果你提取一些胃酸，将其滴在不锈钢上，酸液都足以将钢的表面腐蚀。而胃部本身之所以没有受到胃酸的持续攻击，是因为它（通常）衬有一层厚厚的、保护性的黏液。但食道就没有这么幸运了。遇到足以溶解不锈钢的胃酸时，它是无法扛住如此猛烈的攻击的。

为什么？你可能会感到诧异，为什么胃部要配备杀伤力如此之强的酸性物质呢？原因有三。

第一，消化是一个漫长而费力的过程，需要将蛋白质、脂肪和碳水化合物等大而复杂的生物分子转化为可被血液吸收的简单的生物分子。这就是为什么消化道如此长和复杂。消化道可被分为 4 个独立的部分，每个部分分别执行消化过程的不同步骤。口腔通过咀嚼这种机械式的方式分解食物，并开始淀粉酶的消化过程。胃则是口腔之后的第二个部分，它有一个主要作用：开始分解蛋白质。消化蛋白质的终极目标是将它们分解为其基本组成单位——氨基酸。这个过程在酸性条件下的效果最好，因为酸有助于分解紧密缠绕的蛋白质分子，使其暴露于胃蛋白酶的攻击之下。经过漫长的演化，这个过程最终在强酸环境下能达到最佳效果。

第二，酸还有助于杀死食物中可能藏有的有毒、有害的微生物。因此，我们的胃会产生大量盐酸，每天能达到 2 升之多。任何学过化学的人都知道，盐酸是一种强酸。

第三，酸性环境是一道抵御病原体的屏障。因此，那些以可能受污染的食物为生的动物胃里的酸性通常也是最强的。几年前，一组微生物学家评估了包括人类在内的 43 种哺乳动物和 25 种禽类的胃酸的平均 pH 值。[26] 他们发现，胃酸酸性最强的是欧亚鵟——一种经常以腐尸为食的禽类，其 pH 值为 1.1（pH 值越低，酸性越强）。兀鹫、小嘴乌鸦和信天翁也有着酸性非常强的胃。

哺乳动物的胃酸往往酸性较弱。包括美洲驼和树懒在内的一些食草动物的胃酸甚至进入了 pH 值在 7 以上的碱性区域（pH 值是用对数计算的，所以 pH 值为 2 时的酸性是 pH 值为 3 时的酸性的 10 倍）。但有 3 种哺乳动物的胃酸 pH 值是例外的：雪貂、帚尾袋貂以及一种学名为"智人"的人科动物，也就是我们。这 3 种动物胃里的 pH 值都在 1.5 左右，比一些食腐禽类胃酸的酸性都强。一些大型的、食腐的哺乳动物，如鬣狗、狼獾和灰熊，可能拥有更低的胃酸 pH 值。不过出于明显的原因，目前还没有人问过它们这个问题。

雪貂和帚尾袋貂酸性极强的胃部环境从进化角度看是很好理解的，因为这两种动物都会频繁食用腐肉。但是我们人类呢？当然，我们可不会吃腐肉——抱歉，也许我们确实吃过。研究人员的观点是："对人类胃酸酸性如此之强的一种可能的解释是，在人类的进化过程中，腐肉发挥的作用比我们目前认为的更重要。"是的，在进化过程中，我们可能曾经吃过腐烂的肉。

当然，吃腐肉早已不再是人类的一种常见的饮食方式了。但烧心这种现象，即胃酸反流，无疑是我们进化过程中的食腐经历的遗留物之一。当胃被塞得非常满时，它就会产生更多的酸来处理大量涌入的蛋白质，而贲门括约肌也就会受到更大的压力，因此可能出现渗漏现象，让酸性强烈的胃酸涌到食道里去。

而在一顿大餐之后，我们往往还会做出让问题加剧的其他举动。含有咖啡因的饮料似乎有让括约肌松弛的作用，所以餐后的咖啡能让烧心问题更严重，但酒精和烧心没有关系。因此，这个发现似乎是让我们在餐后跳过咖啡，直接进入白兰地、波特酒等"助消化饮料"环节的绝佳理由。

但也不要太有负罪感，毕竟，这种胃酸反流太常见了。如果你在饭后躺下来，胃酸会在重力的帮助下加重问题。它也可能被气流加剧，因为在消化过程中产生的气体会以打嗝的形式逸出，而这个过程就可能顺道让胃酸和一些未被消化完全的食物涌出胃部。

油腻的食物也会加重胃酸反流，因为它会延缓胃部排空的进程。胃通常会在 3 至 4 个小时之内完成其工作，并开始将被部分消化的内容物挤压到消化道的第三个部分，也就是小肠之中。但是，胃如果被泡在油脂之中奋力工作，就需要更长的时间来完成这个过程，因为蛋白质在这种情况下更难被分解。延迟排空也是一种适应性的策略，是为了防止小肠被过多油脂淹没。脂肪会在小肠里被消化，但小肠的容量有限，所以胃部就发挥了储油罐的作用。结果是，我们维持了更长时间的饱腹感，并为打嗝、胃酸反流和犯恶心提供了更多机会。

有些食物是烧心的常见触发因素，不过在人群中存在着很强的个体差异性。常见的罪魁祸首有柑橘类水果、西红柿、洋葱、大蒜、巧克力和薄荷——这些食物都有放松贲门括约肌的作用，但并不是每个人在吃完这些食物后都会感到烧心。有些人有其他触发因素。我妻子就不能喝苹果酒，于是她觉得，这是因为苹果酒是酸性的。苹果酒的确是酸性的，但其 pH 值大约为 3 至 4，其酸性至少比胃酸弱了百倍，所以苹果酒肯定不是她感到烧心的原因。柑橘类水果和西红柿同理。

非甾体抗炎药（最常见的就是阿司匹林和布洛芬）的滥用也会让我们更容易出现消化不良问题。这是因为它们的一个副作用是抑制黏液的产生，而这些黏液本是用来保护胃部的。

非甾体抗炎药也可能导致胃黏膜全面出现炎症，这种情况就是胃炎（gastritis）。病毒、吸烟和酗酒也会造成这种后果。胃炎的一个典型症状是，就算只吃少量食物也会出现奇怪的饱腹感。这感觉实在令人沮丧。胃炎是胃痛的主要原因，但绝不是唯一的原因。便秘（constipation）和腹部胀气也会让你感到肚子疼，但这种疼痛通常会自行消失。

有些人容易出现胃酸反流现象，并可能得到"胃食管反流病"的正式诊断，但根本原因依然是暴饮暴食。你只需要少吃一点儿，就可以避免触发这种酸性攻击。

有时候，胃黏膜会被破坏，就会导致胃溃疡。胃溃疡曾被认为是压力过大、饮食过于丰盛或过于辛辣引起的。现在，我们已经知道，胃溃疡的主要原因是幽门螺杆菌（Helicobacter pylori）。它为了给自己创造一个不那么恶劣的生存环境而努力中和了胃酸。这一点是通过一个在自己身上进行的实验证明的，而这个实验堪称科学史上最惊人、最勇敢、最著名的故事之一。20 世纪 80 年代初，澳大利亚医生巴里·马歇尔（Barry Marshall）相信，几十年来对胃溃疡的主流医学观点是错误的，而它实际上是由一种具有传染性的细菌引起的。他和他的合作者罗宾·沃伦（Robin Warren）向澳大利亚胃肠病学会提交了一篇研究论文，详细地介绍了这一理论，结果却引发了同行的大肆嘲笑。

于是，马歇尔制备了含有幽门螺杆菌的培养基，然后喝掉了它。他迅速出现了胃溃疡的典型症状，包括口臭（见第 173 页）、恶心、疼痛、呕吐和炎症。活体组织检查显示，他的胃黏膜感染了幽门螺杆菌。在忍受了两周的痛苦后，他服用了抗生素，于是感染和胃部症状一同消失了。马歇尔和沃伦因为这项发现在 2005 年被授予诺贝尔生理学或医学奖，让澳大利亚胃肠病学会彻底颜面扫地。胃溃疡如今基本都可以用抗生素来治疗了。

常规的胃酸反流也很容易治疗。首选的药物是抗酸药，其中最简单的方式是以碱性化合物来中和盐酸，其原理类似小苏打和醋发生的化学反应。而这种中和反应的产物之一就是二氧化碳，所以做好打嗝的准备吧。不过，打嗝也可能把问题带回原点。而治疗更麻烦的病例时，可以选用更复杂的抗酸药，比如雷尼替丁，它可以减少胃酸的产生。

消化不良的其他症状也是暴饮暴食引起的。因此，避免消化不良的最佳方法是在餐桌上悠着点儿。但食物是如此令人愉悦，我们总是管不住自己的嘴。

恶心和呕吐

如果你在看上一章时感觉有点儿不舒服，那你可能就需要跳过这一章了。我可不希望你边看边吐。

恶心和呕吐是我们生活中最令人难受的现象之一。但比起中毒致死，还是它们更可取，于是我们时不时就会受到恶心感的攻击。大多数人偶尔都会呕吐，而有些人呕吐的频率超出常人，还有些人从来不呕吐。我妻子就经常呕吐，而我不会，但我们的饮食大部分时间是一样的，接触到的虫子也一样，所以我只能得出结论：她的胃很脆弱、很娇气，而我的胃是铁打的。

然而，即使是不怎么呕吐的人也非常熟悉恶心的感觉。这种感觉会在毫无预警的情况下突然出现，可能自行消失，也可能导致呕吐这样一个自然而可怕的结果。

这种感觉本身是胃和肠道开口处的正常肌肉发生逆向运动带来的。这样做的部分原因是为了将小肠里的内容物返回胃中，并做好将它们排出体外的准备。

恶心是一种几乎不可能被忽视的感觉。当它发作时，我们的视野会收窄，眼前的世界变得暗无天日。我们会一波接一波地感到难受，流口水，皮肤变得湿冷，打嗝，干呕，最终结果便是呕吐。

我们可以将这种可怕的体验归咎于演化。就像疼痛一样，恶心和呕吐带来的痛苦是一个强有力的警告，提醒我们下次要离那些可能造成伤害的东西远一些。作为自然选择的结果，和那些不会受呕吐困扰的动物相比，会因为呕吐反射而难受的动物可能具备轻微的生存优势。

20 世纪 50 年代，出于对核战争后大规模出现辐射病例的担忧，人们对呕吐原因的研究兴趣激增。一些在猫和狗身上完成的可怕实验证明，呕吐是由脑干中一个叫"延髓"的区域中的某一处脑组织引发的。用电刺激该区域可以导致动物呕吐，而注射催吐药物也可以导致该区域被激发，最终产生相同的结果。因此，这个部分也被称为"呕吐中枢"。

由动物实验推测人类也有类似的呕吐中枢，是合乎逻辑的。1962 年，美国犹他大学（University of Utah）的医生们发现了它。[27] 当时，他们在尝试缓解 5 名因无法通过手术切除的脑肿瘤而频繁呕吐的患者的痛苦。在所有措施都无效的情况下，他们用电极破坏了患者脑干部位的对应区域，杀死了其中的神经细胞。之后，这 5 名患者都停止了呕吐。他们甚至在服用一种非常可怕的催吐剂——阿扑吗啡后也不会呕吐了。

呕吐中心位于大脑中最原始的部分。我们认为，它是在大约 5 亿年前演化产生的，首次出现在如今所有脊椎动物的祖先的大脑中。因此，一个合理的假设是，呕吐是演化史上的一种古老的防御机制。事实上，古生物学家们偶尔也会发现疑似呕吐物的化石（这种呕吐物的正式名称叫"反流物"，但不可避免被戏称为"侏罗纪呕吐物"）。最古老的一块是最近在美国亚利桑那州发现的，已有 2 亿年的历史。

这块呕吐物的化石中含有一种名为"雷留图龙"的爬行动物的骨头，因此它可能是另一种类似恐龙的爬行动物吐出来的。这种动物属于劳氏鳄科，在那个时代是位于食物链上层的捕食者。然而，想确定这根骨头到底是被哪种动物吐出的已经不可能了。刺脊乐队（Spinal Tap）的大卫·霍宾斯（David St Hubbins）所言极是，呕吐物上的灰是没法被掸掉的。尽管如此，报道这一发现的杂志的封面上还是画了一条凶狠的劳氏鳄的想象图。[28]

众所周知，老鼠是不会呕吐的。几乎可以肯定的是，这是因为它们的神经通路太简单，肌肉太弱。另外几种啮齿动物也不会呕吐，包括小鼠、田鼠、河狸、豚鼠、海狸鼠和山狸（它们并不是真正的河狸，而是松鼠的亲戚）。

我们之所以掌握了这个信息，是拜一项英勇的研究计划所赐。在这项计划中，研究人员试图让这些动物呕吐，但最终失败了。[29] 研究人员推测，无法呕吐是啮齿动物的一般特征，但对啮齿目的全部 1800 个物种进行这项测试"既没有必要，又违反伦理"。啮齿动物到底是因为什么失去了这种能力，目前仍不清楚，但这个现象挑战了"呕吐是一种至关重要的生存适应能力"的假说。显然，不能呕吐这一点并没有让啮齿动物灭绝。它们反而是迄今地球上数量最庞大的哺乳动物群体。

在猫、狗、人类和恐龙的身体中，呕吐中心会接收到的呕吐信号有 4 种来源，其中最直接的来自胃肠道本身。肠道内壁上有可以发现有毒和刺激性物质的传感器。这些物质包括可以导致食物中毒的细菌、引起胃部和小肠发生炎症的病毒——都可能导致胃肠炎（gastroenteritis，也被称为"胃肠感冒"，不过与流感病毒完全无关）。当有足够数量的传感器被激活时，呕吐中心就会启动其可怕的程序；如果信号持续了足够长的时间，呕吐反应最终就会被激活。

而另一个最令人恐惧的呕吐触发因素是诺如病毒（norovirus），它也被戏称为"冬季呕吐病毒"。这个小讨厌鬼是肠胃炎最常见的病因，会在几天内使其受害者遭到反复上吐下泻的诅咒。这种病毒的传染性也高得吓人。人体摄入这种病毒（也就是一些用普通显微镜看不到的蛋白质和核糖核酸）后，有 50% 的概率能在发作之后自愈。诺如病毒虽然并不危险，也能自愈，但是非常讨厌。帮你打扫干净呕吐物的人，很可能就是下一个中招的。

导致冬季呕吐的另一个常见原因是轮状病毒（rotavirus）。这种病毒比诺如病毒更糟糕。轮状病毒性胃肠炎通常会以一阵呕吐发作宣告它的到来，然后是持续数天的严重腹泻（见第 202 页）。它的 R0 值（又叫"基本传染数"，是衡量一个感染者平均能再传染多少人的数值）超出了一般水平，达到了 25；而在一些暴发性疫情中，这个数值甚至高达 190。[30]

呕吐物或排泄物中的病毒颗粒会飘浮在空气中或落到物体表面上，借此进行传播，但也可能通过食物进入人体。不过，食物中毒更常见的原因是一些致病菌。常见的嫌犯包括沙门氏菌、李斯特菌、大肠杆菌、弯曲杆菌和志贺菌。它们通常潜伏在隐蔽的角落，比如没有煮熟的肉类、生鸡蛋、未经巴氏法杀菌的牛奶和奶酪、贝类和变质的食物中。但它们同样可能通过脏水和没有洗净的瓜果蔬菜侵入人体。而抵挡它们的第一道防线就是我们的味蕾：如果食物的味道不好或是不对劲，赶紧把它扔掉，否则你在不久后可能只会用呕吐的方式摆脱它了。

如果细菌闯过了你的舌头这一关，那它们就可以定居在你的胃壁上并开始刺激它，直到被宣判驱逐出境。与普遍的看法相反，它们并不会产生有毒物质，因此"食物中毒"指的并不是真正的中毒。食物中毒的症状可能在食用被污染的食品后不久出现，但有时也会经过几天甚至几周后才发作，因为胃里强力的胃酸对细菌相当不友好。因此，确定到底是什么让你犯恶心反而成了一个棘手的问题。

尽管如此，在开始感觉恶心之前，你就可能对你最后吃的一切食物产生厌恶感了。这是演化的机制驱使的，可以让你从过去的错误中吸取教训。然而，你也可能错判了罪魁祸首。同时，这个系统还很容易受到"黑客"的攻击。比如，研究记忆的专家伊丽莎白·洛夫特斯（Elizabeth Loftus）就曾经做过一个试验：她给受试者们植入了虚假的童年记忆，让他们以为自己是在吃了煮熟的鸡蛋后生病的。许多受试者在那之后就对鸡蛋产生了厌恶情绪。

而普通的呕吐反应也可能是胃部过度扩张引起的，也就是暴饮和／或暴食导致的。这是第二种呕吐信号。据说，罗马人在举行宴会的时候设有一个特殊房间，叫"呕吐室"（vomitorium）。他们会躲进那里呕吐，以便腾出空间继续吃喝。这是一个听起来有趣且很合理的典故，但和其他许多类似的故事一样，并不是真实的。这个名词的确存在，但意为"进入通道"，是圆形剧场内部的一个宽敞的走廊，便于观众在表演后集体离开。这个词之所以看起来和呕吐有关，是因为它和呕吐一词有着相同的词根，意为"倾泻而出"。

呕吐中枢还会接收脑干中的另一个结构——"化学感受器触发区"（chemoreceptor trigger zone，CTZ）输入的信号。化学感受器触发区位于脑干和血流的交界处，任务就是搜寻毒素。这个部位可以提供可靠的信息，表明某种危险物质已经进入血液，而这种物质可能来自肠道。这样一来，将胃和小肠的内容物排空便是一个明智的预防措施。这些危险物质中的一种就是酒精。

第三种呕吐信号来自人体的平衡系统，由内耳中用来跟踪运动的前庭系统、视觉系统，以及分布在肌肉、皮肤和关节上以跟踪身体位置的各种传感器（被称为"本体感受器"）三部分组成。如果它们发现这些输入信号之间有任何不匹配现象，大脑就会假设有毒物质已经进入大脑，造成了错觉，所以呕吐可能成为此刻的必要措施。酒精也会导致这种情况发生。同时，这正是晕动病（motion sickness）的原因所在：视觉系统给出的结论是，相对你所在的车、船或飞机，你的身体并没有移动，然而，另外两个部分却给出了相反的答案。于是，这就会导致长达几小时的煎熬。

而第四种呕吐信号来自大脑皮层。这是大脑中较高级的部分，负责意识、规划和其他执行功能。它引发恶心和呕吐的能力不容小觑——你甚至可以通过想象让自己产生恶心感。但它也可以起到抑制呕吐的作用。在 2014 年发表的一篇非凡的文章中，《大西洋月刊》（The Atlantic）的编辑斯科特·斯托塞尔（Scott Stossel）表现出了一种对呕吐的近乎病态的恐惧——也就是说，他无论感觉多恶心都吐不出来——这让他的生活和事业陷入了困境。[31] 最终，他同意接受暴露疗法的治疗。这种疗法的本质就是接受人为催吐。医生给了他一种叫"吐根"的强效催吐药。这东西能让绝大多数人呕吐，但在斯托塞尔身上失效了。他经历了可怕的恶心和干呕，但有意识地抗拒呕吐的冲动（就像他多年来做的那样），到最后也没吐出来。

极度的痛苦和恐惧也会让一些人呕吐，但原因尚不清楚。厌恶也是呕吐的一个重要的触发因素，其原因就很明显了。这种情绪演变成了一种避免得病的机制。它导致身体上的退缩和面部典型的扭曲表情，而这些可能都是为了最大限度地减少和潜在的有害物质，比如腐烂的食物、血液、粪便、尸体和呕吐物接触。厌恶还能激活呕吐反射，目的是把食道中的异物弹射出来。这就是为什么看到别人呕吐的样子，听到别人呕吐的声音或是看到或闻到呕吐物都会让我们感到恶心，开始干呕，甚至真的吐出来。显然，即使是阅读这些文字描述，你也可能已经开始皱眉了……

还有一个老办法：用手指去抠喉咙。这样也能触发呕吐反射。

除了能启动呕吐反射以外，呕吐中枢似乎还会参与协调与干呕和呕吐有关的肌肉运动。这些运动相当复杂，堪比跳芭蕾舞。

表面看来，胃似乎可以不费吹灰之力地独立启动一系列剧烈动作，但事实并非如此。在整套呕吐流程中实施最后一击的是你的呼吸肌，包括膈肌、肋骨之间的肋间肌和腹肌。这些肌肉会启动一系列剧烈痉挛，从而导致干呕，并最终让你呕吐。

姿势肌也会发挥作用，让你处于呕吐的姿势——弯腰驼背，头向前伸，尽量靠近马桶（也难怪会出现"通过一部白色的大号电话与上帝交谈"这样的比喻），以最大限度地提高呕吐的效率。

而打嗝的动作就要简单多了。聚集的气体激活了胃壁上的拉伸受体，从而打开贲门括约肌（这是胃部入口处的环形肌肉，通常会保持关闭，以阻止未消化完全的食物和胃酸反流，见第184页）。而物理学就足以完成剩余的工作：气体从束缚中释放，向上升起并通过口腔逸出，气流通过时顺便振动声带。

这些气体有时会夹带一些未消化完全的食物和胃酸，这就是为什么打嗝会导致轻微的口臭。而如果出于某种原因，你试图倒立着打嗝，你会发现打不出来：气体不会被主动排出，只会跟随重力移动。

无论如何，回到我们的主要问题上来。呕吐导致的肌肉收缩可能非常强烈，目的是让呕吐物被抛射得更远。而特别强烈的诸如病毒发作可能导致可怕的喷射性呕吐，有时甚至会在毫无预警的情况下突然发生。这种喷射性呕吐没有干呕的过渡，而是直接向外喷射呕吐物。这似乎是病毒本身适应性进化的表现，为的是在最大程度上提高其传染性。在一项经典研究中，英国的一个城市暴发了严重的胃肠炎，而其起源可以追溯到一家酒店的餐厅里：几周前，一名女性突然之间毫无预兆地吐在了锃亮的木地板上。餐厅员工迅速清理了污物，精致的餐厅也得以继续营业。但在接下来的几天里，那名女性呕吐时在场的 125 名食客中，有 50 多人开始生病。坐得离那名女性越近，生病的人就越多。和她坐在同一桌的每个人都病了，而隔壁桌的食客中也有 70% 病了。甚至坐在离她最远的一桌的食客中也有 25% 的人病了。这些人中没有一个在现场接触到了呕吐物。[32]你可以据此得出自己的结论了。

在两三次呕吐后，这个过程就结束了，恶心感也会消失。在理想状况下，此时导致你不适的物质已经被排出了体外，呕吐也就达到了它的目的。但很多时候，情况并非如此。恶心的感觉会再次慢慢累积，让你迎来下一波呕吐。

即便胃内容物已经被彻底清空，这种情况也有可能发生，比如，当化学感受器触发区仍然能在血液中检测到毒素的时候。如果是这种情况，那么继续呕吐并不会解决问题，但是，毕竟安全是第一位的。这就是为什么你在已经没东西可吐时还会继续干呕和吐酸水。这也是呕吐无法缓解晕车的原因。

即使恶心感没到导致呕吐的程度，这种体验仍然非常可怕。身体上的不适还会因为消极情绪而加剧。这就是为什么恶心感会同时伴有冷汗，尤其是在晕车期间。

想要避免恶心和呕吐，唯一可靠的方法是永远不要吃东西或喝水，永远不要和其他人在一起，永远不要乘坐任何一种交通工具。换句话说，你根本不可能确保自己永远不恶心和呕吐。

不过，还是有一些方法可以最大限度地降低呕吐发生风险的，比如彻底洗手（请注意，诸如病毒可以被肥皂破坏，但不会被含酒精的洗手液杀死），在做饭和吃饭时多加注意，以及和生病的人保持距离。

如果你和一个呕吐过的人共用一个洗手间，就礼貌地请他们在呕吐后合上马桶盖，然后再冲水。许多研究发现，在马桶盖敞开时冲水，会制造出一种悬浮在空气中的气溶胶，这些水滴中裹挟着被冲下马桶的污物的微粒。[33]这些"马桶散落的羽毛"会在浴室的空气中徘徊，也会落在地上和台面上。像诺如病毒这样的病原体可以在洗手间中存活数周。它们与邮轮、飞机和餐馆中传染性疾病的暴发有很大关系。

恶心和呕吐可能有各种各样的原因，其中有些很严重。所以，如果你有长期呕吐的问题，或是呕吐频繁发作，最好赶紧就医。

当你感到很恶心并想呕吐时，可以采取一些行之有效的措施来缓解不适。医生可以给患者开强效止吐剂，但前提是患者的呕吐状况很严重，或是呕吐已经让身体变得非常虚弱，比如化疗导致的呕吐。不到这种程度，医生是不会开这类药的。薄荷或生姜等民间止吐偏方的效果已经获得不少证据的证实。还有病例报告说，吮吸冰块或喝气泡水也能缓解恶心感。

然而，我们最终不得不接受这样一个事实：呕吐其实是为了我们自己好。一味抑制呕吐不一定是个好选择。因此，让你的生理机制去执行它最糟糕的任务吧！把不好的东西吐出来，总比留它在肚子里作祟强。

放屁和胀气

在美国作家库尔特·冯内古特（Kurt Vonnegut）的小说《加拉帕戈斯群岛》（*Galapagos*）中，一群游客在某个属于达尔文群岛的小岛附近遭遇海难，并被困在了岛上。不久后，一种致命的新型疾病席卷了世界各地（听起来是不是很熟悉？），使他们成了地球上最后幸存的人类。在接下来的 100 万年里，他们的后代进化成了一种有点儿像海狮的毛茸茸的生物。这些后代的人性已经所剩无几，但至少有一点留了下来："当它们躺在沙滩上时，如果其中某一个放了屁，其他的都会开始哈哈大笑，就像 100 万年前的人类会做的那样。"[34]

放屁（fart）是很好笑的。你可能不会相信的是，关于这种现象究竟为什么好笑，学术界进行过不少严肃的讨论。美国印第安纳州的泰勒大学（Taylor University）的哲学教授詹姆斯·斯皮格尔（James Spiegel）表示，放屁是仅有的几种全世界通用的幽默现象之一——在世界各地的文化和有文字记载的任何社会中，放屁都是一件会让人哈哈大笑的事。[35]

不过，在某些时候，放屁就不那么有趣了。有些人会受到"胃肠胀气"（excess flatus，"flatus"是"屁"的医学术语）这种尴尬的困扰，无论是在量还是气味方面，或者二者兼具。而有些人则放屁太少，有肠内气体积压的问题。但在进入这个领域之前，我们需要先研究一下关于放屁的基础知识。

无论你是否承认，你都会放屁。放屁不仅是全世界都觉得好笑的事，也是全世界都会做的事。由于某个你无法控制的过程，气体不可避免地在你的大肠中聚集，而它们只有一个出路：肛门。借用快转眼球乐队（R.E.M.）的经典句式：每个人都要放屁。

大部分构成屁的气体是由肠道微生物产生的。这些微生物能够消化我们自己的消化系统无法处理的碳水化合物——主要是复杂的多糖，即膳食纤维。而这些气体混合物的主要成分是氢气和二氧化碳，有时还会带着一点儿甲烷。甲烷和氢气都是易燃气体，这就是为什么你可以点燃你放的屁。不过这种行为是不可取的，因为它会导致一种明显不属于小毛病的大问题——直肠烧伤。

肠胃胀气中的一小部分并不是在你体内产生的，而只是普通的空气，大部分是氧气和氮气。它们是被你吞下去的，但因为你没有打嗝，它们就从你的胃部进入了你的肠道，即将从后门离开。

上述这些气体中没有一种是有气味的，更不用说屁的那种臭味了（甲烷也是无味的，而家里使用的天然气中人为添加了臭味剂，以便你及时发现泄漏问题）。但微生物可以从食物中获取硫元素，再通过发酵过程制造出少量硫化物，特别是硫化氢、二甲硫醚和甲硫醇。它们的气味分别像臭鸡蛋、卷心菜和烂掉的卷心菜。这些气体正是让屁非常难闻的原因。甲硫醇的臭味是如此经典，以至于它有时会被添加到天然气里用作臭味剂。难闻的气味更容易让人们行动起来，去检查哪里出现了泄漏。

除了上述气体之外，放屁有时候还会顺带喷出一些从粪便中挥发的物质，特别是粪臭素。它是粪便的恶臭味的主要来源，也是有些屁闻起来和粪便别无二致的原因，尤其是在直肠里已经充满粪便时。这意味着你该准备去上大号了。

屁可以无声无息地排出。如果它们碰巧很臭，这样的屁就被俗称为"SBD"，即"沉默而致命"（silent-but-deadly）的缩写。而如果放出的气体足够多，就会导致肛门和臀部产生大声的共振，发出典型的放屁声。很多人能故意这样做，而有些喜剧演员甚至在舞台上以此谋生，其常见表演方式包括用一些有创造性、音乐性或趣味性的方式放屁。这个历史悠久的职业甚至有个名字——"放屁师"（flatulist）。不少英国人可能还记得，在某个电视选秀节目中，一个艺名叫"甲烷先生"的放屁师就用屁演奏过《蓝色多瑙河》。还好，他没能进入下一轮。

因此，放屁虽然是一件既好笑又令人反感的行为，但它实际上是完全正常的。根据 NHS 的说法，每个人平均每天会放屁 5 至 10 次。即使你努力憋屁，大部分气体还是会泄露出来，就像轮胎慢慢撒气一样。

不过，憋住屁不放可不是一个好主意。这种做法会让直肠内部的压力增加，并被认为是一种会引发疼痛甚至致命的炎症性肠病——憩室炎（diverticulitis）的主要诱因。憩室炎在生活在西方城市的人群中最为常见，毕竟当众放屁是不受社会规范容许的，因此憋屁的现象十分普遍。如果这些事实都不足以说服你有屁就放，那就再考虑一个问题吧：滞留在体内的屁中的一部分会被重新吸收到你的血液中，然后通过呼吸释放。你如果不放屁，屁就会变成你的呼吸。

如今，我们之所以知道正常的屁是由什么构成的，要归功于英国谢菲尔德的皇家哈勒姆郡医院（Royal Hallamshire Hospital）的一群胃肠科医生在 1991 年针对胃肠胀气进行的一项具有里程碑意义的实验。他们撰写的论文《对健康志愿者正常肠胃胀气现象的研究》（Investigation of Normal Flatus Production in Healthy Volunteers）首次为正常放屁现象建立了参考标准。[36]

参加实验的志愿者有 10 人，男女各半。研究人员将橡胶管插入他们的肛门并保持 24 小时，将这段时间里他们的屁收集起来进行检测和分析，哪怕在他们睡着时也没有停止。这些坚强的志愿者在正常的饮食之外每人又吃了 200 克烤豆子，以确保研究人员能够获取足够多的研究素材。他们被允许在排便时取出管子，但随后必须尽快将其重新插好，并用胶带密封。

参加实验的志愿者们排出气体的体积从 476 毫升至 1491 毫升不等，中位数为 705 毫升。男性和女性之间没有显著差异。排出的气体量在餐后达到顶峰，但在整个 24 小时之内基本保持稳定，包括在志愿者睡觉的时候。是的，你睡着以后也会放屁。

研究人员又让志愿者在 48 小时之内只吃无纤维的流质食品，之后对其中的

6个人重复了上述实验（论文里没有解释为什么有4个人放弃了第二次实验）。实验发现，志愿者在24小时之内的排气量下降到了200毫升，而其成分中绝大部分是被吞下的空气。研究人员认为，这能够证明，放屁排出的气体的主要来源就是未消化完的食物。

以上就是关于正常的屁的内容，但某些人可能有放屁过多的问题。NHS建议人们"检查你放屁是否正常"，标准是，如果你平均每天放屁不超过15次，气味在尚可忍受的水平，那你的屁就是正常的。如果上面两项之一超过了正常标准，或是你有腹胀难受的问题，那么这些可能就是某种潜在健康问题的迹象，包括需要医疗干预的肠易激综合征（irritable bowel syndrome）、胰腺炎（pancreatitis）和乳糜泻（coeliac disease）等。

但在去看医生之前，你应该尝试做一些事情：少食多餐，细嚼慢咽，定期锻炼以帮助消化。你还可以找出哪些食物会让你放屁过多或是气味难闻，并注意避开它们。如果你经常吸烟、嚼口香糖、喝碳酸饮料、吃硬糖、咬笔杆或是戴着不合适的假牙，那你会放屁可能只是因为吞入了太多的空气。

一些常见的处方药，包括他汀类药物和一些抗真菌药，都可能产生胀气的副作用。但请务必先咨询你的医生，再决定是否停药。此外，还要小心益生菌。它们虽然在广告宣传中会被描述成改善肠道健康的灵丹妙药，但实际上往往更容易引发而不是预防胃肠胀气。[37]

如果这些招数都不起作用，那么你的下一个选择可能就是药店了。药店会提供一种用活性炭制成的可以吸收气体的药片——你可以把它们看成防放屁糖；还有带吸臭功能的垫子或内裤。一个业内领先的吸臭内裤品牌Shreddies（它的座右铭是"恣意地放屁吧"）声称其活性炭背板"可以过滤相当于平均放屁强度200倍的气体"。

当然，对大多数人而言，大多数时候的屁是完全自然、正常的事情。让我们面对一个现实：放屁也是令人愉快的。放屁不仅仅是一件搞笑的事。人们实际上还会喜欢自己的屁的气味。在盲嗅测试中，许多人会讨厌其他人的屁的气味，但会喜欢自己的。这可能是因为放屁就像指纹一样，对每个人而言都是不同的。我们发现自己的气味很熟悉，会让我们感到安心。所以，不要再憋着屁不放了，让它出来吧。

便秘和腹泻

在我最喜欢的问答类电视节目《它们的联系在哪里》（*Only Connect*）中，我最喜欢的问题之一是"找到以下4种表述的联系：'呈香肠状''有清晰边缘的柔软斑点''没有清晰边缘的粥状物'和'完全液体化'"。

如果你没有猜出来，我告诉你，答案是"布里斯托大便分类法"（Bristol Stool Scale）。[38]它发明于1997年，本是用作肠道问题的诊断标准的，但医生也经常依靠它来减轻排便话题带来的尴尬，与患者开启轻松的谈话。这套诊断标准实际上分为7型，而《它们的联系在哪里》节目是从第4型开始问的（这一型的完整表述是"呈香肠或蛇状，顺滑而柔软"）。这套标准的第1型至第3型是"单独的硬块，像坚果一样（难以排出）""呈结块的香肠状"和"呈香肠状，但表面有裂缝"。

而第1型和第2型意味着便秘，第5型是腹泻（diarrhoea）的分界线，第6型和第7型则属于典型的腹泻。理想的大便形态是第3型和第4型。它们柔软而坚韧（有时候非常非常长），因此很容易在一次平稳的排便动作中顺利排出。我认为，我们每个人一生中都排过从第1型到第7型的所有形态的大便。

顺便说下，人们认为这个分类法中的"粪便"（stool）的词源本身指的是"座位"，而没有"粪便"之意。在古英语中，"cyne-stōl"一词意为"王座"。后来，这个词被粗鲁地截短，表示普通的座位。之后，它被用来表示没有靠背和扶手的凳子。最终，它成了马桶的代名词——一种极为粗俗的王座。

便秘和腹泻都会让人长时间坐在"王座"上，要么进行无效的努力，要么经历不受控制的喷发。很难说哪一个更糟糕。但让我们从这套标准的底部，也就是第 1 型和第 2 型开始吧。不过，怎样才算便秘，实际上是很难精确界定的，因为不同人正常的肠道活动存在很大差异。某些人每天排便超过 1 次，但另一些人每周只排便三四次。但是，如果你排便不频繁，大便坚硬且难以排出，而且比正常大小要大或小得多，那你就存在便秘的问题。

便秘的原因往往很简单，也很容易解决。便秘的首要原因是饮食中的纤维含量太低（这就是为什么鸡蛋是一种典型的会引发便秘的食物——它几乎不含纤维）。脱水（dehydration）也可能导致便秘（见第 306 页），而缺乏运动同样如此。因此，多吃含纤维的食物，多喝水，少吃鸡蛋，少喝酒，告别久坐不动的习惯，你的大便应该就能在几天之内回到"顺滑的香肠"的范围。

不良的如厕习惯也会导致便秘。当你感受到急切的便意时，憋大便是一种非常糟糕的做法。因为粪便在直肠中停留的时间越长，被吸收走的水分就越多。而不良的排便姿势也对便秘负有责任。大多数西方人都习惯直挺挺地端坐在马桶上，双脚自然地踩在洗手间的地板上，但更自然的姿势其实是深蹲。这种姿势可以使直肠完全伸直、放松，大便就容易滑出。而端坐则会导致直肠扭转、纠结，让它难以完全排空。

如今，有一种方法变得越来越流行，就是使用"马桶垫脚凳"。这种脚凳（另一个意义上的"stool"）可以将膝盖抬高到臀部水平线以上，释放直肠受到的压力。这种方式已经得到证明，可以将大便的用时减到一半左右。

有些药物的副作用中就包括"导致便秘"这一条。因此，你可能需要检查一下你正在服用的所有药品的说明书，看看你的便秘是否属于这种情况。然而，便秘也可能是肠癌、糖尿病等严重疾病的症状之一，所以，如果你经常被便秘困扰，还是应该去看医生。

如果生活方式的改变对便秘依然不起作用，那泻药也许有用。泻药有两种基本类型：粪便软化剂和肌肉兴奋剂——从名称来看，这两种药都不需要进一步解释了。通常而言，它们都能在几天之内确保你顺利卸货。

一种粪便软化剂叫山梨糖醇，它可以把水从血液中吸入大肠。山梨糖醇天然存在于西梅和西梅汁中，因此西梅制品在便秘人群中有很大的市场。

慢性便秘可能导致痔（见第 210 页）和粪便嵌塞——坚硬的粪便堆积在直肠之中的情况。强效的泻药和灌肠剂通常能够解决这个问题。然而，在极端的情况下，医生将不得不戴上润滑过的橡胶手套，用手指来手动挖掘。如果你需要一个理由去说服自己吃含有更多纤维的食物、喝更多的水，那这个理由应该足够了。

而位于这套粪便分类标准另一端的是腹泻。如果你已经不记得本节开头的具体分类，那么我再强调一下这几种粪便的特征：要么是没有清晰边缘的粥状物，要么就是完全的液体。腹泻通常会与恶心、呕吐（见第 189 页）同时发生，其病因也有许多相同之处：食物中毒、肠胃炎、食物不耐受（food intolerance）或过敏。腹泻像呕吐一样，也经常反复发作，并可能持续数天。你还可能要同时忍受腹痛、肠痉挛和发热的痛苦。

这些症状都指向同一个目标：尽可能快速、有效地排出有害物质。比如，水样便是大肠的主要功能之一——吸收食物和饮料中的水分，以及重新吸收小肠分泌的水分——失效而导致的。一个成年人平均每天要摄入大约 2 升水，来源包括食物中的水分；唾液、胃酸、胆汁和肠道分泌物也会为粪便增添水分。健康的肠道会把这些水分中的绝大部分重新吸收，只留下 100～200 毫升来软化那些"顺滑的香肠"。

传染性的细菌和病毒的存在会使肠道内壁发炎，并让这个系统发生紊乱。于是，上述这些水分都不再被肠道重新吸收，而是留在原地——但它只有一个出口。

在一定程度上说，这也是一种适应性的机制，可以将肠道内容物迅速地冲向出口，然后将其彻底排出。这是一种大自然赐予你的肠道灌溉法，如果你愿意这么想的话。与此同时发生的腹部痉挛，不过是正常情况下让肠道内容物向直肠移动的腹部肌肉运动变本加厉的版本。没错，最终完成排泄工作的喷发式的痉挛也是如此。和呕吐不同，腹泻并不需要某些专门的肌肉收缩，而只需要让平时的肌肉运动变大。

检查此时排泄物的颜色是必要的一步。亮黄色表示肝脏可能有问题；黑色表示小肠出血；红色表示小肠以下的肠道出血。上述这些情况都需要你留意。不过，绿色通常表示没有大碍，因为它只是没有被分解的胆汁造成的。

正常大便的颜色也各不相同，可能呈现从浅棕色到棕色再到深棕色的各种色调。同样，绿色在大部分情况下是正常的颜色——吃下大量的绿色食物会给你的大便着色，但这也是你大量摄入含纤维的叶类蔬菜的证明。颜色苍白的大便表明缺乏胆汁，说明肝脏可能存在问题。黄色可能代表许多值得担忧的问题，特别是在伴有难闻气味的情况下。红色和黑色可能是肠道出血的结果。但如果你的粪便看起来是蓝色的，那么你的肠道没有问题，是你的眼睛出问题了。

德国人非常热衷于检查自己的大便。在德国的许多厕所，马桶里设有一个特殊的观察台，可以让他们在冲水之前彻底地检查粪便。

如果你需要一份带图的"布里斯托大便分类法"来帮助你做出判断，此类周边品类丰富，从咖啡杯、鼠标垫到T恤都有。不过，你也可以像《它们的联系在哪里》的参赛选手那样将这个标准牢牢记在心里，对其熟悉到在节目上听完两条线索之后就给出答案。对你的大便了如指掌可是一件要紧事。

食物不耐受

　　我家里人对辣味食物有些复杂的情感。我们全家都喜欢吃辣的。我家冰箱里甚至有一个区域专门用来存放辣椒酱，甚至能同时放四五瓶不同品牌的。但是，我家的一个成员（为了保持尊严，她要求匿名）在吃完辣椒后总免不了以一种略显暴力的方式将其排出体外。

　　虽然她从未得到正式诊断，但我怀疑她很可能就是占人群 10% 的肠易激综合征的受害者之一。因为对此领域的研究还不够透彻，人们用"肠易激综合征"这个词笼统地概括了一系列症状，主要包括腹胀、腹泻和腹痛。这些问题的发作通常和吃特定种类的食物有关。辣椒是一种常见的诱因，小麦和乳制品也是。但是，我们日常购入的食物和饮料都可能引发这些问题，这份清单包括：水果、豆类、卷心菜、洋葱、西红柿、黄瓜、加工肉类、葡萄酒和啤酒。

　　我们把吃完某些食物后不久便慌忙奔向洗手间的人称为"食物不耐受症"患者。这个词经常让宴会的东道主"不耐受"，而一些医生也对其嗤之以鼻，认为很多对健康问题疑神疑鬼的人之所以说自己食物不耐受，纯粹是为了赶时髦。如果你也怀疑这个问题是否真的存在，请在"咖喱之夜"的次日早晨来到我家，在洗手间门口聆听。

　　一个常见的罪魁祸首是小麦中的一种蛋白质——麸质（gluten）。麸质也存在于燕麦、大麦、黑麦和其他谷物之中。许多人都抱怨说，面包或其他富含麸质的食物会导致自己出现腹胀、腹痛、头痛、头晕、嗜睡、关节疼痛、四肢麻木和出疹子等状况。这通常被称为"麸质不耐受症"，其正式名称是"非乳糜泻麸质敏感症"（non-coeliac gluten sensitivity，NCGS）。有趣的是，这种问题已经开始流行，至少有不少人开始认为自己有这种问题——尽管对于它是否真实存在，目前还有争议。

有些人确实会因为一种叫"乳糜泻"的问题而对麸质完全不耐受。摄入麸质后，这种蛋白质会导致他们出现自身免疫反应，使肠道内壁受到攻击。乳糜泻在全体人群中发病率大约为1%。它可能会引起严重的健康问题，包括营养不良。此外，少数人对小麦本身过敏。如果你有健康问题，并怀疑是吃谷物引起的，那么你首先要做的就是排除乳糜泻和小麦过敏这两种情况。

需要明确的是，食物不耐受和食物过敏是两码事。食物过敏可能导致严重的、危及生命的过敏性休克，需要过敏者终身对致敏食物保持警惕。但从来没有人死于食物不耐受。

关于麸质不耐受症，有研究表明，有些人有慢性的肠道相关症状，而如果让他们食用无麸质食品，症状就会消失。看起来，这是证实这种病存在的一个铁板钉钉的证据，但它不能排除"安慰剂效应"的可能性。还有一种可能是，该对这些症状负责的并非麸质，而是其他物质。

这里的"其他物质"通常指的是被统称为"发酵性碳水化合物"（FODMAP）的物质，其全称是"可发酵的低聚糖、二糖、单糖和多元醇"。如果你没有学过有机化学，这串全称可能会让你一头雾水。简言之，FODMAP这类碳水化合物是很难被小肠吸收的，所以它们会在肠道中长时间停留，并被细菌消化掉。这就会导致大量气体（也就是屁，见第197页）产生。

小麦含有大量的FODMAP（很多食品中都含有小麦），而很多其他食物中也含有FODMAP，如葱、芦笋、洋蓟（无论是普通洋蓟还是菊芋）、甜菜根、芸薹、谷类、茴香、各种水果、蜂蜜、牛奶、蘑菇、辣椒和豆类，还有啤酒。

其中，含量最高的是洋葱、大蒜、黑麦和大麦，当然还有小麦。因此，那些声称自己对小麦不耐受的人可能是对的，但他们找错了原因。他们的问题并不是麸质，而是FODMAP。当然，无麸质饮食确实可以将FODMAP的摄入量减少大约一半。

大约 70% 的肠易激综合征患者可以通过减少摄入富含 FODMAP 的食物来缓解症状。彻底放弃这些食物的方法对缓解这些症状非常有效，因此 NHS 如今向这些患者推荐无 FODMAP 饮食。然而，实现无 FODMAP 饮食非常困难，因为含有 FODMAP 的食物太多了。如果要将其完全戒掉，那你就不剩多少东西可吃了。

完全禁食此类食物并没有必要。能够引发症状的 FODMAP 在数量和类型上都存在极大的个体差异，因此许多对 FODMAP 敏感的人只需要放弃其中一部分食物就可以。不过，要找出具体是哪些食物在作怪依然是很困难的。很多人会从洋葱开始做排除法，然后发现不吃洋葱对他们而言就够了。另一种方法则反其道而行之，先不吃所有富含 FODMAP 的食物，然后慢慢地、一个接一个地将它们重新带回餐桌，看看自己对哪些不会产生很大反应。祈祷吧，希望啤酒是其中之一。

然而，低 FODMAP 饮食并不一定是健康的，因为不吃含有 FODMAP 的食物后，你会把许多富含纤维和各种营养素的食物拒之门外。

还有一种物质也是很多人无法耐受的，这就是乳糖（lactose）。这种问题要归咎于遗传因素：很多人的乳糖基因在童年后期就被关闭了，因此无法产生消化乳糖所必需的乳糖酶。实际上，这种情况是人类这个物种的默认选项，只不过我们中的许多人如今都带有一个基因突变，可以让乳糖基因在一生中都保持开启的状态。这种突变大约在 7500 年前首先在中欧出现，并迅速传播到整个人类种群中。这也许是因为它赋予了人类一种独特的生存优势，让人类在成年后也可以消化营养丰富、热量充足的乳制品。大多数有欧洲血统的人都携带着这种基因突变，但在世界其他地方，90% 的人是不具有这种突变的。

乳糖不耐受的人无法将乳糖分解为更小、更易吸收的单糖，因此会让乳糖一直停留在结肠里，成为肠道细菌们的食物。这些细菌贪婪地吞噬着乳糖，并排泄出气体，从而导致令人痛苦的腹胀、痉挛和腹泻问题。

而辣椒不耐受也和先天的生理特征有关。在人体中，存在一些专门负责感受辣椒素（辣椒中产生辣味的物质）带来的疼痛的感受器。当这些感受器的反应高于正常水平时，人就无法耐受辣椒了。这些感受器广泛存在于皮肤、口腔和肠道内壁。我们在吃辣椒时会感到热辣辣的，正是因为它们被辣椒素激活了。有趣的是，前文中我那位匿名的女性家人，如果碰巧在我煎辣椒时走进厨房，也会忍不住打喷嚏。

我们吃下的辣椒素中的大部分都会被吸收，之后进入血液，但也有一些会直接通过消化道。任何一个肛门曾被辛辣食物的残骸灼伤的人都对这个事实有亲身体验。在录制歌曲《火圈》（"Ring of Fire"）时，美国乡村音乐歌手约翰尼·卡什（Johnny Cash）应该没有想到歌名会给人这方面的联想。未被吸收的辣椒素也会导致大肠内壁上的感受器尖叫，从而导致疼痛、痉挛和剧烈的腹泻。

我家那位匿名的女性在吃过卷心菜后也会有点儿肠胃问题。我们会自己腌制韩式辣白菜，而且我们都喜欢多加辣椒。我得再加一句：也不要在"韩餐之夜"后的早晨来我家做客。

痔　疮

　　我已经记不起到底是哪个傻瓜给我父亲讲了这个笑话，但我确实记得它有多冷，就像铅做的气球一样径直砸到地上。这个笑话是这样的："痔疮和宝马车有什么共同之处？答案是，每个混蛋迟早都会有。"[①] 当时，我父亲刚好有一辆宝马车，而这辆车的前任主人正是我爷爷。我不确定他们两个是不是都有痔疮，但很可能的是，至少其中一个人有。这是因为我们每个人一生中得痔疮的概率都有 50%。

　　因此，这个笑话不仅不好笑，而且从医学角度看也是不准确的。当然，就算把它改成"大约一半的混蛋迟早都会有"，这个笑话还是很冷。

　　"臀部（肛门）内部和周围的肿块"的说法听起来就不太妙，实际上也的确不是什么好东西。而这就是 NHS 对痔的描述。不过，NHS 接下来的补充会让人稍微安心一点儿——"一般情况下，问题会在几天后自行改善"。

　　肛门是一个复杂得令人惊叹的器官，而痔是这个部位的一个常见问题。肛门内壁上的血管出于某种不明的原因发生肿胀或膨大时，这种状况就会出现。大约三分之二的人会在一生中的某个时刻被痔折磨，至少在西方社会是这样的。痔的影响没有男女之分，但女性更容易出现痔，因为这是怀孕期间的常见问题。45 岁到 65 岁的中年人群更容易受到痔的折磨。有钱人也比普通人更容易遇到这个问题。

---

① 　此处的"混蛋"（arsehole）本义为"肛门"。——编者注

痔的术语名称"haemorrhoid"实际上指的是在人体解剖学中完全正常和健康的一种现象。肛门的主要功能是防止大便失禁——用粗俗的语言表达，就是防止大便直接从肠道里掉出来。而肛门这个系统包括环形的括约肌和一组被称为"肛垫"的三合一结构——由结缔组织、平滑肌和大量的血管组成。这些血管就被称为"痔"，源自拉丁语中"血液流动"一词。

是的，孩子，它们的确是流动的。"也许肛门内膜最独特的地方，就是它的上面布满血管。"解剖学家哈米什·汤姆森（Hamish Thomson）在 1979 年发表的一篇论文中如此写道。[39] 而这里布满血管的原因是可以让肛垫充血，进而确保肛门牢固地闭合。肛门也是能够区分固体、液体和气体的感觉器官，让我们做出要不要排放内容物的正确决定。下次，当你自信地放屁时，你可以感谢一下你的肛垫。

有些时候，这些血管会发炎、红肿，甚至会从垫子里弹出，形成肿胀或脱垂的痔。它们可能停留在肛门内，也可能悬垂到肛门外，看起来和一串葡萄没有什么不同，因此得到了绰号"悬垂浆果"。它们可能会发痒、肿胀和疼痛，还经常会在排便或擦拭之后出血。好在这些血管通常会在几天后恢复正常。（无论是谁命名了"肛垫"这个词，这个人似乎都有一种扭曲的幽默感。因为在发炎的时候，这个部位可完全不是一块坐上去很舒适的"垫子"了。当然，有痔疮的人可以购买甜甜圈形状的中间有洞的软垫，坐起来舒服一些——这也算一种"肛垫"了。）

根据其严重程度，痔可以被分为 4 个等级。1 级代表只有血管肿胀，没有出现脱垂。2 级只有在用力排便时会出现暂时脱垂（可以被文雅地称为"下坠感"），但此后会出现自发脱垂。3 级会一直保持脱垂的状态，但可以用手指将其推回去。4 级为不可逆的脱垂，可能需要医生处置。最简单的方法是用橡皮筋紧紧套住其根部，等待 10 至 14 天的时间。它会枯死，随后自行脱落，留下一小块瘢痕组织。对于真正严重的痔，外科手术可能是让你摆脱麻烦的唯一办法。

低等级的痔通常可以通过调整饮食结构来避免，比如吃更多含纤维的食物、喝更多的水。一些面霜和软膏也可以缓解患处的不适感。这些软膏通常含有两种活性成分：去氧肾上腺素和氢化可的松。前者会导致血管收缩，从而让痔萎缩；后者可以缓解瘙痒。去氧肾上腺素收紧皮肤的功效掀起了一股认为痔疮膏可以去除面部皱纹的风潮，至少美国娱乐界名人金·卡戴珊（Kim Kardashian）这么认为。实际上，去氧肾上腺素除皱这一点并未得到科学证据的支持。

痔往往会成为笑话中的包袱。对英国讽刺漫画杂志 Viz 而言，只要够好笑，没品也无所谓。这部杂志推出了名为《诺比的痔疮》（*Nobby's Piles*）的系列漫画，其主角诺比有严重的"悬垂浆果"问题。他总是被以各种稀奇古怪的方式擦伤，而这对他的臀部相当不妙。

无论是因为大便带血，还是因为感觉肛门疼痛，你如果认为自己有痔，都很容易确定它们的位置。NHS 提供了一些看起来有些惨不忍睹但有用的图片。你可以用它们来自行判断，也可以让不介意帮你检查的人来判断（或是你帮别人判断）。

如果你确实有了痔，请安慰自己说，这种肛门不适曾经挽救的生命比它危害的更多。这要归功于一位在东非工作的爱尔兰医生的细心观察。

丹尼斯·帕森斯·伯基特（Denis Parsons Burkitt）在第二次世界大战期间首次前往非洲。当时，他在英国皇家陆军医疗队服役，并被部署到受英国保护的肯尼亚和索马里一带。战后，他在同样受英国保护的国家乌干达的坎帕拉建立了一家诊所。在这里，他发现土著居民与外籍人士对健康问题的关注重点是截然不同的，便对这一现象产生了浓厚的兴趣。差异最明显的是痔的发病率。

伯基特记录道，在外籍人士居住的社区中，痔是相当常见的；但在他接触的乌干达患者中，痔却很少见。他的观察结果与另一位在乌干达和肯尼亚行医近30 年的英国医生休伯特·凯里·特罗韦尔（Hubert Carey Trowell）的观点不谋而合。特罗韦尔报告说，他只治疗过两个患有痔的非洲人，而其中之一是一名热衷于西方饮食方式的王子。

在乌干达独立之后，伯基特于 1966 年离开了非洲，回到英国继续他的研究。

他的主要研究课题是一种在东非很常见的、发生在儿童身上的癌症的病因，但他依然对痔这个问题保持着浓厚的兴趣。

后来，伯基特和特罗韦尔取得了联系。在特罗韦尔的影响下，他开始更深入地思考在非洲看到的疾病模式。他指出，他接诊的更容易患痔的外籍人士往往习惯精细的、低纤维的饮食模式；相反，他遇到的乌干达患者普遍会吃很多粗粮。他开始相信，痔的主要原因是饮食中缺乏膳食纤维导致的便秘和紧张。这就会导致被强行挤出去的不是顽固的粪便，而是血管。

在那个时代，人们普遍认为，造成痔的元凶包括遗传因素，寒冷的天气，靠着寒冷的墙壁坐了太久，穿太紧的衣服，剧烈运动甚至是猛烈地打喷嚏，等等。伯基特对这些因素进行了系统性的排除。比如，在遗传因素方面，他研究了来自美国的数据。这些数据证明，痔在非裔美国人群中的发病率和在欧洲裔美国人群中的情况并没有差异。

于是，伯基特把他关于痔的假说发展成了一套更加宽泛的对膳食纤维的主张。在当时看来，这套主张相当激进。他认为，包括肠癌、心脏病、肥胖症、糖尿病和阑尾炎在内的各种西方常见疾病，都是低纤维饮食引发或加重的。

伯基特随后撰写了一本畅销书，名为《不要忘记膳食中的纤维》（*Don't Forget Fibre in Your Diet*）。1985 年，他的传记出版，书名叫《纤维人》（*The Fibre Man*）。我认为这至少比"痔疮人"好听得多。

虽然他的膳食纤维假说在很大程度上得到了证实，但这一理论和痔的诱因之间的关系依然没有得到证明。不过，有一些危险因素是确定的，其中一个是便秘。举重物也可能引发痔。靠着冰冷的墙壁坐着并不会引发痔，但在马桶上坐太久的确存在这种危险。出于这个原因，NHS 建议大家不要在洗手间里阅读。所以，放下你手里的这本书吧。

第五部分

外部攻击

我最喜欢的小毛病之一在任何医学教科书里都没有记载，也没有任何医学院会讲授关于它的知识。它叫"露疾"（lurgi）。这个看起来很了不起的名词是1954 年斯派克·米利根（Spike Milligan）和埃里克·赛克斯（Eric Sykes）在他们的电台喜剧节目《傻瓜秀》（The Goon Show）中凭空捏造的。那一集的标题是"露疾侵袭大不列颠"，讲述了英国和这种可怕的、具有高度传染性的疾病做斗争的故事。这样的场景听起来是不是有些熟悉？

　　"露疾"一词很快进入词典，用来泛指那些有传染性但又难以界定的疾病——那些像感冒或轻度流感一样足以让我们请病假但又没糟糕到需要住院治疗的问题。换句话说，就是典型的小毛病。

　　露疾是虚构的，但像它一样攻击人体的五花八门的外部力量是真实存在的。人类仿佛一块上好的肉，从病毒、细菌到真菌，从肠道蠕虫到吸血生物的很多东西都想来啃一口。而我们的体格很大，对许多微小的生物具有威慑力，因此它们也进化出了精心的防御措施，让我们在对它们下杀手之前三思而后行。有时候，我们的防御措施也会反过来攻击自身。我们处于一场永无休止的战争之中。但如果你正在这里读这本书，恭喜你，这说明你赢得了到目前为止的每一场战斗。但愿你的胜利能一直持续。

普通感冒

1946 年，当第二次世界大战刚刚结束，在位于英国索尔兹伯里（Salisbury）郊区的一家小型军事医院里，人们又面对新的敌人开始了一场战斗。不过，更确切地说，这个敌人已经是人类的老对手了，几个世纪以来一直在攻击人类。它就是普通感冒（common cold）。这场战争到今天依然在继续，并看不到尽头。

世界上有很多普通的疾病。如果没有它们，本书也不会存在。但只有一种普通疾病的名称中就带有"普通"二字。这个名字非常贴切。一个成年人平均每年会患 4 次普通感冒，儿童则每年会患 6 次。我们似乎从未对其产生免疫力。尽管症状轻微且通常都会自行消退，但普通感冒对医疗保健系统和社会经济而言都是一个沉重的负担。

感冒之所以又被称为"风寒"，原因可能与你想象中的不同，是因为其症状和你身处寒冷环境中时出现的反应很类似——流鼻涕，喉咙痛，浑身发抖。这个名字至少可以追溯到 16 世纪。在莎士比亚的作品《亨利四世》（*King Henry IV*）的第二部中，福斯塔夫问应征入伍的年轻多病的布尔卡夫："你有什么病？"布尔卡夫回答说："一场倒霉的伤风，老爷。"

鉴于寒冷天气和普通感冒之间的关联，这种疾病不可避免地被看作着凉受冻的后果。令人惊讶的是，这种"你会感冒都是因为你穿少了"的理论被人们信奉至今。这种说法听起来非常合理，毕竟有证据表明，寒冷的确会让你更容易感冒。但寒冷本身并不是感冒的病因。

不管怎么说，让我们回到那场战争中去。这场战争的司令部位于索尔兹伯里的哈佛医院（Harvard Hospital），它曾是美国红十字会开设的一家野战医院，为在欧洲作战的美军提供医疗服务。1946 年，在同盟国获得胜利、美军离开欧洲之后，美国红十字会将其移交给英国卫生部，后者将其用作普通感冒的研究机构。

在那个时代，关于感冒的最基本的科学知识也非常匮乏。甚至连医护人员也普遍和民众一样，相信感冒是寒冷或潮湿引发的，并认为吹风和鞋子进水的情况格外危险。一个被主流边缘化的假说认为感冒是一种传染病，但即使是这种假说的信徒，也无法在引发感冒的到底是病毒还是细菌这个问题上达成一致。

这家研究所开始尝试对这个问题进行求证。研究所的第一任所长是病毒学家克里斯托弗·安德鲁斯（Christopher Andrewes），他因为在 1933 年发现了流感病毒而闻名于世。1949 年，他在《柳叶刀》（The Lancet）杂志上发表了一篇文章，指出感冒的感染假说已经有了高质量的证据。[40] 其中最有说服力的证据来自一些偏远社区的报告。在这些社区，寒冷和潮湿是人们每天都会遇到的问题，但感冒却不是。比如，在北极探险家的队伍里，通常没有人感冒。在挪威位于北冰洋的一个偏远的前哨站斯匹次卑尔根（Spitsbergen），感冒在夏天很常见，在冬天却很不常见——如果你觉得潮湿和寒冷是感冒的病因，这里就出现了矛盾。

事实上，在每年 10 月份，当最后一艘船离开群岛两周之后，感冒通常就会在斯匹次卑尔根销声匿迹。而在 5 月份，当船只返回后，感冒会卷土重来。与此同时，在南大西洋的群岛中，有个名为"特里斯坦-达库尼亚"（Tristan da Cunha）的小岛。当来自南非开普敦（Cape Town）的船只到达后，这个小岛上往往就会暴发感冒；但如果是来自巴拿马（Panama）的船只到达，就不会出现这种问题。这种对比表明，感冒是由一种会在几周内死亡的传染性病原体引起的。从巴拿马出发的船只由于行程足够长（超过 12 天），无论是什么感染了船上的每个人，在到达该岛时，这些病原体都已经消亡殆尽。

索尔兹伯里的这家研究所进行的早期实验，致力于对"感冒具有传染性"

这一假设进行检验。在一个星期三的早晨，30 名志愿者乘坐火车抵达这里，然后每两或三人一组，被分派到一个舒适的尼森式小屋① 中居住。在他们逗留期间，除了工作人员以外，他们不会接触到其他人。

当然，他们也被允许外出散步，但必须和其他人随时保持 10 米以上的距离——这和新冠疫情中各国推崇的 2 米社交距离有异曲同工之妙。到了星期六，他们接受了"鼻内接种"，具体做法是把其他人的鼻涕或痰液滴入鼻中。随后，他们在这里又待了至少一个星期，以便研究人员观察他们和他们感冒的情况。

到 1949 年的时候，科学家们已经可以肯定，感冒就是病毒引起的。1956 年，他们分离出第一株这样的病毒，并将其称为"鼻病毒"（rhinovirus）。在古希腊语里，"rhino"指的就是"鼻子"。

在 1946 年至 1990 年期间，即到该研究所被关闭为止，已有近 2 万名志愿者来过此处，为研究贡献过力量。正是由于他们以及世界各地其他许多志愿者和研究人员的努力付出，我们如今已经认识了超过 10 种引发感冒的主力病毒，共分为 200 多种不同的亚型。新的病毒依然在被不断发现。2001 年，荷兰的医生从流鼻涕的儿童的鼻拭子中分离出一种新发现的诱发感冒的病毒——人偏肺病毒（human metapneumovirus，hMPV）。即使是早已众所周知的感冒病毒群也可以带来惊喜。2007 年，在最常见的引起感冒的鼻病毒中，人们又发现了一种新型病毒。也许还有更多病毒就藏在我们眼前，确切地说，就藏在我们的鼻腔里。

引发感冒的病毒的这种令人难以置信的多样性，正是普通感冒目前没有特效药或疫苗的主要原因。同时，它也解释了我们为什么会反复感冒，而不是在第一次感冒后发展出对这种疾病的免疫力：感冒根本就不是一种疾病，而是属于一大类的几百种疾病。但希望总在前方，有上百种的治疗感冒的新疗法目前已经开展临床试验。

---

① 一种铁皮屋顶的小屋，外形就像半个圆柱体贴在地上。——译者注

如果感冒有一天能被治愈，那这可真是世界性的重磅好消息。尽管感冒通常只会带来各种不适，并往往会在几天之内被免疫系统消灭，但它们也有让哮喘、慢性阻塞性肺病（chronic obstructive pulmonary disease，COPD）等基础疾病恶化的风险。同时，感冒也会给医保体系带来巨大的经济负担。

在美国，每年约有 2500 万人因感冒去看家庭医生。感冒导致了 2000 万天的病假缺勤，以及 2200 万天的病假缺课。在第二次世界大战期间，据英国国防部估计，普通感冒导致的军工厂工人缺勤让英国每年承担了相当于 1000 架轰炸机、3500 辆坦克和 100 万支步枪的损失。

在感冒的特效药中，性价比最高的是专门针对鼻病毒的，这是因为鼻病毒导致的感冒约占病例总数的 30% 至 50%。然而，感冒的第二大病因也占到了总数的 30%，而这一类病因叫作"未知"。它告诉我们，在感冒治疗领域，我们还有很多未解之谜需要探索和学习。

排在第三位的是冠状病毒。它们中的最新成员新型冠状病毒让这个 2020 年前默默无闻的病毒类型变得全世界无人不知。新型冠状病毒是在 2019 年进入人类世界的，至今依然是一个极大的威胁。另两种近年来新出现的冠状病毒分别是中东呼吸综合征冠状病毒（Middle East respiratory syndrome coronavirus，MERS-CoV）和严重急性呼吸综合征冠状病毒（severe acute respiratory syndrome coronavirus，SARS-CoV）。它们都曾因为造成疫情而臭名昭著。

不过，大多数冠状病毒只会引起上呼吸道的轻微感染。冠状病毒有 4 种主要的毒株，分别被称为 OC43、HKU1、229E 和 NL63。

在过去的 800 多年时间里，这些病毒似乎都做过和新型冠状病毒类似的事情——从其他物种转移到人类身上。它们就像它们最新的这位同胞一样，也曾经导致致命疾病的暴发。比如，遗传学方面的证据表明，OC43 毒株就曾于 19 世纪从牛身上传染给人类，并于 1889 年引发了一种前所未见的、致命的呼吸道疾病的大流行。而 NL63 毒株可能是在 13 世纪至 15 世纪之间首次感染人类的。但它们也都会遵循新出现的病毒的演化规律，很快变得不再那样致命。

导致这种情况出现的可能原因主要有两个：病毒杀死宿主的速度太快，顺道把自己也消灭了；对这种病毒高度敏感的人类被永久性地从人类基因库里移除了。

其他一些非冠状病毒的感冒病原体也曾作为致死性的病原体出现，但其毒性会随着时间的推移逐渐降低。比如，人类 C 型鼻病毒出现在 8000 年前，大约在人类刚开始在村庄里定居的时候。那时，它可是"儿童杀手"中的主力。

而 SARS 病毒、MERS 病毒和新冠病毒的最终走向也很可能如此——它们会变成时不时来烦我们一下的感冒病毒。但在很长一段时间内，我们还看不到这样的未来。

顺便说一句，这 4 种引起感冒的冠状病毒还有一个卑鄙的共性，有助于解释为什么我们会反复感冒，却似乎从未获得过免疫力，也没有开发出相应的感冒疫苗——出于某种原因，人体免疫系统似乎无法对这些病毒产生长期的免疫力。这就意味着，与其他许多病毒（想想麻疹和水痘）只会感染我们一次的情况不同，我们可能一次又一次被相同的冠状病毒感染。

占比可达 15% 的感冒实际上是轻度的流感，因此从本质上看，这部分根本不属于普通感冒。还有一系列小角色，每种都会导致占比 5% 或更少的病例，这些病毒包括呼吸道合胞病毒、副流感病毒、腺病毒、肠病毒、偏肺病毒、博卡病毒和多瘤病毒。不用担心如何背下这么多名称，毕竟本书没有期末考试。

感冒的主要感染途径是吸入含有病毒的体液的细小飞沫。这些体液是那些已被感染、出现症状的人通过打喷嚏和咳嗽释放的。我们每天都会吸入大约 1.5 万升空气——足以装满 500 个供派对使用的气球——而其中的一些是刚刚通过打喷嚏或咳嗽产生的。没错，你会不断吸入他人的鼻涕和唾沫。

而这些鼻涕和唾液形成的气溶胶会在空气中悬浮几个小时，并可以从其源头向周围扩散几米远。特别是在没有风可以驱散它们的室内，停留时间会更久。它们也会沉降在物体表面上，并在那里停留数日之久。如果你触摸了被污染的表面，也就是被统称为"病媒"的东西，再去触摸自己的口鼻，你就把病毒转移到了它想去的地方——你的呼吸道内部。同时，未经遮挡的咳嗽或喷嚏可以产生大量飞沫，直接击中目标，从而完成传染过程。

这就是感冒在冬天更常见的原因之一：我们会花更多时间待在室内，和其他人挤在一起，呼吸他们咳嗽和打喷嚏产生的空气，被他们的咳嗽和喷嚏直接喷一脸，还会触摸那些令人作呕的表面。

这也是为什么感冒会进化出让你咳嗽和打喷嚏的症状：空气传播是选择新的受害者并因此培养下一代感冒病毒的高效手段。你可以把打喷嚏理解为病毒的交配行为（这个脑洞并不算大，毕竟也有人认为打喷嚏就如同一种小型性高潮）。

当然，病毒并不是故意让你打喷嚏和咳嗽的。是自然选择消灭了那些碰巧不能有效传播的病毒，也就是 R0 值小于 1 的病毒。前文提过，R0 值是"基本传染数"，也就是一个感染者能够再传染的平均人数。你可能还记得，当 R0 值大于 1 时，病例数就会呈几何级数增长，因为每个感染者都会再去感染几个人。普通感冒病毒的 R0 值通常为 2 至 3，是相当低的——麻疹病毒的 R0 值为 15 或更高——但这也足够了，能够保持感冒病毒不断传播。

一旦感冒病毒进入下一个受害者的鼻子或嘴，它就会侵入上皮细胞，并将其征用作"病毒工厂"，生产出更多病毒。这些新生产出的病毒会通过上呼吸道迅速传播，蔓延到鼻腔、咽部、喉部和气管。感冒病毒一般不会感染气管下部和肺部，这也是感冒和流感之间的主要区别。

感冒和流感的症状非常相似，但流感通常要严重得多。比如，在 2019 至 2020 年的流感季节，美国有 3800 万人感染了流感病毒，其中有 40.5 万人需要治疗，2.2 万人死亡。[41] 流感并不属于小毛病，因此本书不会讨论它。

而大约 25% 的感冒病毒感染会在无症状的情况下传播。对那些病情进展迅速的人而言，症状通常在感染后 12 小时之内就出现了。感冒的第一个迹象是喉咙痛，这是由咽喉内部表面组织的炎症引起的（见第 159 页）。这种症状会很快消失，但到了那个时候，你就会出现其他非常熟悉的症状了：流鼻涕、鼻塞、打喷嚏、咳嗽、发热、头痛和倦怠。肌肉酸疼也会出现，不过不如患流感的情况下常见。（好吧，我明明说过不会再提流感了。）

当然，大多数患者都会发现，鼻塞和流鼻涕才是感冒时最讨厌的症状。病情会迅速恶化，并会在感染的 3 天内达到顶峰。然后，随着免疫系统的反击，症状会慢慢消退。感冒的平均持续时间大致为 7 到 10 天，但有时也能持续 3 个星期不痊愈。

你也许会咬牙切齿地咒骂病毒，但它们实际上并没有对你造成太大的实际伤害。感冒的大多数症状都是身体对感冒做出的反应引起的。比如，流鼻涕是身体在努力将病毒排出。之后出现的又浓又黏的黄绿色鼻涕是白细胞的尸体堆积而成的，而这些白细胞都是为了保护你而牺牲的。与此同时，发热是免疫系统制造不适宜入侵病毒生存的环境的一种方式，因为这些入侵者通常在正常体温下才能最大化地发挥其功能。而肌肉酸痛也是免疫反应的一种副作用，是白细胞介素等发炎性化合物引起的。

对感染的免疫反应也会引发所谓"疾病行为"：卧床休息、嗜睡、食欲不振、社交兴趣减退。这些行为被认为是在演化过程中产生的，目的是加速身体恢复，并防止病原体传播。

普通感冒无法被治愈，但其症状可以略微得到缓解。2018 年，《英国医学杂志》（British Medical Journal）发表了一篇题为《哪些治疗方法对成人和儿童的普通感冒有效？》（What Treatments are Effective for Common Cold in Adults and Children？）[42] 的文章，而其结论是"没几种"。

这篇文章研究了感冒常见的 3 种症状：流鼻涕、鼻塞和打喷嚏。结论是，要缓解所有 3 种症状，且不出现副作用，最佳选择就是具有抗炎作用的抗组胺药、止痛药和减充血药的组合。不过，该论文的支撑证据被认为不够可靠。另外，12 岁以下的儿童不应该服用减充血药，因为这种药对他们无效，甚至可能造成消极影响。

实际上，"对感冒无效的事物"可以拉一份很长的清单。如果你是药剂师或保健品零售商，感冒倒是一个巨大的商机。这份清单包括紫锥菊、桉叶油、大量喝水、大蒜、人参、蜂蜜、益生菌、蒸汽熏蒸、维生素 C 和锌元素。抗生素是无法杀死病毒的，反而可能造成实际的危害。

英语中有一句谚语，"伤风时宜食，发热时宜饥"。这种观念的基础是，过去人们认为感冒是因为受风寒而患上的，而热气腾腾的饭菜会让我们的身体变暖，起到治愈作用。实际上，这种观念早已被推翻。如果较真的话，感冒时不吃东西才是正确做法：对小鼠的研究表明，在病毒引起的感冒中，禁食的小鼠痊愈得更快。这句谚语的另一半"发热时宜饥"也是错误的。在发热时，没有什么比不吃东西更糟糕的了。准确说，应该是"伤风时宜饥，发热时宜食"。（有关发热的更多信息，见第 232 页。）

好在我们可以通过一些举动从一开始就最大限度地降低得感冒的风险。其中许多措施我们在新冠疫情期间已经很熟悉了，比如和他人保持距离、经常用肥皂和水洗手、避免接触物体表面、不触摸口鼻，以及戴上口罩。维生素 D 也可以提供帮助，特别是在冬季。[①]维生素 D 会在整体上提升免疫系统的功能。人们往往在冬季结束时比较缺乏这种维生素。

人体获得的大部分维生素 D 是紫外线照射在未经覆盖的皮肤上后，刺激食物中一种常见的物质转化而成的。然而，在西班牙马德里和美国旧金山以北、澳大利亚墨尔本以南的地区，冬季的阳光不足以引发这种反应。于是，人体内的维生素 D 储量就会开始减少。口服补剂是一种补充维生素 D 的好方法，也是预防感冒和其他冬季感染性疾病（如流感）的一项明智的措施。

你如果在冬季总感冒，可以考虑每年都去斯匹次卑尔根过冬。不要忘了带上维生素 D。

---

① 对于维生素 D 是否真的有助于预防感冒，医学界仍有争议。——译者注

支气管炎和气喘

上呼吸道感染有时可以深入气管，从而发展为下呼吸道感染。（也有中呼吸道感染，但这种情况通常有更正式的名称，比如喉炎、咽炎等，见第159页。这些中呼吸道感染也会顺着气管延伸下去，变成下呼吸道感染。）而下呼吸道感染的正式名称叫"支气管炎"（bronchitis），因为其主要特征就是肺部一种较大的气道——支气管处出现的炎症。支气管从气管分叉的地方开始，一直延伸到第五个或第六个分叉。

支气管炎在英语中也被称为"胸腔感冒"。事实上，支气管炎在大多数情况下确实是一种感冒，因为它最常见的病因就是某种普通感冒病毒偏离了它一般会感染到的上呼吸道区域，向下进入了下呼吸道，至少持续时间不超过几周的急性支气管炎是这样的。流感病毒同样会引起下呼吸道感染。不过，正如我们已经了解的，普通感冒和流感之间的区别并不是很大。支气管炎中大约10%的病例是由细菌引起的。急性支气管炎很常见，虽然远远无法达到普通感冒那种程度。每年大约有5%的人会遇到一次支气管炎发作。

支气管炎最明显的症状是来自胸腔深部、多痰、剧烈的咳嗽（见第161页），这意味着身体在努力排出积聚在气道里的、免疫系统和入侵者之间的持续战斗留下来的黏液。气喘和粗哑的呼吸声也是这种黏液导致的结果，是空气挣扎着努力穿过阻塞气道的黏液时发出的声音。这就是为什么彻底地咳嗽一次并吐出痰来，就可以缓解气喘、减轻呼吸的负担。

通常情况下，免疫系统会赢得这场战斗，不过如果发生的是细菌性支气管炎，你可能还需要抗生素来助阵。

就像感冒和流感一样，上呼吸道和下呼吸道的边界也常常是小毛病和重大疾病之间的界线。急性支气管炎，特别是细菌性支气管炎，可以悄悄感染一侧或双侧的肺。到了这个时候，它就成了一种危及生命的疾病——肺炎。在医学界，肺炎长期以来被称为"老年人的朋友"，因为它是一种迅速且相对无痛苦的致死疾病。

慢性支气管炎的定义是在 2 年时间里支气管炎持续至少 3 个月。它通常是吸烟导致的。所以，不要吸烟。

淋巴结肿大

我的妻子经常被腺体肿大的问题折磨。哪怕她的身体只有一点点不适，没超过流鼻涕或咳嗽的程度，她颈部和腋窝下的皮肤也会出现按压起来有弹性的小肿块，并伴有疼痛。有时候，哪怕她并没有明显的症状，这些肿块依然会出现。在她看来，这些发炎的腺体是她即将病倒的迹象。这让我想起了一句形同废话的谚语：如果腺体没有肿胀，你就快生病了；如果腺体肿胀了，你就已经生病了。

然而，她的腺体并没有肿胀，因为这些肿块根本不是腺体。根据医学上的定义，腺体必须具备合成并分泌一些物质，比如汗水、激素、唾液或乳汁的功能。而位于我们颈部、腋窝和腹股沟下面，会在我们生病时发生肿胀，按上去还会疼的那些豆状结构，其实是淋巴结。它们是人体解剖学上的一个重要而有趣的结构，但无论如何都不是腺体。

淋巴系统是人体中的无名英雄之一。人们通常认为它们不过是排水系统而已，但实际上它们比排水系统重要得多。然而，直到近年来，它们仍然是解剖学上的一个没有受到足够重视的部位，常常谦虚地站在背景中，而让更为光荣的伙伴——循环系统和免疫系统——站在聚光灯下。

血液在全身流动时，会把氧气和营养物质卸下来，再把废弃物捡起来运走。在这个过程中，血液中被称为"血浆"的液体部分不可避免会泄漏到组织中。在那里，它们被称为"间质液"。这是一种宝贵的资源，需要被送回血液中去，而这正是淋巴系统的主要职责。淋巴系统基本上就是一个管道网，会把泄漏的液体收集起来（一旦间质液被淋巴系统收集到，它们就会被改称为"淋巴液"），并将其输送回颈静脉。在那里，它们会重新加入血液循环。

然而，淋巴系统并不仅仅是一个排水系统。它能将消化系统吸收来的脂肪带入血液（而其他营养素则会直接进入血液）。它还会把那些从血管中蠕动出来的免疫细胞送回去，以攻击入侵者。它还会把毒素和异物收集起来，包括那些壮烈牺牲的免疫细胞的残骸，并将其倾倒进血液中，让肾脏将其过滤掉。但到目前为止，它最重要的功能，依然是免疫监视。

人体内的淋巴管的总长度估计能有数百千米。沿着这条管道前进，一路上能看到许多淋巴结。人体内大约有 450 个这样的淋巴结，聚集在腹股沟、腋窝、颈部和头部周围（但绝不止这些地方）。它们的形状像芸豆，最长可达 2.5 厘米。它们的生物功能就仿佛一个"免疫哨卡"，在淋巴液流回血液的过程中仔细检查其中是否带有危险。

许多侵入人体的细菌、病毒，最初都是先进入组织而非血液中的。因此，淋巴系统是致病微生物的重要入口。忙于攻击呼吸道、扁桃体或其他温暖潮湿的内表面的病毒和细菌，也有可能被扫进淋巴系统之中。

当病原体到达淋巴结的时候，等待它们的会是一通攻击。每个淋巴结都有传入血管，负责输入淋巴液；也有传出血管，负责将淋巴液送走。当液体在淋巴结中流动时，一团免疫细胞就会对其进行甄别和过滤。一旦有免疫细胞发现了细菌或病毒，它们就会对这些入侵者发动通常为致命的攻击。

而这些淋巴结中的免疫细胞也可以对节点本身或附近组织中的重大入侵信号做出响应，快速增殖。这就是导致它们肿胀的原因。这时也会出现炎症反应，让肿胀加重，这个过程在医学上被称为"淋巴结肿大"。这就是为什么上呼吸道发生的感染通常会伴随着颈部淋巴结的肿胀：它们正在持续送出免疫细胞，以帮助抵抗感染。而循环中的免疫细胞也会为感染的淋巴结提供救援，于是存活的和已死亡的白细胞（又称脓）便会填充进淋巴结。

因此，淋巴结肿大是身体正在对感染做出免疫反应的表现，这在大部分情况下是一个好现象。淋巴结肿大最常见的诱因是咳嗽和感冒、耳部或喉咙的感染、牙龈脓肿或伤口感染。它们也是传染性单核细胞增多症的主要症状之一，这也是为什么这种常见的病毒感染曾被大众称为"腺热"（见第 243 页）。淋巴结通常都能在一两周内恢复正常。

如果淋巴结没有恢复正常，或是异常大、坚硬和疼痛，这就可能是存在更严重疾病的迹象。一些自身免疫性疾病和艾滋病毒感染都可能导致淋巴结肿胀。癌细胞也可以通过淋巴系统在身体中四处移动，有时候也会停留在淋巴结中并开始扩散。如果淋巴结肿大的问题已经对你产生困扰，我建议你去看医生，只不过别把你的症状说成"腺体肿大"就行。

发　热

作为恒温动物，人类是保持体温大致恒定的专家。无论外部环境有多热或多冷，我们的内部温度通常在37℃，即98.6℉左右。确切的温度因人而异。在身体的不同部位，在每天的不同时间段，体温都会有微小的差异，而男性和女性的体温也会不同。但在一般情况下，36.5℃至37.5℃的核心温度都属于正常。

但我们的身体也会不时调整这个恒温系统。一旦身体内部的温度达到了38℃（100.4℉），这种情况就被称为"发热"。达到40℃后，我们就进入了一种医学上的危险状态——高热（hyperpyrexia）。

发热通常是由流感、普通感冒等感染引发的，当然，病因还包括我们的新公敌——新冠肺炎。只要体温还保持在40℃以下，这就表明人体的反击是成功的。高温是免疫系统对抗病原体的关键防御措施之一，因为它既会干扰某些病毒和细菌的生物功能，又会加速免疫系统中的一些关键化学反应。这似乎是一种在演化过程中出现的古老反应：蜥蜴等冷血动物在遭遇感染时也会努力吸收比平常更多的热量，以提高体温。

人体大部分多余的热量是在身体内部产生的。身体会通过暂时性地重新校准大脑的中央恒温器——被称为"下丘脑"（hypothalamus）的部位——来实现这一目标。这种做法的基本原理是骗身体以为自己太冷了，于是身体会赶紧像处于寒冷的环境中那样产生热量。

这就是为什么身体在发热时会出现与其矛盾的寒战：此时的体温实际上可能远高于正常水平，但根据重新校准过的恒温器，身体却感觉自己低于正常温度。

这种现象通过以下两种方式进一步提升了体温：一来颤抖的肌肉产生了热量，二来主观上寒冷的感觉可以让人做出有助于保温的行为，比如抱着热水袋把自己裹进羽绒被。我们像蜥蜴一样，在身体不适的时候会主动寻找热量。

但是，这可能导致体温超过设定值，让我们感觉自己仿佛在燃烧。因此，寒战和出汗是发热时的循环现象。我们不只会从一种现象跳到另一种，二者也可能同时发生，这在一定程度上解释了发热时的一种矛盾的现象——出冷汗。冷汗的定义是在体温没有升高时产生的汗水，也可能由恶心（见第189页）等心理压力引起。

轻度的发热并不需要治疗。实际上，对其进行治疗会抑制免疫反应，让身体更晚恢复。不过，这种延迟作用比较轻微，因此，如果发热让你感觉很难受，对乙酰氨基酚、布洛芬等抗炎药应该对你有所帮助。冷饮也可以降低核心温度，但在前额上贴湿布、退热贴并没有任何实际效果。

"伤风时宜食，发热时宜饥"的古老谚语是没有科学根据的。对小鼠的研究表明，在进食充分的情况下，小鼠的细菌感染（更有可能导致我们发热）会被更快清除。所以，发热时反而需要多吃：发热所需的额外热量是通过向代谢的火炉里投掷更多燃料产生的，而这会消耗大量能量。毕竟，体温每升高1℃，新陈代谢率就得增加10%。所以，把这句谚语抛诸脑后吧。但是，你如果实在吃不下东西，也不要担心。你的脂肪和肌肉中储藏了很多能量，足以让代谢之火烧得旺旺的。

如果发热到了40℃，你就需要去看医生了。高热可能导致器官衰竭甚至死亡。测量核心温度的最准确的方法是将体温计塞进肛门里，这是因为口腔和腋下测得的温度比核心温度略低。无论如何，如果你打算把体温计放进嘴里，请预先好好消毒，因为你不知道它曾经被放进了哪里。

头　晕

受到病毒或细菌攻击之后，一个常见的症状就是头晕：一种朦朦胧胧的飘浮感，就好像你的脑袋变成了一个气球。头晕会伴随着眩晕、视野缩小以及和周围现实脱节的感觉，最终可能让你晕倒在地。

这种相当奇怪的感觉通常不过是脱水引起的。很明显，水分流失可能是上吐下泻的结果，但任何传染病都可能让我们的水分代谢变得紊乱。流鼻涕、咳嗽和出汗会直接消耗我们的水分储备，但食欲不振也会间接导致脱水，因为人体摄入的水分中通常有 25% 来自食物。有些食物含水量多是一目了然的，比如西瓜的含水量就高达 90%。但一些看起来很干燥的食物实际上也含有很多水，比如，按照重量算，面包的含水量大约为 40%。

脱水会让我们昏昏欲睡，因为它会让血量下降，从而导致血压下降。而在低血压（hypotension）——和高血压（hypertension）相反的状态——之中，流向大脑的血液会减少，从而使大脑的供氧量不足，阻碍其正常工作。此刻，我们的主观感受就是头晕目眩。

低血压同样是导致我们在站起来太猛时会感到眩晕的原因。此时，血液无法及时供应大脑，大脑就会经历短暂的姿势性低血压或直立性低血压。"直立性"是"站起来"的专业说法。

同时，低血糖也会干扰大脑正常运转。大脑是一个对代谢的需求非常大的器官，哪怕人除了躺在床上之外什么都不做，它也需要很多能量。它对氧气和葡萄糖的胃口都很贪婪。

当免疫系统被发动起来后，它也会成为消耗能量的大户。在这种"战时经济"中，包括大脑在内的其他一切部位都只能获得微薄的口粮，以集中资源去支持免疫大军的战斗。

如果大脑的脱水和 / 或饥饿状态持续时间过长，它最终就会停止工作，让人失去意识。晕倒是人体的一种求生机制。它能暂时减少大脑对氧气和葡萄糖的需求，并通过人瘫倒在地的姿势增加流向其头部的血量。人失去意识的时间通常不会超过 20 秒。

晕倒的医学术语叫"晕厥"（syncope）。这个英语单词取自希腊语，本义是"遮挡阳光"。晒太阳这件事本身就可能让我们晕倒。在太阳下暴晒后体温过高，外周血管就会扩张，以帮助重要器官冷却，而这就可能导致血压下降、视野缩小。视野缩小又称"管状视野"，是晕厥前期的常见体验，也是其发生的前奏。这是一种主观的感觉。从客观角度看，是因为大脑暂时停摆了。

脱水一旦和低血糖结合起来，就出现了一个绝佳的营销入手点。1927 年，来自泰恩河畔纽卡斯尔的药剂师威廉·亨特（William Hunter）发明了一种叫"葡萄适"（Glucozade）的饮料。它本质就是一种加了碳酸的糖水，带有一丝淡淡的药用柑橘味。（根据《商品说明法》，它的名字其实是带有欺骗性的，因为其中的糖并不是纯葡萄糖，而是葡萄糖和麦芽糖的混合物。）1938 年，制药公司必成（Beecham's）买下了葡萄适的配方，将商标名改为"Lucozade"，并将其定位为适合恢复期病人的饮料，摆在药店里出售。这一举动获得了巨大的商业成功。随后的几代英国小孩都学会了假装生病，以获得喝上这种饮料的机会。

1953 年，必成公司在位于伦敦西部布伦特福德的 M4 高速公路旁建造了一家专门生产葡萄适的工厂，并在那里竖起一块发光的动态广告牌进行宣传，上面显示着"葡萄适助你康复"的字样。这种饮料获得了狂热的追捧。当必成被国际制药巨头葛兰素史克（GlaxoSmithKline）收购后，它于 2013 年转让了葡萄适品牌。2016 年，这家工厂被夷为平地，广告牌也被拆除，不料却在大众中激起了巨大的反对声浪。最终，这块标志性的广告牌被安置在伦敦附近的古纳斯伯利公园博物馆（Gunnersbury Park Museum）中展出。

头晕也可能是耳部感染引起的。耳部感染可能会对你的平衡系统造成严重的干扰，从而引起眩晕（见第 140 页）。这也是为什么跳华尔兹或在游乐场玩类似的旋转项目会让人感觉到头晕：检测我们运动方向的前庭系统中的液体在持续晃动，让你以为自己的头部仍然在旋转。

另一个导致晕厥的经典原因是血。晕血是一种真实存在的现象。大约有 15% 的人在看到血之后会感到眩晕，甚至会真的晕倒。对一些人而言，他们仅仅是想到"血"这个概念，身体就会开始摇晃。针头对一些人也有同样的效果。进化心理学家们总是会抓住每一个机会，把人类某些莫名其妙的行为解释为因为对我们祖先的生存有利，才会作为一种适应性表现被保留至今。他们对此的解释是，这种看到血就晕厥的行为可能是一种装死的方式，为的是防止自己被可能的天敌或攻击者吃掉——实际上，其他动物中也存在这种行为。

如果你确实感到眩晕，最佳解决办法是坐下来，把头埋在双膝之间。如果你真的晕倒了，提前摆好这个姿势也很有用，因为这样摔到地面的距离较短。晕厥是导致头部受伤和脑震荡的重要原因，而当众晕倒这件事本身也够丢人的。

水痘和其他儿童常见小毛病

我在读大学时，住在伦敦西南部一间位于一家蔬菜店上方的寒冷、阴沉的公寓里。在某个复活节假期，我决定回父母家，尽情享受他们储备丰富的冰箱、没有霉菌的浴室和中央供暖系统。而我室友（不是一想到性就打喷嚏那个）决定留在伦敦，继续复习备考。现实是残酷的，他并没有完成雄心勃勃的目标。

复活节后，我回到伦敦，发现我公寓的房间被一个怪物占领了。它蜷缩在床上，只穿着一件脏兮兮的睡袍，头发油腻腻的，脸上布满了可怕的斑点。端详过后，我才认出那是我的室友。他被剧烈暴发的水痘击倒了。那个时候，互联网还没出现，而唯一拥有手机的是城市里的精英。我们的公寓里有固定电话，但只能接听，不能拨打——我们的房东是下面那家蔬菜店的老板，他不相信我们会乖乖付电话费。具有讽刺意味的是，那个房东才是最终跑路的一方，而我们从未知晓原因。我希望是为了逃避电话账单。

我的室友全身都被水痘覆盖了。他的头皮上、脸上、嘴里、眼睑上以及其他不会见光的地方长满了水痘（这是他告诉我的，我没去验证）。他小时候没得过水痘，因此就像许多成年后才得水痘的人一样，病情非常严重。他说，他给我写了一封信，警告我说如果我没得过水痘，就不要冒险回来（我得过水痘，但症状非常轻微，所以这次没被感染）。但在写完信以后，他的脸已经变得非常吓人了，他就没敢出门去邮局。

水痘属于几乎每个人或早或晚都会得的疾病之一，仿佛一种成人礼。水痘越早得越好，因为通常情况下，它在儿童身上的症状比较轻。

在我还是个孩子的年代，父母们还会希望孩子得流行性腮腺炎（mumps）、麻疹（measles）和风疹（rubella）——那时风疹还被称为"德国麻疹"——以获得免疫力。麻腮风三联疫苗（MMR）要到 20 世纪 80 年代才在英国得到推广。无论围绕着这种疫苗有多少争论，它确实有极高的免疫效果，能使接种者对这三种疾病终身免疫。免疫系统可真是一种令人惊叹的机制。

我在小时候就把上面这 4 种病毒感染了个遍，不过每次病情都非常轻微（我的免疫系统确实很棒）。我和水痘的战斗只在一个地方开打，那就是我的腹部，不过战况还是比较激烈的。我也从流行性腮腺炎和两类麻疹中顺利脱身，甚至很多人都没发现我的症状。但我姐姐就没有这么幸运了。我母亲对请病假有一种零容忍的态度，在我姐姐处于麻疹早期阶段时坚持把她送去了学校。即使学校因为她冒出了一个可疑的红疹还呕吐了一次而把她送回家，我母亲依然怀疑她在装病。

正因为麻腮风三联疫苗的存在，对如今的孩子而言，因为得麻疹而被送回家已经成为一种奢侈的待遇了。尽管如此，仍然有许多父母坚持非科学的信念，认为这种疫苗是有害的。因此，这三种病毒仍然在小规模传播，危害那些脆弱的儿童——因为他们的父母宁愿他们患上危及生命的疾病也不愿意他们接种可以拯救生命的疫苗。（有一个事实值得被反复强调：最早发起"反 MMR 运动"的骗子、曾经被尊称为"博士"的安德鲁·韦克菲尔德的医生执照早已被吊销；不仅他的言论是错误的，他的证据更是虚假的。他在研究论文中声称，MMR 与自闭症之间存在联系。这篇论文不仅被撤回，还被举证存在学术造假。这导致英国医学总会将他除名，并在官方的医生注册登记簿中删掉了他。）

尽管麻疹是一种常见的儿童传染病，但它绝不是一种小毛病。有四分之一的患儿是需要住院治疗的，其死亡率也高达千分之二。所以，我不会在本书中将其展开讨论。流行性腮腺炎也不是小毛病，因为它会导致男性不育。

风疹通常是轻度的，大约一半患儿没有明显症状，而有症状的几乎都会在几天内好转。因此，它有一个别名"三天麻疹"。而它之所以被称为"德国麻疹"，是因为是德国的医生最先辨别出它和普通麻疹的差异并进行宣传的。可以说，风疹是诸多被感染引发的轻度皮疹中最常见的一个。其病程是这样的：先是感觉身体有点儿不适，接着出现皮疹，然后不适感得到缓解。而猩红热则是这种病的一种变体，尽管在早期阶段它还会折磨患者的舌头，让它看起来像草莓一样（见第 154 页）。另一种变体是传染性红斑（erythema infectiosum），其俗称"打脸病"的知名度更高，因为其主要症状是面部鲜艳的红疹。遗憾的是，它并不会影响臀部，所以不会出现"打屁股病"。

我的儿子们都接种了麻腮风三联疫苗，没人出任何问题。不过，他们都没有接种水痘疫苗，因为它不在英国常规儿童疫苗接种列表上。市面上有几种水痘疫苗可用，效果也很好，但不值得花钱去打。一个原因是，水痘很少需要治疗，因此接种水痘疫苗纯粹是对公共财政的浪费。更重要的是，让病毒在人群中传播对公众健康和财政都有好处，因为接触过水痘的人在年老后不太可能患上由引起水痘的病毒引起的带状疱疹。而治疗带状疱疹需要的花费不菲。我会在后文中再谈到这个问题。

引起水痘的病毒被称为"水痘-带状疱疹病毒"（varicella-zoster virus，VZV）。"varicella"是水痘的别名，它和天花的别名"variola"之间的联系暗示了它是天花的一个迷你版本。这种病毒具有高度传染性，可以通过空气传播，比如咳嗽、打喷嚏的过程。同时，咳嗽和打喷嚏也是水痘的早期症状。接触患者皮肤上的水疱同样可以导致病毒传播。

水痘的潜伏期通常为 10 至 21 天。传染性在患者暴发疹的前几天开始出现，并会一直持续到每个水疱都结痂后才算结束。结痂通常从发病后的第 4 天开始，可能需要一周或更长的时间才能结束。

典型的水痘最开始为红色的小斑点，然后内部充满液体，变成直径 1 厘米、引发瘙痒的水疱。在疹刚出现的这个阶段，它们的模样被浪漫地描述为"玫瑰花瓣上的露珠"，但这种状态不会持续很长时间。几天后，它们就会被描述成"一片肉上的结痂"，因为它们会爆裂，然后结痂。然而，结痂可能并不代表痊愈。这些斑点可以一波接一波地出现：一批结痂了，另一批才冒头。

水疱的严重程度存在很大的个体差异。我只起了一个水疱，但也有人会起500个甚至更多。邻近的水疱可以合并，形成一个超大号的水疱。它们会严重损害你的皮肤，留下被称为"pockmarks"或"poxmarks"的痘痕（这两个词都来自古英语中表示水疱的"pocc"一词）。我那个孤零零的水疱就留下了一个非常大的疤，大到几乎会被误认为是第二个肚脐。

由于水痘会引起皮疹暴发，它被归类为"疹病"，意为可以在人类体表引发丘疹或大面积的皮疹。皮疹是传染病的一种极为常见的症状，但其产生原因有很多种（见第66页）。

就水痘而言，病毒的目标是感染尽可能多的人，因此皮疹可谓这项计划中最狡猾的一步。病毒是通过血液这条快速通道直达皮肤的：它会先进入扁桃体，再利用淋巴系统入侵。当病毒颗粒到达其目标地点时，它们就会侵入细胞并开始自我复制，最终使细胞破裂。此刻，其复制子便可以感染周围的其他细胞了。破裂的细胞会死亡，其内容物会被释放。在这个持续增加的循环中，病毒不断增殖，感染最终会突破皮肤细胞。此刻，这些细胞的残骸，加上脓和组织液，就会在表皮下积聚并形成圆形的水疱，或"花瓣上的露珠"，如果你愿意这么叫的话。

而这些"露珠"中的"露水"，是高传染性病毒的仓库。演化是野蛮而无情的，因此它选择了那些能导致令人疯狂的瘙痒的病毒，让患者抓挠并挤破水痘，从而给病毒进一步传播的机会。这种做法是成功的：水痘的R0值大约为8，也就是说，水痘的1个感染者平均可以再感染8个人。不具备免疫力的人如果遇到一个感染了水痘的室友，就有90%的概率会中招。

免疫系统最终会战胜感染，但往往无法彻底清除它。幸存的病毒会躲藏到神经细胞中，伺机卷土重来。水痘的并发症包括肺炎和脑炎，因此有极少数病例会发展为重症，并有一些导致死亡的病例记录。水痘重症及其引发的死亡在成年人中更常见——成年人死于水痘的可能性是儿童的25倍。为什么成年人会受到更严重的伤害，目前尚不清楚，但其他某些传染病也存在类似的差异。

鉴于此，在儿童没有大规模接种水痘疫苗的地方，父母们热衷于让孩子得一次水痘的行为也是可以理解的了。我儿子还小的时候，我们发现了一种"水痘派对"的存在：父母们把孩子送到一个感染了水痘的小朋友家里，希望他们也得病。我从来没有机会参加这种有趣的派对。我的孩子是自然而然感染的，而我们也没有举办派对，邀请别的孩子来。

和病毒（或其疫苗）的一次接触常常就足以让人体的免疫系统对其形成深刻的记忆，从而赋予人体对这种病毒的终身免疫力。但这并不能防止再次感染：患过水痘的人仍然可能再次感染水痘病毒，但免疫系统会被迅速激活，并在病毒让他们生病之前将其压制、消灭。

也正因如此，水痘被看作一种无休无止传播的流行病。当然，要是所有引发大流行的病毒都能如此温和就好了。

"痘"（pox）这个词是一个包罗万象的术语，泛指在皮肤上产生脓疱或疹的感染性疾病。而水痘则是迄今为止最常见的人类痘类疾病。这有点儿讽刺，因为水痘其实并不是痘病毒引起的。引发水痘和带状疱疹的实际上是一种疱疹病毒。

除人类以外，还有很多动物也会感染痘病毒，比如猴子、老鼠、猪、绵羊、山羊和松鼠等。人类专属的痘病毒"天花病毒"，也就是导致天花的病原体，已经于 1977 年绝迹。人类可以感染猴痘和牛痘，而黑猩猩和大猩猩也可以感染水痘。鸡也会感染痘，但并不叫"鸡痘"，而叫"禽痘"。

"chickenpox"这个词的起源已不可考。它可能是"发痒的痘"（itching pox）以讹传讹的结果，也可能是因为"chicken"是对儿童的亲昵叫法。一些更牵强的解释是，水疱的外形类似鹰嘴豆，所以看起来像会被鸡啄食。或许，我们真该把它改名为"玫瑰花瓣上的露珠"？

在年轻时患过水痘的人中，大约有 30% 会在上了年纪后遇到这种潜伏的病毒被重新激活的现象。此时，这些病毒会冲出曾被它们当作避难所的神经细胞，引发带状疱疹。带状疱疹的主要症状是引发疼痛的皮疹和水疱，可以持续数周。它还可能发展成为一种严重的疼痛综合征，被称为"疱疹后神经痛"。这些皮疹常常出现在腰部周围，因此被称为"带"——其俗称"shingles"源于拉丁语中的"cingulum"，意为"腰带"；带状疱疹的另一个名称"herpes zoster"中的"zoster"在希腊语中也有腰带之意。带状疱疹可不是小毛病。在英国，NHS 每年都要投入大量经费来治疗这种疾病，并为 70 周岁以上者提供疫苗。而带状疱疹患者又可以感染那些没有感染过这种病毒的人，让他们暴发水痘，再次开启这种循环。我和我那个前室友如今已经快到暴发带状疱疹的年纪了。我们仍然是朋友。我敢打赌，如果我俩得了带状疱疹，他的病情只会比我的更糟糕。

传染性单核细胞增多症

如果说水痘是典型的儿童感染病，那么，传染性单核细胞增多症（腺热）就是典型的青少年感染病。它是由一种通过唾液传播的病毒引起的，因此有个绰号叫"接吻病"。与普遍的看法相反，它的传染性不是特别强，但如果和感染者长时间"相濡以沫"，就基本能保证受到传染。父母们没有必要为此组织派对。这个年龄段的孩子通常自己就能染上。

当我长到会跟女孩接吻的年龄时，传染性单核细胞增多症仍然被称为"腺热"。对一种症状包括发热和"腺体"（其实不是腺体，而是淋巴结，见第229页）肿大的疾病而言，这是一个极具概括力的名称。而传染性单核细胞增多症的英语简称"mono"在美国更常用一些，对英国读者而言可能比较陌生。但当英式英语的使用者一次次抱怨美式英语的粗俗时，很多人没有意识到，"mono"这个词才是更早出现的那个。实际上，这个名字在20世纪20年代就已经被引入美国。"腺热"是在那之后才被引入英语的，其原文是德语"Drüsenfieber"。

传染性单核细胞增多症指的是任何一种导致单核细胞（白细胞的一种）的数量高于正常水平的疾病。多年来，这种疾病只能通过单核细胞数量来得到诊断。直到后来，才出现更好、更精确的方法——根据抗体来测定。

尽管传染性单核细胞增多症被看作一种青少年疾病，但许多人也会在儿童时期感染，只不过没有或只有非常轻微的症状罢了。没有在小时候感染过这种病的人迟早都会感染，而往往就是在青春期尝试过接吻以后。全世界大约有90%的人在30岁生日之前就得过这种病了。

我是在 14 岁左右时确诊单核细胞增多症的。这个无可争议的证据证明了接吻并不是感染它的唯一途径。它也可能通过咳嗽，打喷嚏或共用水杯、餐具传播。在确诊以后，患者就应该被禁止接吻了，但到了那时，能造成的损失通常已经造成了。这种病的潜伏期为 4 至 6 周，病毒携带者在这段时间内是具有传染性的。医生还建议此类患者不要喝酒，因为病毒会使肝脏发炎。但正如英国歌手亚当·安特（Adam Ant）唱的那样，不能喝酒，不能接吻，那还能做什么？

在大约 90% 的病例中，传染性单核细胞增多症都是由一种被称为"EB 病毒"（Epstein-Barr virus，EBV）的疱疹病毒引起的，但少数其他病毒也会引起相同的症状，其中最常见的是另一种疱疹病毒——人巨细胞病毒（human cytomegalovirus，HCMV）。

青少年患传染性单核细胞增多症的典型症状是发热、淋巴结肿大以及喉咙痛。通常，这种痛会非常剧烈：病毒会感染扁桃体和咽部，或喉咙后部，严重到足以让它们渗出脓的地步，同时会让吞咽变得非常困难。头痛、恶心和呕吐也都属于常见症状。这些急性症状通常会在几周之内消失，然而那种周身不适、疲惫无力的感觉却可以持续数周甚至数月之久。和许多病毒不同，针对传染性单核细胞增多症，目前我们没有疫苗，也没有治疗方法。一旦被它感染，这种病毒会一直留在我们体内，直到我们死亡。我们似乎与它们达成了休战协议：只要它们不会得寸进尺地惹麻烦，免疫系统就会容忍它们的存在。传染性单核细胞增多症的症状最终都会消失，而且得过这种病的人也不会得第二次了。对一个经常惹祸的年轻人而言，这是一个挺好的借口。

唇疱疹

狗是要养一辈子的，而不只是圣诞节当天的礼物。和狗一样，唇疱疹（cold sore）也是一辈子的事。你如果长了这种痛苦的小水疱，可能是因为亲吻了一个长水疱的对象，多半是在一个大家都醉醺醺的圣诞派对上，那么你便获得了一种终身厮守的关系。疱疹最终会消失，但引起疼痛的病毒却不会。它会躲进神经细胞中休眠并等待机会，时不时又会被重新激活，重复它的表演。

这种病毒被称为"单纯疱疹1型"，是最常影响人类的病原体之一：全世界大约三分之二的人都携带着这种病毒。考虑到这种病毒很常见、感染力强并容易传播，这个数字其实低得令人惊讶。感染这种病毒的方式通常就是亲密接触或接吻。或许，它之所以没有感染全人类，就是因为在嘴唇上面或旁边有结痂或渗液的人看着就让人不太想亲吻。

通常来说，唇疱疹最初的症状是局部区域的灼烧感或刺痛感。对有经验的患者而言，这是一个表示应该去准备唇疱疹霜的信号，因为在12～48小时内，这个区域就会出现一个或几个充满液体的水疱。在这些水疱内部，病毒在皮肤细胞内自我复制，然后将细胞炸开，以完成它们的"生命"周期。

一两天后，水疱会破裂，留下开放性的创口，然后创口会结痂并愈合。这个过程从开始到结束大约需要两周时间。而这个区域在整个过程中都具有传染性，包括刺痛的阶段，特别是在开放性创口的阶段。一些病毒携带者即使没有出现症状，也会不时出现传染性。因此，你不必为了特意感染唇疱疹而放弃对亲吻对象的一贯标准。

让你第一次感染唇疱疹的元凶不一定就是你最近亲吻过的那个人。从感染病毒到疱疹暴发之间可能存在长达几年的潜伏期。如果你长了一个唇疱疹，并开始怀疑是不是你现在的伴侣传给你的，这个事实对你俩来说应该很有用。

唇疱疹首次暴发时，还会伴有轻微的、类似流感的全身症状。再暴发时的症状则只会出现在病毒隐藏的局部区域。

唇疱疹并不一定会复发。唇疱疹的患者中大约有三分之二不会再次中招，而剩下的三分之一则会在同一个地方复发。这种二次暴发每年可能发生三次或以上，但症状往往比上一次温和得多，因为免疫系统已经有应对这些病毒的经验了。出于同样的原因，唇疱疹的发作频率也会随着年龄的增长而降低。

究竟是什么触发了这些病毒，使其重新激活，目前尚不清楚。但一些经常乘飞机旅行的人注意到了一些明显的触发因素——阳光是其中之一。出于某种原因，紫外线对皮肤而言是一种温和的免疫抑制剂，因此可能削弱免疫系统压制病毒的能力。疲劳和压力也会对免疫系统产生消极影响，并已被研究证明能激活潜伏性的唇疱疹病毒。感冒和其他呼吸道感染也有类似效果，所以唇疱疹在英语中被称为"感冒疮"，还被称为"热病性疱疹"。

唇疱疹霜中有些含有抗病毒药物，在帮助创口快速愈合方面非常有效，但无法预防唇疱疹的发生。对唇疱疹疫苗的研究已经持续了大约一个世纪之久，但迄今尚未获得成功。

这种病毒还会导致身体其他部位的病变，尤其是手指。这种引发疼痛的病变本质上就是唇疱疹，只不过顶着"疱疹性瘭疽"（herpetic whitlow）这样一个有些过时的名称。疱疹性瘭疽是指尖上的一种痛苦的病变。"whitlow"来源于德语，意为"白色的裂缝"。疱疹性瘭疽实际上是红色的，但我们就不在这点上较真了。

单纯疱疹 1 型病毒也可以感染生殖器区域，但本书不会谈到那么深。同上，它的亲戚单纯疱疹 2 型病毒偶尔会导致口腔内的唇疱疹，但更喜欢在生殖器区域惹是生非。

单纯疱疹 1 型和 2 型病毒同属于一个大型病毒家族 —— 疱疹病毒科（Herpesviridae）。这个家族给予了人类无尽的折磨。它们的英文名称源于希腊语，意为"悄悄地前进"，是一个很贴切的名字。这些病毒不仅会引起唇疱疹和生殖器疱疹，还会导致水痘和带状疱疹（见第 237 页）、腺热（见第 243 页），以及各种低水平的流感样感染。比如，世界上几乎每一个人都是其中一种病毒巨细胞病毒的长期感染者，而它和日常生活中的许多小毛病也可能存在联系。你可能不喜欢听我说你有疱疹，但你很可能确实携带着疱疹病毒，而且是终生的。

真菌感染

如今，我已经不怎么擅长运动了，但我的脚依然是一双运动员的脚。[①] 我是说，它们感染了一种真菌。这种真菌显然发现，我脚趾之间温暖、潮湿的区域非常符合它们的居住喜好。

我不太确定它们到底是哪一种真菌：有 40 多种真菌靠吃人类的皮肤为生，因此被统称为"皮肤癣菌"（dermatophyte）。这个词来自希腊语，本义为"皮肤上的植物"。它们还会感染身体的其他部分，引发头癣、股癣、头皮瘙痒、指甲感染以及被称为"须癣"的面部毛囊真菌感染等。只要有一些皮肤可供咀嚼，真菌就会试图拿它当午饭。

在病原微生物的万神殿中，真菌确实是我们最不担心的一种。与细菌、病毒相比，它们既不是很危险，也不难治愈。它们往往只会引起皮肤的浅表感染，并且很容易被根除。但是，它们一旦让受害者的皮肤发痒、掉屑、疼痛甚至破损，情况就不一样了。正如一个老笑话讲的，这些真菌可不是什么有趣的家伙。[②]

侵扰我们皮肤的真菌大多数是霉菌。它们会产生细丝状的网络，就像在过期的食物上长出的黑色霉菌一样。它们会吃掉我们的角蛋白。这是一种纤维蛋白，可以让我们的皮肤变硬，也可以形成头发和指甲。犀牛角几乎完全由角蛋白构成。这足以证明，指望着吃犀牛角壮阳的人比我脚趾之间的寄生虫们聪明不了多少。

---

① 足癣（athlete foot）在英语中直译为"运动员脚"。——编者注
② 这里取的是"真菌"（fungi）和"有趣的家伙"（fun guy）的谐音。——编者注

皮肤真菌感染的正式医学名称是"癣"（tinea）。这个词来自拉丁语，原意指各种可以吞食有机物（比如纸张和羊毛）的甲虫幼虫。根据它们在身体上的位置，癣还会被进一步分类，因此，足部的真菌感染就叫"足癣"，大腿内侧的叫"股癣"，头皮上的则叫"头癣"，以此类推。

被称为"运动员脚"的足癣实际上非常普遍。全世界大约15%的人在某个时候都遇到过这种问题，其中大部分是男性，因为男性的脚更容易出汗。20%的人的身体其他部位长过癣。

各种癣都是通过和被感染的人或动物接触而感染的。没错，猫和狗也可能感染癣，并将其传染给人类。

足癣的传染性特别强。你不需要和别人玩脚心相抵的游戏也可能被传染。实际上，如果某人有足癣，且赤脚在地板上走过，他/她的脚上就会脱落下很多真菌孢子。当其他人走过时，这些孢子就很容易抓住机会，在新的脚上安营扎寨。这种情况特别容易出现在潮湿、温暖的环境中，因为人们在这种地方经常是不穿鞋袜的，游泳池和健身房的更衣室就是例子。"运动员脚"这个名称就是这么来的。

一旦真菌占据了你的脚趾（字面意义上的"占据"），它们就可以转移到你身体的其他部位。比如，你抓挠过脚趾之间的皮肤后再去抓挠裆部，这种转移就能实现。

和近现代才出现的足癣不同，在历史上真正成为问题的是身体另一端的感染。19世纪早期，被称为"癫痫头"的头癣像野火一般在英国蓬勃发展的城市中传播，席卷了贫民窟和新成立的公立学校。当时，它被认为是穷人和不讲卫生的人才会得的脏病。因此，1835年，当头癣在伦敦最负盛名的私立学校之一——基督公学（Christ's Hospital）暴发时，这就成了一桩丑闻。

癣并不是任何虫子引起的。癣的英文俗称"ringworm"可能源于人们曾经的错误印象，即认为癣是由一类啃食皮肤的甲虫幼虫引起的，再加上它通常表现为一圈红疹。它的真正起源是在1835年这次头癣暴发后不久才得以确定的。

这个发现——外加激进且大体上获得了成功的公共卫生运动——推动了根除头癣的进程。

虽然癣这种现象已经存在了几个世纪，但直到近代，足癣依然是罕见的。对足癣的第一份医学描述是伦敦国王学院（King's College London）的皮肤科专家亚瑟·惠特菲尔德（Arthur Whitfield）于 1908 年发表的。当时，一名患者因为慢性炎症和脚部皮肤开裂而被转诊到他那里。这名男子被诊断患有湿疹（见第 68 页），但惠特菲尔德对此持不同观点。他从这名患者的脚趾之间取出了一份皮肤标本。他将其生动地描述为"湿透了"。随后，他在显微镜下查看了这份标本，清清楚楚地看到了一种已知会导致癣的真菌。他将这名患者的问题诊断为足癣，并开出了当时杀灭真菌的标准处方，一种叫"氯化汞"的剧毒物质。然而，治疗并没有奏效，患者再也没有来过。但这名患者依然作为第一例被确诊的足癣病例被载入了医学史册。

当然，那个时候，足癣还没被和运动员联系在一起。"运动员脚"这个名字似乎起源于 20 世纪 20 年代的美国。当时，由于游泳池、各类体育俱乐部和容易出汗的剧烈运动变得越发流行，足癣出现了一次大暴发。有些矛盾的是，足部卫生意识的提升促进了足癣的传播。这是因为频繁清洗足部和去角质会让足部持续湿润和软化，从而让真菌更容易入侵。而"运动员脚"这个名称很快就受到了喜爱寻欢作乐的中产阶级的欢迎，因为他们希望规避"癣"这个词相关的耻辱意味——在那个时候，癣仍然被视为上天对肮脏的城市贫民们的惩罚。

此外，穿袜子和鞋，特别是那些用不透气的合成材料制成的鞋袜，也会加重足癣，因为它们为真菌创造了一个非常舒适的生存环境。在人们习惯于赤脚走路的地方，足癣仍然是很少见的。

袜子这种现代化产物也会让对足癣的治疗变成胜利和失败的不断循环，因为本来就很难被杀死的真菌孢子会停留在袜子的纤维之中，不断重新感染脚趾。不过，用漂白剂和热水（用来洗袜子，而不是洗你的脚）就能杀死真菌孢子。鞋里也可能藏有真菌，更难以清除。有时候，唯一的办法就是把这双鞋扔了。

对慢性足癣患者的一个建议是，不要连续两天或更长时间穿同一双鞋；一有机会就脱掉鞋袜，赤脚走路。

造成皮肤癣的真菌感染可能会很痒，有时会很疼，可能导致皮肤开裂、出血甚至出现水疱。但只要使用抗真菌的霜剂、粉剂、擦剂和喷雾剂，将其清除也并不是难事。而更顽固的感染，比如位于甲床里的，可能需要患者服用抗真菌药物才能被清除。

对人类而言，皮肤癣菌并不是唯一会在人体上生长的真菌。一些单细胞酵母菌也对人类的皮肤和头发产生了兴趣。最常见的是念珠菌，会在口腔内部和生殖器附近等温暖、潮湿的区域茁壮成长。念珠菌感染常被称为"鹅口疮"（thrush），其英语名称意为"鸫"——因为念珠菌形成的斑块很像这种鸟胸口的斑点。另一种酵母菌毛孢子菌可以在头发中生长，并引起一种叫"白色毛结节菌病"（white piedra）的疾病，症状看起来很像头皮屑。其中的"结节"（piedra）一词来自西班牙语，意思是"石头"。当然，也有黑色的结节，是另一种真菌引起的，其特征是毛发上出现黑色的小结节。这些事实表明，真菌乐于在人体的每一个角落定居，哪怕成功机会不大，它们也会锲而不舍地发起攻击。

尿路感染

　　我最喜欢的解剖学笑话之一是这样的（当然，关于解剖学的笑话在所有笑话中都不是很有竞争力）：3位工程师在争论演化应该是什么类别的工程师。电气工程师说是电气工程师，因为神经系统需要进行十分精密的布线。化工工程师说是化工工程师，因为人体的新陈代谢系统是如此精妙。"胡说，"土木工程师摇摇头，"只有土木工程师才会让排污管道穿过休闲娱乐区。"

　　关于尿路感染（urinary tract infection，UTI），并没有什么特别有意思的内容，更不用说有趣的了。如果你在小便时感觉疼痛，或是尿液浑浊或有异臭，或是排尿比平时更频繁、更无法忍耐，那么你可能得了尿路感染。这可能意味着尿道或膀胱感染（被称为"膀胱炎"），或是肾脏感染。这些问题通常都是细菌引起的，可以用抗生素来治疗。在很少数的情况下，症状会自己消失。这些并不是小毛病，所以需要去看医生。而且，在排污管道被修理好以前，尽量不要使用该区域进行休闲娱乐活动。

花粉过敏

　　每当春回大地的时候，我总能第一时间知道，因为春天会通过我的鼻子告诉我，它来了。英国的 2 月从天气看还算不得春天，但它意味着最糟糕的日子已经近在咫尺。在 2 月中旬的某一天，我的鼻子和眼睛会突然开始发痒，痒到发疯。它们会折磨我大约 10 天，然后症状会消失。我认为，这是我对某种在空气中传播的花粉的过敏反应，换个说法，就是过敏性鼻炎（allergic rhinitis），也称"枯草热"（hayfever）或"花粉过敏"。

　　和所有的过敏症一样，花粉过敏是人体对某种不应该打扰它的东西产生的不恰当的免疫反应。除了来自树木、花草和杂草的花粉之外，花粉过敏还可能由霉菌、灰尘、真菌孢子和动物的皮屑触发。当这些粉尘状物被吸进鼻腔，并沉降在鼻腔和口腔湿润的内壁上之后，它们就会和被称为"肥大细胞"的前线免疫细胞接触。这些免疫细胞本来应该抗击躯体真正的入侵者，比如细菌。

　　然而，出于某些尚不清楚的原因，一些人的免疫系统会出错，让肥大细胞产生过度反应。这会导致细胞吸收一种被称为"组胺"的强效炎症物质，结果造成黏液大量分泌，试图把入侵者冲出去，导致猛烈、不停地打喷嚏和奇痒的炎症等症状。肥大细胞也存在于眼睑的内部。

　　英国虽然不再是一个全球性的帝国，但它是花粉过敏界无可争议的世界冠军，因为这种问题在英国国内的流行率为 30%，而且还在上升——这是全球平均水平的 2 倍。而全球平均水平实际上也在上升。至于为什么会出现这种趋势，我们完全不清楚。

而"枯草热"这个名字则来源于花粉过敏和干草季节的历史渊源。当农民们在夏天收割牧草作为牲畜越冬的饲料时，他们就会顺便把花粉扬到空气中去。

1819年，花粉过敏终于得到了医学上的正式认可。当时的一位名叫约翰·博斯托克（John Bostock）的伦敦医生在英国皇家医学会主办的一份期刊上描述了他自己的症状，并将其称为"一种罕见的疾病"。

实际上，花粉过敏的诱因并不只有干草，它也不是只发生在夏天。几乎所有利用风力授粉的植物都可以在一年中几乎任何时间用花粉触发人们的过敏现象。目前已知可以引发过敏的花粉就有几百种，而有许多人同时对其中两种或两种以上过敏。这意味着，这些人的过敏症状可能要持续几个月。

通常来说，一旦花粉的浓度达到每立方米空气中有50粒，免疫系统就会被触发。比如，导致花粉过敏的元凶之一——豚草属植物每一棵每天就可以释放25亿粒花粉。

我并不知道是什么触发了我2月份的那次过敏。我很久以前就放弃寻找答案了，因为可能的嫌疑犯实在是太多了，就算知道也无济于事。无论引起我过敏的是什么，我都不可能避免被它感染，无论是在室内还是室外。而且无论它是什么，治疗方法都是同一个：使用抗组胺药物和其他非处方药来缓解。

去药店买这些药时（我总想不起来要提前准备），我总是忍不住揉一下发痒的眼睛，但这只会把过敏原揉到更深的地方，并帮助其扩散到更多好心办坏事的肥大细胞中。每年2月，我都会重新意识到这个事实。

蚊虫叮咬

在写这篇文章的前几天，我被一个捕食者袭击了。它偷偷地溜了进来，咬了我好几口，然后消失在暮色之中。我甚至没有意识到自己遭到了袭击。直到第二天早晨，我在醒来后才发现腿上到处都是咬痕。

我们人类通常不会认为自己是其他动物的猎物，但我们实际上就是。诚然，人类如今面对的风险要比过去低得多——我们的祖先在非洲大草原上生活时，要面对大约18种大型肉食哺乳动物的高强度捕猎的威胁。不过，今天仍然有很多物种以吃人为生。谢天谢地，它们只需要咬几口就够了。

剧透警告：这是本书中最长的一节，因为可写的吃人怪物实在太多了。

我很怀疑，傍晚时分，那个趁我在自家后花园喝啤酒时袭击我的怪物是一只家蚊——英国最大也最常见的一种蚊子（mosquito）。这种蚊子的雌性是嗜血的，也就是说，它会吸食人的血液。不过，这个怪物也可能是英国境内发现过的其他33种蚊子中的任何一种，包括新近发现的远东入侵者亚洲虎蚊。

但它也可能是马蝇（horsefly）、蠓（midge）、蚋（gnat）或跳蚤（flea）。所有这些小虫子都会导致红肿和会让人挠破皮肤的瘙痒。这些被挠破的地方折磨了我好几天。通常来说，你是无法在事后分辨到底是什么吸了你一些血的。不过，我至少在之后知道了它并不是蜱（tick），而这个事实给了我很大的安慰，否则我可就遇到大麻烦了。

其他许多节肢动物也可能在人体上留下讨厌的咬伤，不过它们都是为了自卫而不是吃饭。这样的昆虫包括蚂蚁、蜘蛛以及听起来很无害但实际上富有侵略性的花蝽。你如果没有被它们咬，也可能被瓢虫咬。瓢虫一旦被激怒，可以产生相当大的伤害。所以，不要随便挑衅瓢虫。

所有这些蚊虫叮咬通常都是无害的，也很容易治疗，但偶尔也可能导致大麻烦。当然，在一些国家和地区，蚊子和其他吸血昆虫是疟疾、黄热病、登革热、寨卡疫情和西尼罗热等严重疾病的传播媒介。据某些估算，以蚊子为媒介的疾病杀死的人数已经达到曾经在地球上生活过的人数的一半，这让它们成了迄今为止最致命的人类捕食者。我可以说，我很幸运，因为疟疾在100多年前就在英国境内被消灭了。如果它真的因为气候变化而卷土重来，那也要等到21世纪50年代之后才会发生。到那时，我可能已经被归入死于其他原因的那另一半人了。

总体上说，蚊子大约有3500个种群。尽管蚊子声名狼藉，但它们中的绝大部分都是爱好和平的素食主义者。它们会用细长的口器去啜饮植物的汁液、花蜜，以及蚜虫产生的蜜露。但它们中一些种类的雌性也能用口器刺穿体形大得多的动物的皮肤，并吸食鲜血——吸血的蚊子总是雌性的。最近的一项分析认为，这本来是为了在严酷的旱季保持水分而建立的备用计划，却被演化保留下来了。显然，一些物种在对硬菜产生兴趣后，就再也不可能回归素食了。

蚊子可以狼吞虎咽地吸食达到它们自身体重3倍的血液。它们甚至会在吸血的同时从肛门排出血液中的部分液体成分，以便尽量多吸食其中的固体成分。对像蚊子这样小的东西，吸血一定像用吸管吸吮烤豆子一样艰难。

有些物种在选择猎物时很挑剔，但其他某些物种则会攻击几乎任何会动的东西。据了解，蚊子会叮咬哺乳动物、禽类、爬行动物甚至鱼类。有些甚至会吸食其他昆虫的血液。

几千年来，蚊子一直困扰着人类。古埃及的一些诅咒中就有蚊子的象形文字。对木乃伊的检测也发现，其体内有很多传播疟疾的寄生虫恶性疟原虫。在公元前5世纪，希腊历史学家希罗多德（Herodotus）写道，金字塔的建造者们食用了大量的韭菜、洋葱和萝卜，以抵御蚊子的袭扰（这对他来说也属于古代历史了）。有证据表明，吃了很多大蒜的人受到蚊子的困扰较少，大概是因为这种小虫子不喜欢大蒜的气味或口味。

吸血的雌性蚊子需要血液来完成其生命周期，因为血液中含有蛋白质和脂肪——使它们的卵成熟所必需的物质。雌性蚊子通常会吸食一次血液，然后产卵。人们常说，之后它就会死亡，因为它的工作完成了，但这是错误的。在产下一批卵后，雌性蚊子又会回到市场上寻找配偶，并准备开始下一顿血腥的大餐。

当一只嗜血的雌性蚊子落在你的皮肤上，它很少会长驱直入，而是会用长长的口器四下寻找合适的位置。如果你很幸运，你的瘙痒感受器会在它找到目标之前发现它，并导致你采取行动把它赶走（见第76页）。

但如果你没有及时行动，一旦蚊子找到了一个有希望的毛孔，它就会用它那针状的口器不知不觉地刺进你的皮肤，然后继续向深处插入，直到碰到某根血管。它没有必要自己吮吸，因为血液自带压力，会主动流进它的管状口器里。在我喜欢的另一幅盖瑞·拉尔森的漫画中，一只正在进食的蚊子身体出现了严重膨胀，另一只蚊子则对它大喊道："快拔出来，贝蒂！你戳到动脉了！"不过，贝蒂虽然不用吸，却需要吹——将它的唾液注入血管，以确保血液不会凝结。

蚊子的唾液中常常含有旨在控制受害者生化反应的蛋白质。比如，血管扩张剂被用来打开血管，抗凝血剂则被用来防止血液结块并粘在口器上。正是这些物质，而非被刺穿的伤口，使得蚊虫叮咬在人类身体上引发了恼人的反应。一旦蚊子吃饱了，它就会拔出长管子，嗡嗡叫着飞走。如果你对一只蚊子实施了致命的惩罚，而它碰巧刚吃完饭，你的墙壁或天花板上就会沾满人类的血迹，非常可能是你自己的。

甚至在蚊子还没来得及撤离之前，其唾液中的外来蛋白质就已经在人体免疫系统中拉响了警报。第一批反应者是组胺——免疫细胞对外来蛋白质做出响应时在皮肤中释放的炎性化合物。组胺会增加毛细血管的通透性，允许白细胞从血液中挤出，开始追捕入侵者。这个过程的一个副作用是肿胀和瘙痒，有时肿胀处还会发展成充满液体的大水疱。

蚊子叮咬导致的瘙痒可以持续几天，而抓挠它只会让情况变得更糟糕，因为这会刺激免疫系统释放出更多组胺。瘙痒症状可以用许多抗组胺药和皮质类固醇软膏、油膏来缓解，而这些往往都是非处方药。同样，涂抹氨水也有很好的效果。不过，醋混合小苏打的民间偏方是无效的。

你也可以去买一个小型电击器，对被叮咬的部位进行一次微型电击。这种电击器外观就像迷你电击枪，两个尖头电极之间相距大约半厘米。你只需要按一下按钮，电极就可以短暂地放出高电压、低电流的电。这种做法的科学依据是：电击能使两个电极之间的小区域受热，从而抑制组胺释放。无论这是否属实，FDA 监督下的一项临床试验表明，电击的确能降低瘙痒感。[43]

这让我很高兴，因为我妻子花了一大笔钱买这种电击器。有一年，我们去意大利一个风景迷人但气候潮湿的地区度假。那个夏天，来自一台"一电就好"牌蚊虫叮咬急救器的"啪！啪！啪！"的声音构成了我们一切活动的背景音乐。据估计，每台小电击装置的电力储备可供使用者对 1000 个蚊子包进行 5 至 10 次电击。在那个假期，这种东西已经成了我妻子和她哥哥每天用来开辟道路的神器了。

平心而论，我妻子的确很招蚊子。一个无人不知的常识是，有些人比其他人更容易被蚊子叮咬。和大多数所谓常识不同的是，这个常识是正确的。

在 20 世纪 70 年代，伦敦卫生与热带医学院（London School of Hygiene and Tropical Medicine）的研究人员让 162 名志愿者接受冈比亚按蚊的攻击。这种蚊子在撒哈拉以南的非洲地区是致命的疟疾媒介。[44] 这些志愿者被要求在昏暗的红光灯下坐 10 分钟，手臂暴露在外，任凭这些嗜血的蚊子在周围嗡嗡作响。研究者们则会统计每位志愿者为蚊子提供了多少次"鲜血大餐"，然后杀死蚊子，并检测这些蚊子吸食的血液是什么血型的。他们发现，O 型血的人对蚊子的吸引力明显更强。我妻子是 O 型血，而我是 A 型血。所以，当蚊子出现的时候，我喜欢和她待在一起。

进一步的研究发现，其他种类的蚊子也有完全相同的偏好。我们目前尚不清楚它们喜欢 O 型血的原因，但它们似乎能闻出我们的血型。我们知道，有些人的血型会导致其皮肤分泌出某种特殊物质，而当 O 型血人分泌出标志性物质时，他们对蚊子的吸引力就更大了。

某些类型的蚊子还可以闻到我们的汗水和呼出的气体中的一些化合物，例如二氧化碳，然后顺着这些气味的痕迹让自己饱餐一顿。它们也喜欢体温较高的人，以及喝过酒的人。所以，发热、出汗、喘着粗气的醉汉非常招蚊子。我并不是说我妻子具有这 3 个条件中的任意一个。不过她也许会说，同时具备这 3 个条件的是我。

饮酒和蚊虫叮咬之间的联系是一个有趣的问题。或许，正如系列剧《荒唐阿姨》（*Ab Fab*）中的角色帕琪（Patsy）所说的那样："刚才咬我的那只蚊子得去贝蒂福特康复诊所戒酒了。"蚊子是否会因为吸食醉酒者的血液而中毒，目前尚不清楚。但如果有人想对此进行研究，我是很乐意做志愿者的。

对蚊子叮咬的免疫反应也存在个体差异，在很大程度上取决于以前被叮咬的经历。这进一步解释了为什么有些人似乎比其他人更容易被蚊子叮咬：实际上，他们并不一定是被叮咬的次数比别人多，而是被叮咬后的身体反应更剧烈。

1946 年，伦敦卫生与热带医学院的昆虫学家肯尼斯·梅兰比（Kenneth Mellanby）对这一现象进行了调查。[45] 他招募了 25 名从未离开过英国的志愿者，并让他们接受了来自热带的蚊子——埃及伊蚊的反复侵袭。他发现了一种典型的反应模式：当第一次被这种蚊子叮咬后，志愿者们并没有马上出现反应，但在 24 小时之后，他们被叮咬的部位都出现了红色的肿块，并伴有瘙痒。一个月后，当他们再次被这种蚊子叮咬时，反应变得更剧烈了。

这一次，他们被叮咬的部位立即出现了红色的痕迹，并持续两个小时未褪，然后也出现了瘙痒的红色肿块，并持续 24 小时未褪。然后，又过了一个月，他们第三次被蚊子叮咬。这次，红色的痕迹还是出现了，但延迟的反应消失了。最终，经过许多次叮咬之后，他们的身体对这种蚊子的叮咬不再有任何反应。

随后，梅兰比在用其他种类的蚊子进行的叮咬实验中也观察到了同样的反应模式。因此，如果你被蚊子叮咬后出现了不适的反应，请放心，你最终会对这种蚊子免疫的。

还有一个常见的问题：蚊子是否更喜欢叮咬身体的特定部位？瘙痒的肿块似乎在脚踝、脚、脸颊和脖子上更常见。这可能是因为人体吸引蚊子的特质，比如呼出的气体和汗水，在这些区域更集中。但也可能是因为这些区域下填充的脂肪和肌肉比较少，因此瘙痒更严重。

如果说蚊子是吸血鬼界的扒手，那马蝇就是打家劫舍的强盗。它们大多数时候也是素食者，但雌性马蝇需要吸食血液才能产卵。但是，它们没有精致的长口器可以用来刺穿皮肤，而只能使用匕首状的突起口器来撕开皮肤，然后吞下渗出的血液。这种野蛮的操作经常会让受害者意识到自己受到了袭击，然后马蝇就会被抽打和驱赶。这就意味着它们往往必须在好几只动物身上下手后才能果腹。它们的唾液中含有抗凝血剂，可以造成免疫反应；而它们的口器也经常被先前袭击失败时沾染的血液和其他杂物污染，因此，它们留下的叮咬伤口比蚊子的叮咬更痛、更痒、更难愈合，而且经常造成感染。还好，这些伤口几乎总能用属于非处方药的叮咬霜和杀菌剂来治疗。

蠓和蚋则不属于生物学上的分类，而是对任何种类的小型吸血苍蝇（包括白蛉和黑蝇）的日常称呼。从本质上说，它们就是迷你版本的马蝇。它们会采用类似的"撕开后啜饮"战术，但力度较小。这些小虫通常体形都很小，因此被戏称为"看不见的虫"。但它们的叮咬可比它们发出的嗡嗡声存在感强多了，会造成蚊子叮咬一样又疼又痒的效果。

对所有这些咬人的小混蛋，你都可以通过穿长衣长裤和喷涂驱蚊剂来预防。美军为在丛林中作战的士兵开发的合成药剂避蚊胺（diethyltoluamide，DEET）是其中最有效的。不过，燃烧成分更天然的香料，比如蚊香和香茅蜡烛，产生的烟雾也有驱蚊效果。有总比没有好。

跳蚤使用的攻击方法则稍有不同。它们的口器中有一对倒钩，可以切入皮肤，然后割开伤口，方便它们用倒钩中间的长管吸食血液。它们还能注射一种引发免疫反应的抗凝血剂，让被叮咬的地方发红、瘙痒。跳蚤对人的叮咬几乎都是家养宠物身上的跳蚤造成的。它们更喜欢猫和狗，但在饥饿状态下也会吸食人类的血液。曾经有一种跳蚤更喜欢生活在人类身上（不过所有跳蚤都对各种动物的血液来者不拒），但如今它已经非常罕见了。

蜱虫是另一种会叮咬人类的威胁。它们就像螨虫一样，潜伏在草丛深处；当有动物路过时，蜱虫就会跳到它们身上，找个适合吃饭的地方开始挖洞。它们和跳蚤一样，会先在皮肤上切开一个洞，然后插入一个专门的摄食管。对蜱虫而言，这个器官被称为"口下板"，是一种有倒钩的结构，和螺栓没什么不同——这种向后的凸起能防止管子被拔出。蜱虫还会分泌出一种胶质液体，和倒钩结构一起将自己牢牢固定在适当的位置。这样，它就可以安顿下来饱餐一顿了——而且是真能吃很多。蜱虫可以连续进食数天，吸食的血液可达自身体重的 500 倍之多。它们可谓昆虫界的克里奥索特先生①。

吃得心满意足之后，蜱虫就会把胶水融化，撤出其口下板，从宿主身上脱落。为了完成这个耐心而隐蔽的壮举，它还会向伤口中注入一种被称为"逃避素"（evasin）的抗炎蛋白，防止被叮咬处肿胀、发痒，至少在蜱虫附着时持续发挥这样的作用。一旦蜱虫脱离宿主，伤口就会肿胀、发痒，出现瘀青甚至水疱。千万不要对蜱虫叮咬掉以轻心，因为蜱虫携带的病原体可能导致人感染莱姆病（Lyme disease）。如果你发现身上有一处咬伤，周围被圆形的红色皮疹包围，就像飞镖靶的靶心一样，那么就请立即去看医生。

如果你发现一只蜱虫正在你身上吃午饭，请千万抵抗住把它拽下来的冲动。你可能会扯得它身首分离，让它的头部和口器留在被叮咬的地方。所以，你能做的是用镊子把它轻轻地拽下来（如果你还是造成了它身首分离的结果，你也可以用镊子把剩下的口器单独夹除，但如果你没能成功，你的免疫系统会替你

---

① 英国喜剧《人生七部曲》（*The Meaning of Life*）中的一个角色。他在餐厅吃饭时暴饮暴食，还会大量呕吐。——译者注

处理这个问题）。然后，对被你夹下来的蜱虫进行疯狂的报复吧！美国疾病控制与预防中心的建议是，把蜱虫泡进酒精里，或用胶带把它裹起来扔掉，或把它丢进马桶里冲走。疾控中心同时警告说，用点燃的香烟去烫蜱虫，希望它自己掉下来的老办法实际上是无效的。这样做只会刺激蜱虫把吸食的所有血液吐回你的伤口，从而增大你被细菌感染的可能性。

与蜱虫相似的还有另一类寄生虫，通常被称为"恙螨"（chigger）或"收割螨"。它们也会潜伏在灌木丛中，并跳到路过的动物身上。但它们不会吸血，而是会啃食皮肤。一旦牢牢抓住目标，它们就会喷出消化酶，在皮肤上腐蚀出一个洞来。恙螨就会从这里开始啃食。被它们叮咬的地方会发红、发痒并发炎。

仅仅是提到"恙螨"这个词就足以让我不寒而栗。10岁那年，我跟我父母和姐姐一起在美国新墨西哥州度过了一个漫长而开心的夏天。当时，我父亲在那里工作（是的，那里长有蕨类植物）。我们是去那里玩的，那里也确实很好玩。当地的孩子们对恙螨叮咬的痴迷接近病态。他们说，恙螨会在叮咬过的地方产卵，使其不断膨胀，最终爆裂开来，爬出几千只小恙螨。他们都声称，在自己朋友的朋友身上就发生过这样的事情。

据说，被蜘蛛咬伤也会发生类似的情况。我总是被各种蚊虫叮咬，因此非常害怕自己也会这样。那是在1980年，对英国人而言，驱虫剂还是一种完全陌生的东西。万幸的是，这种事其实从未发生过，因为它不过是一个都市传说。实际上，恙螨的幼崽是小号的恙螨。在它们生命周期里的幼虫阶段，它们以啃食皮肤为生。而它们根本不会产卵，更不用说把卵产在它们叮咬你的地方了。蜘蛛也不会这么做。事实上，没有任何一种蜘蛛会直接以人肉为食，尽管很多种蜘蛛咬人后留下的伤都很严重。

然而，和许多都市传说一样，小恙螨的说法也不完全是捕风捉影。一些苍蝇就会在开放性的伤口内部或附近产卵。它们被称为"蛆"的幼虫就会在皮肤下发育。还有些苍蝇会狡猾地把卵产在蚊子或其他昆虫的口器上，让它们替自己做这种脏活。蛆也是有可能入侵鼻腔或耳道的。幸运的是，这种罕见而恶性的疾病——被称为"蝇蛆病"——基本只会发生在热带地区，在美国虽然有过案例，但非常少。所以，我在新墨西哥的玩伴们也许真的认识某个人，而这个人又知道有人发生过这种情况。但我认为，我在我自家的后花园里还是很安全的。

不过，有一种虫子绝对会干扰我的生活，因为它们喜欢潜伏在我们周围并叮咬我们，那就是臭虫（bedbug）。实际上，这个概念包括两种虫子：温带臭虫和热带臭虫。它们的藏匿之处包括床上用品、床垫、椅子、沙发、相框和松散的墙纸。它们就像一个迷你版的吸血鬼，夜间出来吸血，还通常是在脖子上吸。

臭虫的体形相当大，身长约有 5 毫米，呈红棕色，看起来有点儿像小号的、扁扁的蟑螂。它们会在床上排便，所以你身边有臭虫活动的一个明显迹象是床单上有棕色的小斑点，你的脖子、手臂、腿部或睡着时暴露的皮肤上出现了红色的小斑点，而且每天早上都会发现新的红色斑点。被叮咬过的地方可能会出现疼痛和瘙痒，而且斑点经常呈簇状扎堆出现，或是排成一条线，因为这种虫子喜欢多咬几下。和大多数昆虫的叮咬一样，瘙痒是臭虫唾液中的抗凝血剂和止痛剂引发免疫反应的表现。臭虫通过来回挪动齿状的口器，像锯子一样用它锯穿皮肤，然后开始吸血，并把它的唾液传送进去。这种虫子还会散发出一种奇怪的霉味，像香菜籽一样。

和过去相比，臭虫已经不那么常见了，这主要归功于第二次世界大战后的一次全面的杀虫剂袭击。20 世纪初，伟大而贫困的作家乔治·奥威尔（George Orwell）对这种虫子的可怕耿耿于怀。他在巴黎和伦敦住过的各种各样的廉价旅舍里，这种虫子肆意横行。"在天花板附近，臭虫整天像士兵行军一样，排成一条长长的队伍前进，"住在巴黎拉丁区一家环境堪忧的旅馆"三个麻雀"里时，他这样写道，"晚上，饥饿的臭虫就会下来觅食，所以我每隔几个小时就必须起床一次，把它们拍死。"

如今，臭虫已经进化出了对许多杀虫剂的耐药性，并正准备卷土重来。温暖的环境会让它们茁壮生长，因此，当今广泛应用的中央供暖系统和全球气候变暖现象也赋予了它们新的优势。它们经常搭便车，乘坐各种公共交通工具——火车、飞机、公交车和地铁是我们和臭虫接触的绝佳地点，然后，我们会把它们带回家中的床上。而酒店房间、民宿和各种青年旅馆则是臭虫的另一个来源。因此，在旅行之后，人们经常会带着这种他们并不想要的"纪念品"回到家中。

想要摆脱臭虫可并不容易。看到一个就摁扁一个是奥威尔时代对付它们的办法。可以用60℃以上的水洗涤被污染的床品和衣服，把臭虫烫死，也可以用冰箱把臭虫冻死。用吸尘器彻底清洁床铺也是可行的。如果可能的话，也可以试试换一张床睡，让原来的床空上几个星期，把臭虫饿死。如果这些做法都不起作用，你可能就要联系杀虫公司了。

喜欢寄生在人类床上用品中的另一种虫子是疥螨，这是一种体形非常小的螨虫。它们大部分时间都生活在人类的毛囊中，在那里进食和交配（是的，有螨虫在你的毛囊中交配）。雌性螨虫在受孕后会离开毛囊，并开始在你的皮肤上挖洞，之后钻进去产卵。它们也被称为"痒螨"，因为它们在你皮肤表层挖掘的隧道会让你感觉非常痒。这会造成一种很常见的皮肤问题——疥疮。

瘙痒可能是挖隧道的行为本身引起的——螨虫用口器和前腿上的切割工具进行挖掘，就像一台小型的盾构机——但也可能是对螨虫及其虫卵的免疫反应的表现。皮疹通常会从指尖开始，但可以扩散到全身，不过很少会波及头部（这也许是因为疥螨害怕它们相对可怕的远房表亲——虱子，见第266页）。

疥疮的皮疹通常呈线性或S形，因为螨虫总是朝着同一个方向挖掘隧道。它们实际上也是在挖掘自己的坟墓：以每天1至2颗的速度产下30颗左右的卵后，筋疲力尽的雌性疥螨就会死亡。

如果没有被红疹的颜色掩盖，那么这种隧道看起来应该是银色的——这是皮肤下的螨虫卵本身的颜色。在卵孵化完毕后，幼年螨虫会挖洞出来，去寻找一个毛囊，在其中进食、成熟、交配，重新开始这个可怕的循环。

疥疮会通过皮肤与皮肤的接触传染，具有极强的传染性。它和卫生条件无关，但可以通过性行为传播，因此疥疮患者在接受治疗的那几天里会被建议禁欲。医生也建议追溯在过去 8 周内他们发生过性关系的对象，因为患者在螨虫感染的早期阶段（也就是螨虫在毛囊中交配的阶段）可能是没有任何症状的。

如果疥螨不是死在自己挖掘的隧道里，那么它们一般会被化学攻击杀死。标准的治疗方法是用一种杀螨霜或化妆水涂遍全身，然后让其停留几个小时，等待其起效。这些药物通常含有扑灭司林，这是一种杀虫剂，也被用来杀死虱子和抵御蚊子。螨虫并不是昆虫。它们属于蛛形纲，因此和蜘蛛的关系更密切，但它们同样很容易被扑灭司林杀死。

疥螨可以在动物和人类之间传播。对猫和狗而言，它就是引发兽疥癣的主要原因。不要去撸一只有疥疮的狗，不然你自己也会感染。

我们在这片蚊虫叮咬的土地上的冒险就到此结束。天色已晚，睡得心安，小小虫子，别来捣乱。

虱　子

　　我的一个朋友（他希望保持匿名）曾经在别人家里和一名女士在字面意义上同睡过一张床，并被她传染上了阴虱。几周后，他的下体区域发红、瘙痒，阴毛下也出现了许多圆形的小斑点。他不知道出了什么问题，因为他父亲在教会任职，对他的家教相当严格，而那时互联网还没被发现。所以，他只好找到一个药剂师，怀着相当尴尬的心情讲述了他遇到的问题。她卖给他一些药剂，于是他拿回家里去涂。涂好后，他就去洗澡了。几秒钟后，他感觉自己的下体像着了火一样。更糟糕的是，他越是用水冲洗，疼痛感就越强。很快，他的母亲就开始拍打浴室的门，喊着："亚历山大！亚历山大！你还好吗？"（这里使用的当然是化名。）《波特诺伊的怨诉》（*Portnoy's Complaint*）[1] 中的场景在英国的一个北方小镇上重演了。

　　当这火辣辣的痛终于平息后，他安抚了门外的母亲，然后重新阅读了瓶子上的说明："涂抹后，至少 8 小时内不要洗澡。"

　　阴虱是虱子的一种。它们已经进化到能在人类粗糙的毛发中生存，并以吸食人体血液为生。它们通常生活在阴毛中，但同样也会定居在腋毛、胸毛、背毛和脸部的毛发之中，有时甚至会在眉毛和睫毛中生存。但头发就超出它们的生存界限了，因为头发丝太细，对虱子而言也太密集了。

　　虱子和螃蟹毫无关系[2]，而是一种微型的无翅昆虫。它们是专性寄生物——

---

① 美国作家菲利普·罗斯（Philip Roth）的长篇小说。——编者注
② 阴虱的英语"crab"有螃蟹之意。——译者注

曾被描述以猎物为食但又无法将其整个吃掉的捕食者——如果脱离宿主，它们就会因为饥寒交迫而在一两天内死亡。当然，如果你抓到虱子，这就是你认为它们应得的下场。但是，想让它们脱离宿主身体是非常难的，因为它们会用两对巨大的蟹钳状前爪死死地抓住宿主的阴毛。

虱子是我们身为恒温动物而付出的代价。全世界大约有 5000 种虱子。除了蝙蝠、穿山甲、鸭嘴兽和针鼹之外，已知的每种非人类的哺乳动物和禽类身上都寄生有 1 种（在很少见的情况下也会有 2 种）。人类有幸拥有 3 种虱子，因为我们能为虱子提供 3 种不同的栖息地：阴毛、头发和衣服。

阴虱通常是通过与感染者发生密切接触（通常就是性接触）而感染的。因为这种虱子不会跳，所以转移它们的最有效的方法就是让两个人的私处互相摩擦一段时间。其他的密切接触，比如拥抱和亲吻，也可以让它们转移。也有人因为简单地和某人同睡一张床就被传染了，我那个朋友就是这样中招的——那个可怜的家伙只收获了痛苦，不像其他人至少还曾经拥有快乐。

阴虱会吸血，而它们带来的最明显的症状是胯部发痒。这不是它们爬来爬去引起的，而是它们用带刺的长管向皮肤中注射含有抗凝血成分的唾液引发的免疫反应造成的。这种瘙痒可能非常强烈，特别是在晚上阴虱出来觅食的时候。该区域也可能因为宿主猛烈抓挠被叮咬的位置而出现发炎和擦伤。阴虱的咬伤往往表现为皮肤上的蓝色小斑点或微小的血滴。

阴虱本身很小，体长不超过 1.8 毫米，很难用肉眼看到；它们是棕色的，因此也能完美地融入环境。它们实际上数量也不多：一个人的阴毛区域只能生活大约 12 只成年阴虱。不过，如果阴毛和腹毛连接，一直覆盖到肚脐，它们也可能顺着这片毛发去寻找新的"牧场"。

更引人注目的是它们的卵。它们会将产下的卵牢牢地粘在阴毛上。这些卵一旦被孵化，就会变成白色。没错，阴虱会在你的裤子里交配。它们还会在你的裤子里排泄，让颗粒微小的深色粪便堆积成黑色的粉末。

阴虱很容易确诊，但要将其清除并不容易。杀虫剂是唯一正确的选择，但这些小虫子已经对许多标准杀虫剂产生了耐药性。为了根除它们，你需要涂药两次，间隔一周。第二次涂抹是为了消灭第一次涂药之后才孵化出的阴虱。医生还建议你用温度较高的水清洗衣物和床上用品。

阴虱本身并不传播疾病，但有时人们会通过它们的存在发现自己染上了其他性传播疾病。医生建议被感染者告知过去3个月内和他们发生过性接触的所有人，即使这些人目前还没有症状，也要让他们接受对性传播疾病的检测。然后就到了互相指责、争论是谁传染谁的阶段了。

感觉恶心了吗？更恶心的还在后面。阴虱的起源很有趣。从生物学上看，它们和另两种侵扰人类的物种（头虱和衣虱）并不是亲戚。实际上，它们是如此独特，以至于被划分到了不同的属（阴虱属，而不是虱属）。头虱和衣虱明显与彼此密切相关，也和生活在黑猩猩身上的虱子密切相关。在大约600万年前人类和黑猩猩开始分化时，我们的祖先就已经染上了虱子。

但和阴虱的亲缘最接近的，是生活在大猩猩身上的虱子。有遗传证据表明，它们大约在400万年前才进入人类的谱系。当时发生了什么事情，你可以自行想象。或许他们只是同睡了一张床而已。

头虱比阴虱更细、更长，并已经进化出在更密集、更细长的头发中生存的能力。它们也会吸食人类的血液，把卵粘在人类头发根部，而发根的卵就是感染了头虱的标志。一头完整的头发可供多达20只头虱生存。它们是迄今为止寄生在人类身上的虱子中最常见的，可以像野火一样传遍一所学校。

尽管它们会给人留下宿主不爱干净的印象，但它们其实并不喜欢油腻腻的脏头发。即使是被打理得干干净净的孩子也会时不时染上虱子，并常常将其传给他们的父母和兄弟姐妹。从公共健康角度看，这种情况是好事，因为这意味着我们建立了对它们的免疫力，也建立了对比它影响更坏的近亲——衣虱——的免疫力。

使用有杀虫效果的洗发水和细齿的梳子通常就能清除它们。不过，就像阴虱一样，它们对试图杀死它们的杀虫剂的耐药性也越来越强。它们并不会传播疾病，也不会带来多少瘙痒感，尽管有时候我们能感觉到它们在头皮上徘徊。本质上说，虱子不是健康问题，而是面子问题。

而衣虱（又称"体虱"）并没有这样无害。它们生活在衣物或床上用品之中，紧贴在这些织物的纤维上，并在上面产卵。它们的外形看起来和头虱非常像，不过身体略长一些。它们并不直接生活在人体表面，只有在饥饿的时候才出来觅食，每天大约会进食5次。出于这个原因，它们更喜欢能经常接触皮肤的衣物，比如内裤。一个人可以同时感染数千只衣虱，并被它们叮咬到发狂。它们会导致一种被称为"体虱病"的皮肤病。

万幸的是，体虱远不如头虱那么常见，因为正常洗衣服的过程就会杀死它们。但在卫生条件很差的地方，比如管理混乱的监狱、拥挤的贫民窟和难民营，都出现过大规模传播的案例。在世界上的某些地方，它们会传播包括斑疹伤寒和回归热在内的一些极其糟糕的疾病。在第一次世界大战期间，士兵在战壕中和体虱一起爬来爬去，因此经常患上一种由虱子传播的细菌感染——俗称"战壕热"。战争不仅会在人类之间，也会在人类和虱子之间发生。

对衣虱与头虱的基因进行比对后，我们会发现这两个物种至少在8.3万年前就已经开始分化。这被认为是人类在当时已经开始穿衣服的绝佳证据。

昆虫蜇伤

我之前说过，招惹一只瓢虫是个糟糕的主意，除非你想被狠狠咬一口。而挑衅蜜蜂（bee）或黄蜂（wasp）则是一个更糟糕的想法。这些虫子不会咬人，但会蜇人，而且会毫不犹豫地下手，造成比杀伤力不强的瓢虫的叮咬痛苦得多的结果。它们之所以会造成刺痛，并不是因为它们刺破了皮肤，而是因为它们向伤口里注射了毒液。这些毒液由一些复杂的化合物混合而成，会导致剧烈的疼痛，是在漫长历史中进化出的让我们逃之夭夭并再也不会来招惹它们的武器。

我已经有很多年没有被蜜蜂蜇过了，但我认识一个被蜇过的家伙：我年幼的外甥。他从后院跑回家里，一边哭喊着"痛痛飞！"，一边指着他胳膊上的东西。我们花了很长时间才弄明白出了什么问题。

可怜的小家伙。蜜蜂的叮蜇很疼，尤其是对一个还没过 2 岁生日的小孩来说。它们的刺经常顽固地卡在皮肤里。蜜蜂会试着收回它们的刺，但通常都会失败，最终不得不丢下刺飞走，同时丢下与刺相连的毒囊以及某些内脏。不出所料，这种丧失重要器官的打击是致命的，至少对蜜蜂来说如此。

即使蜜蜂已经在嗡嗡声中逃离，脱下来的毒囊仍然会继续把毒素泵入伤口。因此，当务之急是去除扎在皮肤里的刺。医生们通常建议用指甲将其刮掉，而不是将其夹出来，因为后者会把更多毒素挤入伤口。毒素越多，疼痛当然就越强烈。

而黄蜂的刺没有倒钩，因此可以反复叮蜇。熊蜂（bumblebee）的刺也是光滑的，但它们通常不会颠覆自己给人留下的温顺印象，只有在受到反复而严重的挑衅时才会发动攻击。

某些种类的蚂蚁的腹部末端也有刺。这些蚂蚁和膜翅目中的蜜蜂和黄蜂的亲缘关系较近。它们的毒液中诱发疼痛的主要成分是甲酸（formic acid）——这个词来自拉丁语中的"formica"，其本义就是"蚂蚁"。一般来说，黑色的蚂蚁不会蜇人，但红色的蚂蚁会。一些蚂蚁的叮咬会造成极度的疼痛，远远超过了必要的程度，仿佛只是为了凌虐冒犯它们的人。比如，红火蚁（fire ant）会用它们强大的下颌骨抓住受害者的皮肤，然后将它们的蜇针刺进去，再抽出来。之后，它们会围绕着其附着点旋转一个角度，再次把蜇针刺进去，以此类推，直到在皮肤上完成一圈蜇伤。生活在中美洲和南美洲的子弹蚁（bullet ant）的蜇伤能引发非常剧烈的疼痛，堪比被子弹打中，这也是它们名字的由来。

位于美国亚利桑那州图森市的卡尔·海登蜜蜂研究中心（Carl Hayden Bee Research Center）的昆虫学家贾斯汀·施密特（Justin Schmidt）设计的四分制量表将子弹蚁的叮蜇评为世界上最强烈的虫蜇类疼痛之一。这份"施密特叮咬疼痛指数量表"（The Schmidt Sting Pain Index）[46]完全建立在他本人的亲身体验上，为了设计这份量表，他自愿被科学界已知的所有种类的蜜蜂、黄蜂和蚂蚁蜇伤。一级疼痛是轻度的、短暂的。二级疼痛是最常见的被黄蜂和蜜蜂叮蜇的感受。三级疼痛则较为剧烈。四级疼痛则可以被描述为"折磨"。除了子弹蚁，只有另外两种昆虫的叮蜇被归入第四级：战士黄蜂（warrior wasp）和沙漠蛛蜂（tarantula hawk），后者是一种以狼蛛为食的黄蜂。因此，如果你认为被黄蜂叮蜇就已经让人痛不欲生了，可以参考一下他的研究结果。

对于黄蜂、蜜蜂和蚂蚁的蜇伤，有很多民间的土办法。它们大多是无效的。实际上，只需要用肥皂水清洗被叮蜇的地方以去除残留的毒液就够了，然后可以涂一些有舒缓作用的润肤霜。

各种叮咬和蜇伤通常都是无害的，过几天就会自行消退，不过有些人会出现过敏反应。在少数情况下，他们的免疫系统会进入超速运转的状态，导致危及生命的过敏性休克。如果你在被咬或被蜇伤之后出现了呼吸困难、头晕、伤处严重肿胀或恶心和呕吐的情况，请立即寻求医疗救助，同时还可以大声喊："痛痛飞！"

海胆和水母

我 6 岁的时候，我们一家曾经去意大利的厄尔巴岛（Elba）度假。那次假期让我对危险的海洋生物产生了持久的恐惧。在当时的我看来，我们住的那家酒店是很优秀的，这主要源于我对他们的甜点手推车的好感，而我的父母对此则有不同的看法。

那座岛的海岸边都是岩石，这已经够危险了。更可怕的是，那些黑乎乎、多刺的水下斑点让海岸变得加倍危险。这些斑点分布在每一块岩石上。后来我知道，它们是海胆（sea urchin）。我父亲告诉我，无论如何都要避免碰到它们。如果你踩到了一颗海胆，它的刺就会扎进你的脚，然后注入致命的毒液。为了保命，你可能不得不把膝盖以下的部分都截掉。

而我父亲刚好就一脚踩在了一颗海胆上。于是，他在剩下的假期里都忙于从脚跟上拔下那些粗大的黑刺。那是在 20 世纪 70 年代，我们手边没有任何消毒剂，因此他买来廉价、劣质的意大利酒来涂抹伤口，偶尔还喝上一口。如今，他的小腿依然长在他身上，所以我认为，截肢这种说法不过是夸大其词。

踩在海胆上的确很疼。据描述，那是一种"猛然袭来、令人失去行动能力的灼痛"。医生建议尽快去除棘刺，并将受伤的脚浸入热水中。像我父亲那样用酒代替也可以。

某些种类的海胆的棘刺里还含有毒液，会导致额外的疼痛，有时候还会引发头晕、恶心、呕吐、呼吸困难、癫痫发作，偶尔还会导致心脏停搏。不用我说，如果你因为踩到海胆出现了这些问题，那你就得赶紧去医院了。不过不要指望医生能给你像治疗蛇咬伤的那种抗毒血清。对付海胆，不需要这种东西。

一些海胆还会向人体内注射一种墨水般的物质。在刺被拔出之后，这种物质依然会在皮肤下停留很长一段时间。这种现象本质上和文身一样。

游泳时的另一种危险是被水母（jellyfish）蜇伤。很多种类的水母都会蜇人，但通常只会引起疼痛、肿胀、皮疹和擦伤。然而，有些水母却是致命的。如果你被水母蜇伤后出现了疼痛、肿胀之外的症状，请务必立刻求医。

水母是一种遍布在世界各地的威胁。在英国的海域，我能遇到的最糟糕的水母，是名字恰如其分的"淡紫色毒刺"水母（即夜光游水母）。这种看似糟糕实则无害的棘刺也让它被称为"紫色的食人魔"。我偶尔也能遇到"葡萄牙战舰"水母（即僧帽水母）。这种水母得名自其葡萄牙语名称"caravela-Portuguesa"。caravela 是一种出现于 15 世纪的小巧而高度灵活的帆船。它们之所以叫这个名字，是因为它们会伪装成水母，外形类似 18 世纪的葡萄牙战舰，但它们实际上并不是水母。它们是一种外形近似水母的水螅虫纲水生动物的漂浮的聚居地。它们可以用长度惊人的触手发动那臭名昭著、有时甚至能置人于死地的蜇刺。这些触手足以覆盖其周围 20 米的范围。

没有记录表明，在英国的海域里曾经有人被水母（或类似的生物）蜇刺致死，不过话也不能说死。在世界其他地方，存在少数几个被葡萄牙战舰水母蜇死的例子。据报道，当气候变化导致海洋变暖，这些漂浮的恐怖分子在英国各地的海滩上越来越常见。2017 年 9 月，在英国西南部的康沃尔郡的佩伦波斯（Perranporth），有大量葡萄牙战舰水母被冲上海滩，于是当地政府暂时禁止人们下海游泳。英国的野生动物信托组织（Wildlife Trust）呼吁任何看到葡萄牙战舰水母的人立即向当地政府报告。

水母（或形似水母的东西）是通过触手上的特化细胞来发动攻击的。这种触手被称为"刺丝囊"。它们是布满了诱饵的陷阱：长长的、有毒的挂钩就像微型的抓钩，平时紧紧盘起，藏在刺丝囊的软膜之中；刺丝囊一旦被触发，就会爆炸般猛然射出这些抓钩，将其挂在触发它们的动物的皮肤上。

一些水母的刺丝囊会不断脱落，将自己包裹在一丛刺丝之中。而这些刺丝囊在水母游走很久后还会在水中漂浮。因此，海里没有水母，并不意味着你就不会被蜇伤。

如果你被水母蜇伤了，不要在伤口上撒尿。这种常见的偏方因为《老友记》（Friends）中"水母惊情"一集而变得广为人知。[47]在这一集中，莫妮卡被水母蜇伤后，乔伊用这种方法帮她治疗，但没起作用。实际上，这种做法只会触发皮肤下还未爆开的倒钩，加剧疼痛。醋也是无效的。用盐水来冲洗伤口绝对比让自己浸泡在尿液中更卫生也更有尊严，同时，在有水母的地方，你也很容易搞到盐水。

寄生虫

不管从哪个方面看，我妻子的祖母都是一个脑子不太正常的老太太。她来自英格兰北部的一个爱尔兰裔家庭，在西约克郡的哈利法克斯（Halifax）开了一家糖果店谋生。她对酒味软糖情有独钟。厨房是她大展拳脚的场所——她既是厨师，又能干巫医的活儿。

我已经在前文中介绍过她对付疣的方式（如果你还没有看过那一节，以下是总结：偷一块肉，用肉揉擦长疣处，然后把肉埋在后院里）。现在，做好心理准备了解她对付寄生虫的方式吧。这种方法要用到猪油。这个方法是：在人体适当的位置涂抹一些猪油，寄生虫就会探出头来，吃下猪油，然后死掉。我认识的人里至少有 3 个接受过这种奇怪的仪式。我不知道这种做法从何而来。不过，用肉揉擦疣还算是一种常见的民间偏方，但用猪油杀寄生虫就很匪夷所思了。的确存在用椰子油杀虫的偏方，而在 70 年代的哈利法克斯，猪油也许是你能搞到的最接近椰子油的东西。人人都知道能在储藏室里找到这种东西，就像人人都知道她会做好吃的猪油蛋糕一样。让我们祈祷她在处理寄生虫和烤蛋糕之间没有忘记洗手。

那些她试图用猪油闷死的寄生虫可能就是蛲虫（pinworm），也称"线虫"。它们是一种小型寄生蛔虫，终生都住在人类肠道内，围绕着肠道生活。到目前为止，它们是哈利法克斯和实际上整个西欧最常见的肠道寄生虫。其他种类的寄生虫也有，但大体上会引发和蛲虫感染相近的症状。

寄生虫感染，即肠道寄生虫病，通常是无害的，尽管会让人感到不舒服和恶心。这种现象也非常普遍，特别是在儿童中——在西方国家，多达一半的儿童有过感染经历。幸运的是，这种虫很容易被清除，而且不会浪费一滴猪油。

蛲虫感染一般是通过在粪便里发现小块、白色的棉花状物而被发现的。这些东西是死亡的蛲虫——只有死掉的寄生虫才是好虫子。而不幸的是，它们也是无可置疑的证据，证明了在粪便的来处还有许多活着的虫子。蛲虫也会引发肛门周围的瘙痒，这是因为——好像没有更委婉的表述了——雌性的蛲虫要从被感染者的肛门里爬出来产卵。有些父母是因为亲眼见证过这一景象才发现孩子感染了蛲虫的。

为了发育成熟，这些虫卵需要氧气，而肠道内显然是没有充足氧气供应的。一条雌性蛲虫可以产下一万颗微小的虫卵，这意味着它们1厘米左右长的身体内部挤满了卵。

蛲虫的扭动和虫卵黏糊糊的感觉，在身体上这个非常敏感的部位引发了瘙痒反应（见第77页）。一旦雌虫卸下了自己的负担，它们就会死亡。它们软塌塌的尸体最终会和在它们"家里"（也就是宿主小肠下部）死亡的、体形更小的雄虫的尸体一起随着粪便排出。但它们首先需要交配。

而产卵之前的过程也很有意思。蛲虫的生命周期始于人类吃下它们的虫卵之时。虫卵也许是通过被其他人接触过的食物传播的，而这个人恰好在不久前挠过瘙痒的肛门。这种途径被称为"粪口传播"，是许多病原体开展其业务的方式。蛲虫的卵具有很强的黏性，因此很可能最终会被转移到物品表面上，进而转移到新的受害者手上。它们在宿主体外可以存活两三周时间。

被吞咽下肚的虫卵可以毫发无损地通过胃部进入小肠，并在大约两周之后开始孵化。从那里开始，幼虫逐渐扩散到肠道的下部，并在迈向成年的过程中蜕皮两次。这个过程大约要花7周时间。

发育成熟后，蛲虫就会交配，然后雄虫就会死亡。雌性可以继续存活几个星期，吃你吃的午餐，孕育它们的后代。一旦准备好产卵，它们就会朝下移动。

感染了寄生虫的人常常会一再被自己感染。我们不需要去纠结粪口传播的细节。

还有许多其他种类的寄生线虫，但它们基本都会以同样的方式感染人类，并引发类似的症状。无论具体物种为何，治疗方案都是一样的：口服驱虫药非常有效，而且通常味道不错（有些驱虫药被做成糖果或奶昔的样子，所以孩子们会很愿意吃）。它们含有杀虫的成分，通常是一种被称为"甲苯咪唑"的化合物，可以导致寄生虫的身体"肝肠寸断"，从而将其饿死。服药一次通常就可以解决问题。不过，甲苯咪唑能杀死的是成虫，却对付不了它们的虫卵，因此在几周之后可能需要再服药一次（这足以阻断循环，因为新孵化出的寄生虫还没有做好繁殖的准备）。治疗并不能提供长期保护作用，因此重复感染的情况也很常见。

有迹象表明，和其他许多人体寄生虫一样，一些肠虫渐渐对甲苯咪唑产生了耐药性。好在人类还有很多其他种类的杀虫药，所以我们应该会没事的。

会感染人类的寄生虫还有许多其他类型。不仅有体形微小的蛔虫，还有非常大的线虫，以及绦虫、扁虫（吸虫）和棘头虫。它们中大多数都生活在人体的肠道之中，但也有些会钻入皮肤，或在血液或淋巴系统中四处游荡。对我来说幸运的是，这些寄生虫病大多发生在热带和亚热带地区。有些寄生虫能导致非常可怕的疾病——河盲症、象皮肿、麦地那龙线虫病和血吸虫病都是寄生虫引起的。人们在结束旅行后偶尔也会顺道把这些"偷渡客"带回来。它们中的一些，如短小绦虫，在温带地区也有发现。类似情况并不罕见。

医生的建议是，如果你在粪便中发现了体形较大（这里的"大"可能是真的大，比如，世界上最常见的人体寄生虫蛔虫之所以被称为"大圆虫"，是有充分原因的：它们最大可以长到35厘米长）的寄生虫或绦虫的一段，那就赶紧去看医生吧。这些更严重的寄生虫问题还会带来一些其他症状，包括呕吐、腹泻、不明原因的体重减轻、瘙痒和红色虫状丘疹，特别是在脚上。这种丘疹可能是生活在土壤中的钩虫钻入人类的皮肤所引起的。通常，能感染宠物猫和宠物狗的蛔虫也可以感染人类。

有些人为了减肥不择手段，会故意吞下通常封装成药片形式的绦虫卵。这种方法一般对减肥无效，只会带来和自然感染绦虫时一样令人不快的副作用。当经常在英国电视节目上出现的医生迈克尔·莫斯利（Michael Mosley）尝试这种方法时，他的体重反而增加了。如果他能在粪便中排出绦虫，他的体重可能会再次下降。然而，在服药将绦虫杀死之后，他什么也没排出来。他认为，这是因为绦虫在他体内解体了，然后作为食物被身体吸收了。

这样看来，用涂抹猪油来杀虫的偏方听起来还是值得一试的。

植物攻击

1980 年，我们在美国新墨西哥州度过的那个夏天里，我不仅对想把卵产在我皮肤下的虫子（实际上不存在）和潜伏在木柴堆和厕所中的致命蜘蛛（这是真的）产生了强烈的恐惧，还对一种名为"毒藤"的恶魔般的植物产生了巨大的阴影。我的美国小伙伴们眉飞色舞地向我讲述了一些来参加夏令营的孩子不小心在森林里被这种可怕的植物缠满一身，于是不得不被人送回家的故事，而这种事在森林的很多角落都发生过。对一个来自英格兰北部、最喜欢在树林里四处乱跑的 10 岁小孩而言，这些事听起来仿佛是一个恐怖的童话故事中的情节。英国也有常春藤，只不过没有毒。这是一片多么危险而可怕的土地啊！随后，我的朋友们又给我讲了毒橡树的故事，吓得我差点儿打包行李逃回家去。

而在英国，我在树林里会遇到的最糟糕的植物是荨麻（nettle）。幸运的是，哪里有荨麻，哪里就必然会有酸模叶（dock leave，另一类常见园艺植物的名称，涵盖许多物种，但常被看作荨麻解药的那一种的准确名称是"钝叶酸模"），这种安排简直是上帝存在的证明——"毒物出没，十步之内，必有解药"。被荨麻扎到当然不是好事：我的一个外甥（不是被蜜蜂蜇的那个）在很小的时候曾经穿着短裤一头扎进了一丛荨麻里。然后他大哭起来，哭得相当厉害。不过，荨麻最多只是有点儿刺激性，并不会有人因为被荨麻扎到而从夏令营被送回家。

生长在野外的植物中，可以被称为"荨麻"的有几十种。它们中的许多都像普通的草叶一样无害，而有些则可能演化出和真正的荨麻很接近的外观，实际上却不具备刺激皮肤的能力，就像无害的食蚜蝇的外观在演化中模拟了黄蜂一样。这种现象被称为"贝氏拟态"（Batesian mimicry），是以英国生物学家亨利·贝茨（Henry Bates）的名字命名的。他是和自然选择学说的提出者之一阿尔弗雷德·华莱士（Alfred Wallace）一起在巴西的热带雨林中研究蝴蝶时发现这个现象的。

真正能够刺伤人类的荨麻是一类更特殊的植物。它们中的大多数都属于荨麻属（Urtica），其名称源于拉丁语中的"úrere"一词，意为"烧伤"。刺伤我外甥的是异株荨麻，这是一种多年生的开花植物，起源于欧亚大陆，如今已经遍布世界各地。

荨麻之所以会刺痛人，是因为它们从头到脚都覆盖着一种叫"毛状体"的针状突起。毛状体可以将有刺激性的混合物注入任何碰触过，比如刮擦过它们的人类的皮肤。这显然是演化的结果，是一种防止自己被吃掉的机制。然而，对一年一度的"世界吃荨麻锦标赛"（World Nettle-Eating Championships）的选手们来说，这一招是无效的。这项锦标赛一般在每年的夏至前后，在英国多塞特郡马什伍德（Marshwood）的瓶子酒吧举行。

人类的确有食用荨麻的传统，但必须先把它们煮烂或烤熟，去除其针刺的毒性。而这项锦标赛的选手要吃的是会刺痛人的生荨麻。选手们有一个小时的时间从大约半米的荨麻的茎上剥下尽可能多的叶子吃掉。比赛以剩余、裸露的荨麻茎的长度为评判标准。最厉害的选手通常能吃掉累计超过 12 米长的荨麻茎上的叶子。然后，他们会在停车场呕吐，而这会让他们的参赛资格作废。

想要避免舌头和嘴唇上泛起令人讨厌的疹子的一个办法就是用力咀嚼。毛状体很细，很容易被压塌，这样一来就不会刺痛嘴了。俗语说得好，要"紧咬住荨麻"（grasp the nettle）[①]。

毛状体分泌的刺激性物质包括甲酸（也存在于蚂蚁分泌的毒液中，见第 271 页）、引发炎症的化合物组胺、神经递质乙酰胆碱以及 5-羟色胺（serotonin）。

---

① 意为"迎难而上"。——编者注

5-羟色胺在大脑中可以产生愉悦的感觉，但在皮肤中只能产生痛苦的感觉。

荨麻疹的正式医学名称是"接触性荨麻疹"（contact urticaria），源于这种植物的拉丁名称，并被用来指代皮肤上的丘疹。如今，"荨麻疹"的词义已经得到扩展，泛指皮肤上任何带有红色、凸起、瘙痒的肿块和皮疹，也常被称为"风疹块"。

典型的荨麻疹是一簇被称为"风团"的白色或红色的凸起区域，周围是被称为"潮红"的发红皮肤。荨麻疹有各种形态和大小，通常是免疫系统对某些物质反应过分强烈的迹象。这些物质包括食物、药物、化学物质、过敏原（花粉、胶乳和尘螨都可能成为主要诱因），以及炎热和感染。

荨麻疹的标准治疗方法是涂抹含有抗组胺药物或氢化可的松的止痒霜。实际上，没有证据表明酸模叶含有任何缓解荨麻疹的物质。所以，我又把上帝存在的说法扔到了一边。人们之所以认为酸模有用，可能是因为揉搓患处的行为对疼痛有一定效果，但也可能只是因为分散了注意力。

而"毒藤"对皮肤产生的刺激则与荨麻疹大不相同。这种植物实际上并不是常春藤家族的成员，甚至也不是蔓生植物，而是与开心果和芒果有亲戚关系的一种灌木。它们的汁液中含有一种叫"漆酚"的有毒混合物，会让大多数人过敏。这种有毒的汁液存在于它们的叶片、茎、根和浆果之中，而且很容易被释放。"毒橡树"同样是一个错误的名称。它们根本不是橡树，而是一种与毒藤关系很密切的灌木，并含有同一种令人讨厌的汁液。

和漆酚接触过的皮肤通常会变红、发痒、疼痛，还会起水疱。这种情况被称为"漆酚导致的接触性皮炎"。不小心撞上一株毒藤或毒橡树的叶子的力道就足以让它们渗漏出一些汁液。而漆酚非常稳定，在渗漏出来之后，可以在树叶和树枝上留存多年。沾染了漆酚的手会污染接触到的任何东西，比如门把手、工作台面和手机，因此会一再让自己重新感染，或将其传播给其他人。或许，这就是为什么有人会误以为毒藤引发的水疱里含有的液体就是毒藤的毒液。这也是为什么走过一片毒藤之后脱掉鞋子的人的手上最终会出现皮疹，并可能持续几周不愈。

和荨麻一样，一种经常与毒藤一起生长的植物——凤仙花在民间偏方中常被用来治疗毒藤引起的皮疹。但同样没有证据证明，凤仙花可以中和毒藤的汁液。这是对上帝存在假说的又一次反驳。说到底，仁慈的神明怎么会创造出有毒的植物呢？在这个问题上，我坚定地支持阿尔弗雷德·华莱士和达尔文提出的进化论。

第六部分

自我伤害

每年，都有一群英勇的人因其对人类进步做出的无私贡献而受到表彰。他们会被颁发"达尔文奖"（The Darwin Awards），而且几乎总是在死后被追授的。至于为什么，这个奖项的目的会告诉你：达尔文奖的设立是为了致敬那些"以惊人的方式意外地将自己的基因从人类基因组中移除，从而有助于人类基因改良大业"的人们。换句话说，也就是那些以愚蠢或粗心大意的方式将自己杀死（或彻底绝育），但又没有对他人造成伤害的人。

　　死亡很难被看成一种小毛病，所以我不会继续讨论这个问题。但毫无疑问的是，对我们健康的最大威胁之一就是我们的愚蠢和粗心大意。无论是从梯子上摔下来还是酗酒，这些行为的责任属于并只能属于一个人，那就是我们自己。

宿　醉

我的一个如今已经失去联系的大学同学，在刚进大学时还是个有点儿冷漠的年轻人。他此前没怎么喝过酒，一直循规蹈矩，没有兴趣体验宿醉醒来后的感觉。但在逐渐熟悉了大学生活后，他就从偶尔喝一小瓶啤酒变成了经常一喝就是两三大杯。一天晚上，他完全进入了酗酒作乐的状态，当然，是在我和我们团伙其他成员的协助和教唆下。第二天早上，他收到了宿醉大礼包：头痛、恶心、呕吐、身体颤抖以及难以忍受强光和噪声。他并不是一个没头脑的小伙，反而是一个喜欢搞科研的家伙，因此，这些症状中的一个比其他更严重的身体反应让他感到最不解。"我就不明白了，"他说，"我喝了整整一晚上，为什么现在还是那么渴？"

在我们对自己造成的所有伤害中，宿醉可以说是最愚蠢的一种。我们心甘情愿地吸收一种致命的毒素，就为了换取（最多不过）几个小时的快乐，然后迎来长达一天（甚至更久）的不适。然而，作为一个习惯摄入超过合理量的酒精的人（这是不负责任的行为，孩子们，喝酒要适当），我也相信，在一个漫长的醉酒之夜过后清醒的感觉会给灵魂以鼓舞，用道格拉斯·亚当斯（Douglas Adams）[1] 的话说，那是一种从宿醉中醒来的感觉，你尤其能从醉后第一杯水中真切地感受到什么是"久旱逢甘露"。

宿醉是英国文学中的一个经典主题。考虑到盎格鲁文化圈对烈酒的喜爱，

---

[1]　英国作家，代表作为《银河系漫游指南》。——编者注

尤其是在文学类别内，以及"写你熟悉的生活"的观念，这一点并不奇怪。不过，金斯利·艾米斯（Kingsley Amis）[①]在他 1954 年的小说《幸运儿吉姆》（*Lucky Jim*）中对主角醉酒体验的一段描述可以说是无人能出其右：

> 迪克森（吉姆）活了过来。在他能够起身之前，他就已经恢复了意识。他四仰八叉地躺在地上，身体瘫软着动弹不得。在晨光中，他仿佛一只破碎的蜘蛛蟹，柏油路面上到处都是呕吐物……他的嘴在夜里曾被某只小动物当成厕所，随后又成了它的坟墓。也是在昨天晚上，他还以某种方式参加了一次越野长跑，然后被秘密警察以一种专业的手法上上下下地揍了个遍。他感觉糟透了。[48]

"糟透了"这 3 个字对这样一种严重、复杂而又令人困惑的小毛病而言，未免显得过于轻描淡写。医学上对宿醉的正式称法是"宿醉综合征"（hangover syndrome），已经确定的症状就有 47 种。其中有一些的具体机制还不明确。

而我们还在努力超越自己。要成为宿醉的受害者，我们必须首先经历另一个阶段：中毒（intoxication）。正如其名称显示的那样，喝醉的人实际上是摄入了一种毒素，尽管是一种诱人的毒素——酒精。

酒精的正式名称是"乙醇"（世界上还有一些其他醇类是你绝对不想喝的，包括可能致死的甲醇，虽然我们偶尔也会看到有人误喝甲醇的新闻）。酒精是世界上最受欢迎的精神活性药物，也是最危险的一种，给人类造成了无以复加的伤害。在一项分析与统计各种精神活性药物对个人与社会的危害的知名研究中，英国毒品专家大卫·纳特（David Nutt）给酒精打了 72 分（满分是 100 分）。[49] 第二名是海洛因，只得了 55 分。高纯度可卡因只得了 54 分。没错，酒精的危害是高纯度可卡因的 1.5 倍。

---

① 英国小说家、诗人。"愤怒的青年"代表作家之一。——编者注

我们虽然在几个世纪之前就认识到了酒精会导致日常性的功能失调，但仍然没有深刻地理解它是如何施展魔力的。和大多数精神活性药物不同的是，酒精并不会直接干扰或增强大脑中的任何信号通路，但对其中许多通路却有着间接的作用。因此，酒精对人体有整体而广泛的影响。

我们还知道，酒精对大脑具有双向作用。酒精总体上被认为是一种镇静剂和催眠药，这意味着它可以让我们镇静下来，帮助我们入睡。但在低剂量的情况下，它反而是一种兴奋剂。这就是为什么少量饮酒会让人抛开拘谨并变得兴奋，起到社交润滑剂的作用，但大量饮酒会导致口齿不清，身体摇晃，精神错乱，跌倒在地和意识丧失。酒精也会导致暂时性的失忆，这可能是一种幸事，但也会导致早晨酒醒后的焦虑："我昨晚做了什么？"我一个很好的朋友——他曾经也很能喝，但最近已经完全戒酒了——发现的一个现象可能加剧这种焦虑。他把它命名为"UDI"：原因不明的酒后损伤（Unidentified Drinking Injury）。

当然，酒精也会引发呕吐。它毕竟是一种毒素，会引起大脑中特定区域（被称为"化学感受器触发区"）的注意，该区域就会向呕吐中枢发出信号（见第 193 页）。血液中较高的酒精水平也会对平衡系统造成严重的干扰，导致出现天旋地转的感觉，最终会让醉酒者摊在地上睡着。对平衡系统的干扰也会给呕吐中枢发送信号。你可以将其称为"双重催吐作用"。

但是我们仍然要冒险喝酒，因为很多人已经准备好为这些液体带来的快乐付出受折磨的代价。1952 年，美国密西西比州的参议员诺亚·S. 斯威特（Noah S. Sweat，朋友们叫他"索吉"）在一次关于是否要废除禁酒令的辩论中，面向该州的立法机构发表了一次著名的演讲。当时，禁酒令在该州依然是有效的。这次演讲被后世称为"威士忌演说"，它对我们和酒精之间的难缠的恩怨做了一次非常精彩的分析。这篇演讲值得一看，但它太长了，本书无法完整收录，只能在这里挑选一些精辟的句子：

> 以下是我对威士忌的感受。如果你说的威士忌指的是那种魔鬼的陈酿、

毒液的源泉、可怕的怪物……那么我自然会反对它。但是，如果你提起威士忌时，指的是那种交谈时的润滑剂、促进哲思的美酒、好友小聚时共享的佳酿，会在他们的心中奏响一支歌，给他们的唇边增添笑声，让他们的眼中散发出温暖的光芒……那么我当然会支持它。这就是我的立场。我不会退缩，也不会妥协。

这个州的议会决定不废除禁酒令，并又坚持施行了 14 年之久。

索吉没有提到宿醉的问题。但是，如果不谈酒精带来的这一残酷现实，关于它们毒性的任何讨论实际上都是不全面的。

宿醉确实是一种综合征，也就是一些相关症状的集合。2012 年，荷兰的科学家们在乌得勒支大学（Utrecht University）的校园里找到一些学生，请他们自愿填写一份关于自己最近宿醉情况的调查问卷。[50] 就算调查者并没有支付一些买酒钱做报酬，大部分的学生也都同意参与调查了。最后，研究人员共收到了 1410 份报告。大部分学生都不需要努力回忆：超过一半学生承认他们最近一次宿醉是一个月内的事。

这些学生报告的症状中最常见的 10 种分别是：疲劳、口渴、嗜睡、头痛、口腔干燥、恶心、虚弱、警觉性降低、注意力集中困难和冷漠。但其他症状也可以拉出一份长长的清单，包括出汗、颤抖、味觉丧失、内疚、后悔和头脑混乱。

宿醉让我们感觉难受的主要原因，是吸收了有毒物质的后遗症。这一点并不会让人感到惊讶。这里列举的十大症状之中的很多，包括头痛、恶心、疲劳和冷漠，都是乙醇直接导致的。疲劳的原因可能是沉迷饮酒后比平时更晚上床睡觉，而且睡眠质量很差。像大多数催眠药物一样，酒精会让我们昏睡，但它无法模拟自然的睡眠。当它在夜半时分失去效力时（或是当我们被尿憋醒时），我们通常会猛然清醒，然后挣扎着继续已经失调的睡眠。脱水则是因为酒精抑制了抗利尿激素——血管升压素，从而导致过度排尿。

而其他一些症状就有点儿神秘了。宿醉延迟发作的原因指向了乙醇被分解和代谢后的产物，特别是乙醛。这是一种对肝脏有毒性的物质，是对乙醇进行分解并处理后第一步的产物。

　　绝大多数乙醛都能被迅速转化为乙酸。这是一种无害的物质，并能被肌肉作为能量来源。但有少量的乙醛会逃逸到血液中，并会在那里引起麻烦。

　　乙醛是一种特别讨厌的物质。它会和蛋白质发生不可逆的反应，使其失去作用。饮酒后，被破坏的蛋白质会在肝脏、肌肉、心脏、大脑和胃肠道中发生聚集，并让我们感觉难受。

　　人的肝脏平均每小时可以处理大约 7 克乙醇。这就意味着我们大约需要 12 个小时才能把一瓶葡萄酒中含有的全部乙醇处理完毕。在这 12 个小时内，人体会持续暴露在有毒物质的细流之中。

　　烟草的烟雾中也含有乙醛。据称，有饮酒习惯的人表示，边喝酒边抽烟的方式带来的宿醉比单独喝酒更严重。吸烟也会导致咳嗽，因为肺部在努力尝试摆脱焦油、烟粒和其他所有令人讨厌的物质。这就使得宿醉之后的早晨更让人难受。在频繁吸烟的人中，大约一半有慢性咳嗽的问题。

　　不谈抽烟，让我们回到喝酒这个话题上。宿醉在一定程度上也是酒中的乙醇同源物引起的。在发酵和蒸馏的过程中，除乙醇外，还会产生其他一些有机物。酒的独特风味和香气在很大程度上就是这些物质赋予的，但它们也会让你头痛。它们被称为"杂醇油"（fusel oil）。这个词来自德语中对肠胃不适的表述。这些物质中就包括甲醇。

　　有一个经验性的规律：酒的颜色越深，它含有的乙醇同源物就越多，导致宿醉的潜力也就越大。不同的酒中含有不同的此类物质，这就是为什么不要把几种酒混着喝：这会加剧你肠胃的不适。

　　至于"先红后啤"或"先啤后红"这些古老格言，其实是没有道理的。你很难记住按哪个顺序喝能感觉更舒服或更难受，而且实际上，并没有证据能证明几种酒混着喝的时候，不同的顺序会造成什么差异。

人们通常认为，随着年龄增长，喝酒后宿醉的情况也会更严重。不过一项最近的研究得出的结论与此相反。这可能是因为，就像生活中的许多事一样，喝酒也是熟能生巧。[51] 经常饮酒的人的肝脏在处理乙醇时更加高效，能将其处理能力从每小时 7 克提高到每小时 10 克。

这项研究采用了一个应用程序，让饮酒者如实记录他们的饮酒量以及第二天的身体和精神状态。不出所料，结果证实，造成宿醉后难受的主要风险因素就是饮酒过量和几种酒混着喝。研究还发现，葡萄酒导致的宿醉是最严重的。

在宿醉后恢复这个问题上，时间是一个伟大的医生。对这个问题，你自己是无能为力的，只能耐心等待，让身体自己把毒素排出并恢复正常。止痛药、咖啡因、水和睡眠可以帮助缓解不适感，而这种缓慢的折磨可以持续 12 至 24 个小时。

当然，对付宿醉的民间偏方可是不少，包括油腻的食物、生鸡蛋、香蕉、新鲜空气、含糖的饮料、桑拿浴、维生素——但没有证据表明，它们中的任何一种能产生实际效果。所谓"宿醉还得酒来解"（hair of the dog）的做法——这个名称源于用咬过人的狗的几根毛来治疗咬伤这种根本无效的偏方——短时间内效果惊人，但实际上却阻碍了身体分解和代谢酒精的过程。结果就是宿醉的时间被延长了，其影响成倍增长。

也有些人认为，报复性地进行体育锻炼对宿醉有效。但同样没有证据能够证明，除了可能弥补伴随宿醉而来的内疚感之外，这种做法还有什么效果。

不过，随着科学发展，宿醉的威力可能会在未来减轻。前文中提到的纳特教授多年来一直致力于寻找酒精的替代品，希望它们能带给我们和酒精一样的快乐，但不会带来酒精引起的大部分痛苦。在我们意识到自己眼下已经烂醉如泥，明天注定会一塌糊涂的这个可怕的清醒时刻，我们也许有机会立刻采取行动，弥补我们的过失。

加拿大科学家们最近发明了一种帮人醒酒的机器，可以让饮酒者在保持神志清醒的情况下过度通气。[52] 喝下去的酒大部分是被肝脏从血液中清除的，但大约有 10% 的乙醇会通过呼吸排出。因此，进行一段时间的过度通气能够促进身体清除乙醇。过度通气的危险性在于，人们往往会因为呼吸性碱中毒——一种二氧化碳损失过多导致血液碱性上升的状况——而昏迷。

而这台机器能将恰到好处的二氧化碳量送回血液，使人能在安全的前提下进行过度通气。它是为那些饮酒量过大并有急性酒精中毒风险的人设计的。但它是一种简单的设备，并不需要复杂的组件，而且有可能成为家用电器。这是一种非常基础的低技术设备，可以在世界任何地方制造，里面没有电子元件，没有计算机芯片，也不需要过滤器。它的发明者、多伦多综合医院研究所（Toronto General Hospital Research Institute）的麻醉学专家约瑟夫·费舍尔（Joseph Fisher）表示："为什么几十年来我们都没想过做这样的机器呢？这太奇怪了。"

当然，这种机器存在伦理上的问题：它能让人们像鱼喝水一样肆无忌惮地喝酒，然后再按需清醒。但我觉得，它还是利大于弊的。让我们敞开喝吧。

运动损伤

运动对你的身体有好处，而躺平没有。但是，正所谓"没有痛苦就没有收获"，如果运动不会带来疼痛，那它就没有作用。我们的身体有很多种途径告诉我们，它正在正常工作。

和运动有关的大多数问题都不过是过度使用或扭伤了某处而造成的伤害。这些伤害被称为"劳损"和"扭伤"，分别对应肌肉和韧带受到的损伤。脚踝、手腕和膝盖都很容易被扭伤，因为它们在你运动时会受到狂风暴雨般的冲击。但有些伤病更复杂、更神秘。

想想在学校里跑步时经常遇到的问题——岔气（stitch）。这种强烈的刺痛可以在毫无预警的情况下突然袭来，然后突然消失，通常就在你停住脚步、痛苦地弯下腰之后。岔气通常发生在人体右侧、胸腔下方，但它也可能折磨你腹部的任何部位，有时甚至还会出现在肩膀上。加强锻炼也不能防止岔气，尽管这种问题曾被称为"跑步新手专属疼痛"。实际上，经验丰富的跑者也可能时不时出现岔气。[53]

如果岔气的英语名称唤起了你被针扎到的记忆，这绝非巧合。它来自古英语"stiċe"，意为"刺"或"刺穿"。"stiċe"也衍生出了表示尖木棍的"stick"和意为"缝合"的"stitch"。

岔气很常见。在经验丰富的跑者中，大约有70%的人表示自己每年至少会发生一次岔气。在任何马拉松比赛中，都有五分之一的跑者会发生岔气。在游泳、骑马和有氧运动中，这种学名为"运动性短暂腹痛"（exercise-related transient abdominal pain，ETAP) 的问题也经常发生。

　　至于成因，它的学名就说明了一切。岔气是一种运动相关的腹痛。除此之外的因素谁知道呢？我们对其根本原因提出了很多种假说，但从未达成共识。它通常由那些需要躯干重复动作的运动引发的事实，说明了它可能只是一种肌肉痉挛，而这是相当常见的。它也可能是因为将腹部器官连接到膈肌的韧带被过度拉伸了，或是包裹在腹部器官外的那层膜受到了刺激，或是膈肌缺血，或是脾或肝脏中血液过多，或仅仅是因为在跑步之前吃得太饱了。你知道的。

　　仅仅从疼痛本身考虑，岔气是微不足道的问题。如果使用从 1 到 10 的疼痛量表，大多数人都会将岔气评为 5 级疼痛。针对以休闲为目的的跑者的研究表明，岔气会导致他们放慢速度，或者干脆停下来。而更专业的跑者则会咬紧牙关继续向前，扛过疼痛。这种疼痛通常会在几分钟之后自行消失。

　　运动生理学家们一致认为，运动性短暂腹痛是完全无害的，也并不代表存在潜在的健康问题或是缺乏锻炼。如果岔气妨碍了你的健身计划，请考虑改骑自行车，这是最不可能引发岔气的锻炼形式。你也可以听从澳大利亚体育生理学家保罗·麦克罗里（Paul McCrory）半开玩笑的建议，拿起国际象棋或飞镖，或是等着变老就好，因为"随着年龄增长，岔气也会越来越少见"。[54]

　　如果岔气确实是肌肉痉挛的一种形式，那么它不过是运动相关的小毛病中偶尔引发疼痛的常见形式中的一种罢了。不过，这并不能完全揭开它的起源之谜。

　　运动相关的肌肉痉挛的原因，目前也没有被彻底明确。疲劳和脱水明显是诱发因素之一。因此，当重要的足球决赛进入加时赛后，球员出现抽筋的现象是很普遍的。当然，这也许是因为他们不想在接下来的点球大战中成为罚球的那个。但是，疲劳和脱水为什么会导致肌肉痉挛，依然是一个悬而未决的问题。

　　痉挛指的是肌肉进行不由自主、非常强力的收缩，并保持这种状态一段时间的情况。痉挛可能带来强烈的痛苦，会持续几个小时，并让整个肢体失去正常功能。

一种解释是，出汗引起的脱水会导致电解质失衡。电解质是溶解在血液中的无机化合物，如氯离子和钠离子。在某种程度上，这种说法是有道理的——肌肉收缩是钠离子流入肌肉细胞后，细胞中储存的钙离子得到释放而引发的。然而，对于钠或钙的缺乏如何导致肌肉不自主收缩这个问题，还没有足够合理的解释。

另一种假说是，疲劳以某种方式导致神经信号发生混乱，而这些信号平时是负责触发肌肉自主收缩的。同样，在这种假说中，其确切的机制也没有得到阐明，不过这种假说被认为是目前最合理的。

缓解肌肉痉挛最好的办法就是停止锻炼——毕竟，到了肌肉痉挛的地步，你本来也没法继续了。在停止后，你可以尝试通过拉伸来缓解痉挛情况。足球运动员在场上抬起发生痉挛的队友的腿，然后使劲往下压他们脚掌的动作正是出于这个目的。按摩也是有效的。

肌肉痉挛会带来疼痛，但并不危险，除非在游泳时发作。在全世界范围内，每年有20多万人死于溺水。尽管出于很明显的原因，我们无法获得确切的数据，但痉挛可能正是导致溺水的诸多因素之一。也有人认为，游泳时的痉挛是进食后太快下水引起的，因为此刻"所有血液都流向胃部"——这是一个误解。缺血并不引发肌肉痉挛。而在任何情况下，血液都不会"流向胃部"。在饱腹的情况下游泳并不比空着肚子游泳更危险，除非你吃这顿饭时喝了酒。酒精可能导致痉挛，所以不要在酒后潜水。

肌肉痉挛通常会自行消失，但往往会留下挥之不去的肌肉酸痛（soreness）。这是运动的另一种令人痛苦的风险。

肌肉酸痛通常可以被分为3种。第一种是急性的，本质是肌肉疲劳：它是在运动期间和运动之后短暂的疼痛，但很快会消失。第二种是肌肉受到拉扯的情况，即肌肉劳损。这是肌肉组织受到损伤导致的，需要几周时间才能愈合。最后一种是延迟性肌肉酸痛（delayed-onset muscle soreness，DOMS），从原理上看肌肉疲劳和劳损皆有。

延迟性肌肉酸痛会带来疼痛感和僵硬，通常会在剧烈运动的一两天后发作，并可能让你在几天内完全无法动弹。对这种现象的常见解释是，这是累积的乳酸造成的。乳酸确实会在运动中累积，但它绝不是疼痛的根源。延迟性肌肉酸痛其实是肌肉纤维在过度使用后出现轻微的撕裂和破损的结果，并可能导致暂时的炎症。但是，再说一遍，没有痛苦就没有收获。修补损伤的过程会让你的肌肉变得更强，其体积变得更大。这样一来，下次再做同一种锻炼时，你就能稍微轻松一些，肌肉在运动后也不会像第一次时那么僵硬了。一言以蔽之，你会拥有更大、更强的肌肉。

而可怕的"死腿症"（dead leg）则是另一种形式的肌肉损伤，在接触性运动中很常见。它是膝盖或足球鞋等物体对大腿前部肌肉的剧烈打击造成的。这些物体的打击让这块肌肉撞上了股骨，并导致其损伤。你的腿可能会变得麻木、无法动弹，因此它"死了"。其实它并没有死：休息、冰敷、加压和抬高都能让腿奇迹般地复活。恢复大约需要一周的时间。

胫骨疼痛（shin splint）是运动带来的另一个令人痛苦的后果，而且因为这个问题经常降临在那些刚离开沙发、开始尝试跑步的健身新手身上，看起来非常残忍。在这种情况下，胫骨边缘无论按压与否都会感到疼痛，特别是踩在人行道上的时候。这种疼痛背后的原因是反复撞击坚硬地面引起的炎症。解决方案是口服止痛药，用冰块冷敷，然后暂停导致这种疼痛的运动。在疼痛消失后（假设你仍想继续这项运动），你可以逐渐恢复此前的跑步强度，不过这次最好选择比较柔软的地面。

而橄榄球和武术等接触性运动还存在另一种危险：暂时无法呼吸。对上腹部或背部的打击，比如一个身材高大的橄榄球支柱前锋狠狠地跟你撞了个满怀，或是一个黑带柔道运动员把你像布娃娃一样摔倒在地，都可能会导致腹部的一处俗称"太阳神经丛"的腹腔丛暂时关闭的情况。这会让膈肌暂时进入麻痹状态，导致呼吸变得极度困难。呼吸被打断是一种可怕而难受的经历，特别是在已经因为疲劳而呼吸急促的时候。但过几分钟后，你的呼吸就会恢复正常。

另一种让人产生魂飞魄散感觉的攻击，是睾丸受到的脚踢或膝盖撞击（如果你是一名男性）。"众所周知，对阴囊的任何打击都会产生剧烈的疼痛。"一位名叫安妮塔·贝尔（Anita Bell）的医生在 1961 年发表的一篇名为《关于阴囊和睾丸作用的一些观察》的文章中写道。[55] 睾丸富含神经末梢，感觉丰富。而除了阴囊处厚实而多褶皱的皮肤之外，它就没有任何保护了。对这个"皇冠上的宝石"的打击可以造成强烈的痛苦，并可以蔓延到腹部：睾丸是从腹部下降到阴囊的，依然与腹部相连。这种疼痛可能严重到足以引起呕吐的地步。不过，除非已经造成了一些永久性的损害（显然，在这种情况下必须立即就医），疼痛会在大约一个小时后消失。职业运动员通常会穿戴睾丸保护装置，或至少在面对任意球时用手护住下部的区域。板球场也是这种威胁的多发地：你不会想知道一个快速飞行的板球砸在另外两个"球"上是什么感觉的。（而且这会被判定为LBW——"用腿截球"，让你被罚出局。）因此，击球手和守门员通常穿着非常坚固的裆部护罩。女性板球运动员也经常穿戴它们，并将其称为"井盖"。

　　你可能会得出这些痛苦都不值得的结论，并选择躺平。然而，不锻炼的长期风险远远大于锻炼导致的任何短期不适。没有痛苦，的确就没有收获。

中暑和晒伤

我得过两次辐射病，因此绝不推荐别人尝试一下那种感觉。第一次是在法国，我像条狗一样病了好几天。第二次是在希腊，不过那次我很快就反应过来，并用大剂量的一氧化二氢治愈了自己。这两次生病的辐射源都是一个巨大的、被其中心发生的核聚变反应加热到大约5500℃的等离子球体。

好吧，我说得有点儿夸张了。用通俗易懂的话说，就是我经历了两次普通的中暑（sunstroke），即热衰竭（heat exhaustion）。原因是热辐射，也就是来源于太阳的热量。就算这么说，中暑也的确是糟糕的经历，我也确实成功地使用大量水治好了自己。

热衰竭并不是什么神秘的现象，而是天气过热引起的问题。当天气炎热或我们的身体因为极度劳累而产生了过多热量时，让我们保持凉爽的正常体温调节机制就会不堪重负。这时我们的核心体温会飙升到40℃或更高，达到危险水平，我们的身体便会开始随之崩溃。除了感觉非常热之外，热衰竭的症状还包括头晕、神志不清、极度口渴、恶心和呕吐、肌肉痉挛、疲劳、汗流浃背、皮肤苍白而潮湿。

这些都是警告信号，告诉你要让身体冷却下来，立即，马上。如果这样的情况持续超过半小时，热衰竭就会发展为严重中暑——热射病（heatstroke），就需要立刻接受治疗了。躲到阴凉的地方，喝很多冷水，敷上冰袋；如果可能的话，洗个长时间的冷水澡。当我在希腊中招时，我站在冷水的涓涓细流下颤抖了大约半个小时（希腊可能是西方文明的摇篮，但不是优质供水管道的发源地）。然后我感觉身体恢复了，就出去喝了几杯茴香酒。

顺便说一句，我是从一位兽医^①那儿学到冷水淋浴疗法的。他给我讲过他曾经是如何发现了一头中暑的公牛，并用一根粗水管治好了它。

实际上，中暑的确可能致命，因为长时间的高温会损害重要的脏器。这里有一个看似有些矛盾的警告信号：虽然身体感觉很热，出汗却会停止。另外，还可能出现呼吸急促、神志不清、癫痫发作——出现这些状况时，请赶紧就医。

我在法国中暑时，年纪是 10 岁左右。我父亲告诉我，这是太阳的 γ 射线引起的，它让我的大脑感觉疲惫不堪。这说法听起来很酷，至少我在床上颤抖着等待下一次呕吐时是这样想的。是很酷，但完全是无稽之谈。这是一个常见的误解，也是人们在太阳下戴遮阳帽的主要原因。但想想看，如果 γ 射线可以穿透一堆头发和颅骨，那帽子必然也挡不住它。实际上，在任何情况下，阳光中都没有 γ 射线。

尽管如此，帽子确实可以抵挡阳光的热力，因此有助于防止轻度中暑。任何让我们保持凉爽的东西都有同样的效果。防晒霜是一个好主意，因为它也会吸收一些来自我们太阳系中心那颗平平常常的恒星的热能。同时，在正午时分，尽量远离这颗明亮的恒星也是聪明的做法。但是，你可以在暑假时对一个英国人说这种话试试。真够疯狂的。

中暑是过高的温度引起的几种疾病之一，它们的统称显而易见——热病。其中一种是热厥，即热到昏倒，正如在热浪中还戴着毛皮高帽子的卫兵遇到的那样。可见，并非所有帽子在防止高温方面都有一样的效果。大量出汗可能导致盐分流失，从而引起热痉挛。

另一种是痱子（prickly heat），也被称为"热疹""汗疹"。我从未有过这种情况，但我的小儿子说，痱子让他很痛苦。当汗腺被堵塞时，汗液被困在里面，

---

① 通过一本名叫《万物既伟大又渺小》（*All Creatures Great and Small*）的书。这位兽医名叫詹姆斯·怀特（James Wight），但他的笔名吉米·哈利（James Herriot）的知名度更高。

就会出现这种状况。由于汗液无法排出，它就会被迫迸发到皮下。因此，这种问题的特征是皮肤上突然出现红色的皮疹和 / 或水疱。在最糟糕的情况下，它会导致所谓的"野火现象"，即疹子像野火一样蔓延到全身各处。由于出汗是体温调节的关键因素，出现痱子会使中暑的可能性增大。

痱子可以用湿布、冰袋或舒缓乳液来缓解，但最好的解决方案是做好措施预防它出现。保持凉爽，多喝一氧化二氢。还可以定期去角质。

当然，还要涂防晒霜。我曾多次因为粗心大意而愚蠢地遭受了另一种形式的辐射损伤——日晒伤（sunburn）。在这种情况下，损伤是由中波紫外线（又称UVB）造成的。UVB 是一种肉眼看不见的高能电磁辐射形式，由太阳发出，会将能量倾泻到任何挡路的东西上，包括你裸露的皮肤。但即使阳光很热，日晒伤也不同于触摸灼热煤块那种热烧伤，而更像一种辐射灼伤，就像切尔诺贝利核电站的辐射伤害那样。UVB 会穿透皮肤的表层，并破坏皮肤细胞内的 DNA。面对这种让遗传物质受损伤的潜在风险，身体采取的应急反应是让皮肤被晒伤。

第一线的防御方法是出现炎症，会导致皮肤发红和疼痛。这种巧妙设计让皮肤降低了对热量的耐受性，使接下来的阳光照射变得痛苦难忍，促使我们寻找背阴处。没有被晒伤的皮肤大约要到 43℃时才开始疼痛，而已被晒伤的皮肤在 30℃时就会感到疼痛。

而 DNA 的修复程序也会随之启动。但有时候，这种伤害可能是无法弥补的。当细胞里的 DNA 受到了无可挽回的损伤时，细胞就会执行一种被称为"细胞凋亡"（apoptosis）的自杀性程序，以防止这些细胞癌变。垂死的细胞会导致疼痛和发红。一旦这些应急操作完成，就会有整片的死皮脱落。日晒伤的痕迹可能需要几天时间才会消退。

如果皮肤暴露于 UVB 的时间非常长，或是 UVB 的强度非常高，则损伤就可以蔓延到皮肤的深层，并导致起水疱，而炎症和细胞凋亡也会疯狂地发生。

身体的防御性反应中最不敏感的一种，是被称为"黑色素"（melanin）的棕色与黑色的色素。它们的功能是吸收大剂量的 UVB，而且不会被其分解，因此可以为 DNA 提供屏障。皮肤如果比较白皙，可能需要在一周或更长时间内暴露于 UVB 下才会产生足以被肉眼发现的黑色素。这种现象就是晒黑。

古铜色的皮肤无论对本人而言还是在其他人看来都很棒，所以人们往往愿意忍受一两天的轻度晒伤，以加速晒黑。这是个糟糕的主意。这样的暴晒会增加细胞用恰到好处的速度积累 DNA 损伤的可能性，也就是在不触发细胞凋亡程序的前提下提高其癌变的概率。因此，被晒伤和患皮肤癌之间具有很强的相关性。可见，晒伤是一种很可怕的、有致命风险的损伤。想变黑的美好愿望却可能让亲人们戴起黑纱。

阳光中还有长波紫外线（UVA）。它的能量略低，造成晒伤的能力不如 UVB，但其公认的主要危害是让长时间暴露在阳光下的皮肤发生老化。它也可以造成 DNA 损伤，并刺激黑色素的产生。阳光中大约 95% 的紫外线是 UVA，所以，哪怕能量较弱，它仍然会带来强大的消极影响。

根据肤色深浅，晒伤可以在暴晒 10 分钟后发生，但通常需要 1 个小时左右。天生深色的皮肤对晒伤的抵抗力要强得多，但最终也会被晒伤。一旦皮肤被晒伤，你就会感觉很不舒服。哪怕没有继续受到暴晒，炎症和疼痛也会加重，这个过程将持续 48 小时之久。然后，症状会逐渐消失。接着，通常会出现瘙痒和脱皮现象。

晒伤是不可逆的，不过皮肤科医生经常建议晒伤者用冷水洗澡，以及使用保湿霜来缓解。芦荟（aloe vera）是一种原产于阿拉伯半岛的多肉植物，其汁液经常被用于处理晒伤。它具有舒缓作用和清凉特性，但绝对没有证据表明它会加速晒伤后的恢复。[56] 它也不能阻挡紫外线。因此，不要把芦荟汁液当防晒霜来涂。

只要稍微用用心，晒伤是很容易避免的。衣服和帽子就能阻挡紫外线。当太阳位于头顶上时，紫外线是最强烈也最危险的。防晒霜也非常有效，因为它含有的某些成分与黑色素类似，都可以吸收 UVB，防止其破坏 DNA。有些防晒霜比其他同类产品具有更强的保护性。如果你在 1974 年防晒霜等级系统问世之后一直居住在山洞里，我可以向你介绍一下：防晒霜的保护性是以 SPF——"防晒系数"（sun protection factor）的等级来衡量的。

SPF 的含义是，在假定涂抹正确的前提下，经防晒霜过滤后的 UVB 的比例。比如，SPF20 的防晒霜只允许 UVB 的二十分之一通过。这种评估系统还能让晒日光浴的人对暴晒时间做到心里有数：如果一个人在阳光下暴露 15 分钟就会晒伤，在涂抹防晒霜后应该能坚持 5 小时。但是，DNA 的损伤是发生在晒伤之前的，所以还是要理智一点儿。另外，不要相信某些防晒霜品牌宣称的防水效果：几项研究表明，这些说法是不可靠的。

因此，如果你打算在某个阳光明媚的日子出门，又不想被晒伤或受到致命癌症的威胁，就请遵循 1999 年的一首脍炙人口的流行歌的建议，"涂上防晒霜吧"。[①]

不过，这首歌没有提到一个信息：要达到广告中宣称的 SPF 水平，你必须均匀地涂抹，保证每平方厘米皮肤上有 2 毫克防晒霜。所以，要涂好防晒霜，可不能忘了带上尺子和移液管。

---

① 这首歌名叫《每个人都有自由（去涂抹防晒霜）》["Everybody's Free (to Wear Sunscreen)"]，由巴兹·鲁赫曼（Baz Luhrmann）演唱。人们常认为这首歌的灵感来自作家库尔特·冯内古特在麻省理工学院所做的一次演讲，但它其实来自《芝加哥论坛报》（Chicago Tribune）的专栏作家玛丽·施米希（Mary Schmich）撰写的一篇名为《建议这种东西像青春一样，只能被年轻人浪费》（Advice, Like Youth, Probably Just Wasted on the Young）的文章。那篇文章还提出了这样睿智的建议："善待你的膝盖。当它们变得不好使以后，你会怀念它们的。"

脱　水

　　每个人都听说过，一个人每天应该喝 8 杯水。但没有人知道这个建议出自何处，应该用多大的玻璃杯，也没有人知道这个说法到底是如何变成众所周知的养生常识的。这种说法的普及也许算得上世界上最成功的一次营销，只是没人能想起这次营销到底是哪个品牌的矿泉水发起的。2002 年，美国新罕布什尔州达特茅斯医学院（Dartmouth Medical School）的生理学家海因茨·瓦尔廷（Heinz Valtin）试图追溯"每天 8 杯水"这个说法的起源，但遗憾的是，他没有找到。[57]

　　然而，这个数字其实太低了。美国医学研究所（Institute of Medicine）建议女性每天喝 2.7 升水，男性每天喝 3.7 升水，以补充尿液、汗水和呼吸造成的水分流失。这些水需要 8 个相当大的玻璃杯来装——对男性而言，容积至少要有 460 毫升。

　　不过，该研究所也指出，你喝下的液体都算数。茶、咖啡、果汁、汽水甚至一些酒精饮品都会为我们的身体提供水分。与普遍看法相反的事实是，含有咖啡因的饮料并不会导致我们排出比摄入的液体更多的尿。咖啡因是一种中度的利尿剂，但不会导致人脱水。同理，酒精也不会，只要我们只喝啤酒和其他低度酒。事实上，酒精含量只有 1% 的淡啤酒是几个世纪以来包括儿童在内的很多人的日常首选饮料，因为它比可能存在细菌的水更安全。

　　瑞典对酒精的法律管制一直是西方世界里最严格的。目前仍然如此。在那里，酒精含量超过 3.5% 的饮料仅能在国有的酒类连锁机构 Systembolaget 里销售。然而，酒精含量在 2.25% 以下的啤酒却被视为软饮料，在普通商店里出售，购买时也没有年龄限制。甚至在午餐时间，公司的食堂里也有供应。

日常水分摄入量也包括食物提供的水分。普通人日常摄入的水分中大约有 20% 至 30% 来自食物。即使是一些非常干燥的食物也含有不少水。一块吃起来干干的饼干里有大约 10% 的水分。当然，吃饼干并不是特别好的补水方法。

很多人对脱水都有过分的担忧，但想预防脱水其实很容易。根据美国国家科学院下属的食品与营养委员会（Food and Nutrition Board of the US National Academy of Sciences）的说法，大多数健康人只要感到口渴就喝水，就能轻轻松松地让日常水分摄入量达标。即使是剧烈运动也很少导致脱水，除非天气炎热且无法补充水分。换句话说，真的没必要刻意地大量喝水，除非你是个尿频爱好者。

实际上，喝水太多的人容易出现血液中钠含量过低的问题。这种状态被称为"轻度低钠血症"。当然，这并不是一个大问题，但被认为和轻度认知障碍相关。

脱水也不是一种令人愉快的体验。它会导致头晕（见第 234 页）、头痛、疲劳和口渴——很惊讶吧？但它很容易被治愈，也很容易避免，只要听从你身体的召唤就行。当口渴被缓解后，脱水也就被治愈了。真的没必要为此自寻烦恼。

纸割伤

Viz 漫画曾刊登过一个恶搞故事，标题为《科学家发现了最可怕的事》。内容是一则虚构的新闻报道：布达佩斯大学的一个团队对包括拔出牙齿和脚指甲的各种可怕的事进行了测试，但他们最后发现，没有什么比一位男士的某个重要的解剖学部位被纸割伤更糟糕的了。

纸的确可以割伤皮肤，并会带来如此巨大的痛苦。这个事实真有点儿出人意料。不过，任何在复印文件或打开信封时被划破手指的人都知道，一张纸的边缘可能是非常危险的。为什么这样微小的伤口会带来不成比例的巨大疼痛？解释是，伤口通常位于指尖，而指尖上有高密度的痛觉感受器。被割伤的指尖也很少出血，因为纸张可能很锋利、很僵硬，但还没达到足以切开血管的程度，而出血反而可以堵住伤口，保护其免受进一步的伤害。纸张造成的伤口虽然看似整齐，但纸的边缘更像锯子而不是剃须刀片，因此经常会把木纤维带进伤口中。

在医学文献中，并不存在任何纸张划破漫画中那个重要解剖学部位的记录。不过美国加利福尼亚大学（University of California）的皮肤科专家海利·哥德巴赫（Hayley Goldbach）在英国广播公司的期刊《聚焦》（Focus）上针对被纸割伤这个问题发表过这样的话："如果你的生殖器被纸割伤了，那也是相当疼的。" Viz 漫画，向你们致敬。

剃刀划伤

美国神经科学家大卫·伊格曼（David Eagleman）在他充满奇思妙想的作品《死亡的故事》（*Sum*）中想象了在我们死后可能等待着我们的 40 种不同的命运。在一个故事中，上帝和细菌一样大，并不知道人类的存在。在另一个故事中，死者会在生者的梦境中扮演角色。在另一个故事中，死者会重温生前的生活，但顺序完全不同了：他们在生命中不同时段花在同一种体验上的时间被整合到了一起。所以，他们会花 200 天来洗澡，15 个月来寻找丢失的东西，18 天来盯着冰箱，6 个月来看电视广告……

伊格曼遗漏了一种体验——刮胡子。我认为这加起来要花费 2 个月时间。而连续刮 2 个月胡子以后，剃须刀在脸上留下的灼烧感会非常可怕。刮胡子是一件烦琐而又相当危险的活动，因为你需要把一片锋利的金属刀片拖拽过你试图脱毛的任何身体部位。这片皮肤很容易受伤，而且可能是凹凸不平的。这意味着剃刀会尽可能紧贴着皮肤切割过毛发根部（你也可以用镊子等工具将毛发连根拔起）。剃须时非常容易划出小口甚至割伤，你在出门时脸上也有可能还粘着带血的纸巾碎片。即便剃须刀完全没有破坏皮肤，依然存在出现皮疹或刺痛的风险。

出现这种皮疹的原因并不神秘：剃须刀往往会损伤皮肤的表面，这是一种刺激性接触性皮炎（见第 68 页）。而如果刀片较钝、按压太用力或皮肤没有涂抹润滑剂，出现皮疹的风险都会升高。做好充分的准备措施，仔细而轻柔地刮去胡茬，使用温水和不在已经剃过的区域反复刮擦的做法都可以降低这种风险。不过，如果损伤已经造成，也没什么方法可以补救。在剃须后使用保湿霜有助于缓解皮炎，但除了给皮肤一些时间来愈合之外，你能做的很有限。过一阵，你还要冒着再次出问题的风险清除在愈合期间长出的胡茬。

剃须也可能导致须部假性毛囊炎，即毛发向内生长的问题，尤其在体毛浓密而打着小卷的人身上。被切断的毛发可能会朝错误的方向生长，并钻回毛囊，形成一个发炎的肿块。唯一可靠的解决方案是暂时停止剃须，让走错路的毛发重新长到正确的方向上。

家中意外伤害

我们会用"就像在家里一样安全"来形容某事，但这其实是一个误解。根据英国的一个公益组织皇家事故预防学会（Royal Society for the Prevention of Accident）的说法，家是一个危机四伏的地方。每年英国都有 270 万人因为在家中遇到意外事故而到急诊室求助，而有 6000 人死于发生在家中的各种事故。可以说，在家中受到的伤害比职业伤害甚至交通事故都常见。英格兰一家医院决定进行一些数据统计，结果发现，因伤进入急诊室里的人中有大约 40% 是在家中受伤的；相比之下，在路上受伤的占 15%，而在工作场所受伤的只有 8%。[58]

家中意外事故中最常见的是跌倒。有人会从梯子上摔下来，从窗口和阁楼上掉下来，被地毯和电线绊倒，或在潮湿的地板上滑倒。而蹦床也是特别容易让人摔倒的东西，特别是当成年人和儿童一起在上面蹦跳时：体重较沉的成年人可能将体重较轻的孩子从蹦床边缘弹出去。

此外，在家里做手工活也可能让人付出沉重的代价。英国每年都有大约 20 万人在进行家庭维修或园艺活动时因为不够小心或运气不佳而来到急诊室，其中大约 80% 是男性，而复活节的周末则是最为臭名昭著的事故高发期：随着冬天的离去，祖先在我们血液中留下的那种清理与维修的冲动开始不可抑制。在每个角落里，都有小伙子和老爷们儿一拍脑袋，觉得是时候搬出家伙开始干活了。这种决定通常是在酒吧吃完午饭之后做出的。所以，不要喝酒，也不要做手工活。

做手工活时最常见的事故是摔下梯子。此类事故中大约有 60% 会导致骨折。

贴墙纸、铺瓷砖都是很危险的，因为这时你既需要做贴正墙纸或抹好砂浆之类具有挑战性的工作，又要避免从摇摇晃晃的梯子上摔下来。这可比边走路边嚼口香糖难。

工具本身也很危险，因为它们通常是被设计来切割比人体坚硬得多的材料的。所以，锯子、锤子、钻头、凿子和电动工具造成的手部创伤是仅次于跌倒的第二常见的伤害。有些人在摔下梯子后又会被手中的工具伤害。

眼部损伤在那些不戴护目镜就使用电动工具的人中也很常见。不过，不要随便用其他眼镜代替：游泳用的眼镜也可能很危险，比如当你把它从脸上拉下来为镜片除雾，然后又不小心松手让它弹回脸上的时候。[59]

花园这样的场所也不适合胆小的人。[60] 在伪纪录片《摇滚万岁》（*This Is Spinal Tap*）中，虚构的重金属乐队"刺脊"的倒霉鼓手死于一起发生在花园里的离奇事故，但这样的事故在现实中是会发生的。在英国，每年约有 9 万人在花园里干活时受伤，需要医生处置。割草机和电动树篱修剪机是头号事故元凶，紧随其后的是被锯下的树枝或掉落的花盆等重物。修枝剪、铁锹、锄头、剪刀和园艺叉都是明确的危险来源，不过很遗憾，关于有多少人曾经因为错踩到园艺叉的叉子端而被弹起的把手击中面部，并没有官方的统计数据。此外，还有大约 2000 人是被浇水用的软管绊倒而被送到医院的。

不出意料，厨房是另一个死亡陷阱。无论你转向哪边，到处都有锋利的刀具、燃烧的火焰、灼热的固体、滚烫的液体、易碎的玻璃和带电的设备，更不要说水槽下面那些有毒有害物质的集合了。地板可能是湿的，而且经常有人在醉醺醺时使用厨房。家中意外事故中大约一半和厨房有关，而大约 56% 是中毒案例，包括（通常是儿童）误服漂白剂、老鼠药或嗅闻有毒胶质等情况。

一种臭名昭著的烹饪伤害是"牛油果手"（avocado hand），发生在试图用锋利的刀尖挑出牛油果的果核的时候。2017 年，英国整形、重建与美容外科医生协会（British Association of Plastic, Reconstructive, and Aesthetic Surgeons）——不要把它和英国美容整形外科医生协会（British Association of Aesthetic Plastic

Surgeons）混淆，后者做了很多胸部整容手术——公开提醒人们，尖利的刀片在滑腻的牛油果的硬核上滑脱后刺入手掌的风险很高。该协会还呼吁在牛油果上加警告标签以及正确去除果核的说明。该协会的名誉秘书西蒙·埃克尔斯（Simon Eccles）告诉《泰晤士报》（*The Times*）："公众对安全地处理牛油果的方法知之甚少。"

另一类常见的家中意外事故的起因是，异物被放到了它们本不该去的地方。这种情况的常见元凶是一些小玩具，受害的则是儿童的鼻孔或耳道，但也有成人版本。我就不需要在此详细说明了。

顺便说一下，去除牛油果核的正确方法是，用一把锋利的大刀切入果核，然后拧转刀刃。这样做总没什么可手滑的了吧？

疑病症

医生："我想，你得了疑病症（hypochondria）。"

患者："哦不，我的病已经够多了！"

那些总觉得自己哪里不舒服的人经常成为开玩笑的对象，但疑病症本身并不是一件可笑的事。对自己患有一种或多种疾病的可能性的执迷会让人感到筋疲力尽，也会影响其正常生活。

但是，从某种程度上说，我们都是疑病症患者。对健康的正常、合理的担忧，与这种令人筋疲力尽的焦虑障碍之间的界线，其实是很模糊的。谁没有阅读或听说某种疾病后变得疑神疑鬼的经历呢？在写作本书的过程中，我对各种各样的轻度健康问题感到了轻微的焦虑，而有些时候这种担忧是有道理的。喜剧演员斯派克·米利根就表示，他想在他的墓碑上刻下一句话："我早告诉过你我病了！"[1]

我当然也发现，在撰写有关头痛、恶心、瘙痒或咳嗽的章节时，我几乎必然会在自己身上触发完全相同的症状。这就把我们带入了"心身疾病"这个科学尚未探明的领域。你基本可以把这种情况理解为"存在于脑海中的疾病"。许多疾病都有心理因素存在，但心身疾病是否可能全部是想象出来的，仍然存在

---

[1] 教会显然对这一要求并不满意，所以米利根的家人想出了一个绝妙的米利根式解决方案，在墓碑上刻下了 *Dúirt mé leat go raibh mé breoite*。这是"我告诉过你我病了"的盖尔语写法。

争议。

然而，稍微操心一下自己的身体状况，实际上是理性和健康的行为，因为尽早发现问题总比让它们静悄悄地伤害你的身体好。如果你认为自己生病了，我的建议是尽快做检查。但是，如果你发现自己在思考生病的可能性，无休止地寻找疾病的迹象，并一再要求各种专业人士向你保证你没有生病，那么，可能是时候自我判断一下你是否得了疑病症了。这让我想到了另一个笑话："大夫，大夫，我觉得我得疑病症了。"

在流行文化中，男性比女性更容易抱怨自己的健康状况。如果真的生病了，他们还会夸大自己的症状，比如坚持说自己得了流感，但实际上不过是普通感冒而已。这种"男性专属流感"现象在世界各地都有出现，并不是多奇怪的事。女性的免疫系统通常比男性的强，因为女性拥有两条强大的 X 染色体，而不是一条 X 染色体加一条弱小的 Y 染色体（是的，男性从基因角度看处于劣势）。在女性的细胞中，两条 X 染色体中的一条会在遗传性状的表达上丧失功能，这一过程被称为"X 失活"。但出于某种未知的原因，失活 X 染色体上的一些基因仍然是活跃的，包括一些参与免疫反应的基因。其中比较特别的是一种名为"TLR7"的基因，它负责制造一种检测病毒的蛋白质。因此，女性对抗病毒的免疫反应比男性的强。众所周知，男性感染某些病毒性疾病（包括流感和新冠）后病情更严重，死亡率更高。看吧，我们早告诉过你我们病了……

当然，在阅读过对症状的描述后，你对这些疾病的担忧可能升级。如果你是在网上读到这些描述后开始担忧的，这种情况属于"网络疑病症"（cyberchondria）。如果你是在纸质书中读到这些描述后开始担忧的，我想这种情况或许可以被称为"书籍疑病症"。如果我让你患上疑病症了，那么我很抱歉。但是，嘿，我也帮了你一个忙。下次，当别人开始聊各种小毛病时，你会成为在场所有人中最聪明的一个。你的知识储备足以让大家一直乖乖听你讲。在理想情况下，你还会更健康。老话说得好，"杀不死你的，会让你变得更强大"。

好好活着吧。

尾　声

我花了几乎一年时间来写这本书。这一年可真让人百感交集！我可以告诉你，在大部分情况下，我的身体状态都称不上多好。虽然我还不至于被什么大问题击倒，病恹恹地用羽绒被把自己裹起来，但我的《小毛病日记》（我现在已经不写了，有点儿伤感）可以证明，几乎每天我都能遇到一些伤脑筋的小毛病。不是遇到鼻塞，就是长个疙瘩，要么做饭和干活时受了点儿伤，要么被宿醉和原因不明的酒后损伤（见第291页）困扰。我会发生很多次胃肠胀气，会晒伤，会撞到很多次麻筋（现在我写完稿子了，我可能会抽出时间去摘掉那个讨厌的东西）。我的耳鸣变得更糟糕了，我脑中循环的旋律又换了。当然，我还有网络疑病症。

但2020年11月的一次，我对自己健康状况的恐惧是有根据的。那时我突然失去了味觉。当时，我在午饭时做了一个金枪鱼三明治，结果那味道就像啃纸板。完了，我想，我上大学的儿子最近在学校里感染了新冠肺炎。他注意到的第一个症状就是丧失了味觉。

我赶紧进厨房尝试了一些其他食物。橙子的味道就像白开水。奶酪就像粉笔。辣椒酱能辣到舌头，但没有味道。我承认，我当时害怕极了。我可能已经病得很重了，我想，甚至可能死掉。我已经相信自己得了新冠肺炎，这是毫无疑问的，而即使幸存了，我也会被长期症状折磨。然后，我去做了一次核酸检测。我在焦虑（以及吃什么都没有味道）中等待了60多个小时后，结果显示为阴性。这真是一次死亡警告。

我用一个烤奶酪三明治来庆祝这次死里逃生。三明治味道很棒。

这段经历把我带回了疫情前我坐在伦敦市中心一家熙熙攘攘的咖啡馆里的那一天。当时，我感觉这样简单地坐在咖啡馆里是世界上最普通的事情之一。我和我的经纪人托比在讨论写这样一本关于小毛病的书。当时，病毒正在暗中传播，即将发展成一场全球性的健康灾难，而这样的趋势已经逐渐浮出水面。当时，我感觉这不是一个适合宣传一本关于鼻涕和疣的书的好时机。托比也是这么想的。

他提出了一个尖锐的问题："在这样的历史时刻，为什么会有人愿意读关于小毛病的书呢？"我回答说，因为等我写完这本书以后，那时的人们会变得容易对小毛病担惊受怕了。

此刻是 2021 年 1 月，我正在对初稿进行最后的润色。人们对健康的担忧似乎越来越符合我的预想。英国已经开始计划大规模接种应对新冠疫情的第一批疫苗。历史上的很多病毒都曾带来痛苦和破坏，最终都变成了只会让人感到烦恼的小毛病——新冠病毒正逐渐变成其中之一。我显然不会知道，本书出版以后，新冠疫情会进行到什么阶段，毕竟，2020 年发生过的许多事已经证明，我们做出的不少预测都是愚蠢的，在面对疫情的征途中，我们还有很长的路要走。但我认为，当本书出版时，我们将回顾这一次大流行，从后视镜里看到它渐渐远去，而不是依然盘踞在我们的前方。

然而，我要大胆预测：在新冠大流行中的生活经历将永远改变我们每一个人，让我们变得更加谨慎。咳嗽、低烧以及嗅觉和味觉的轻微变化再也不会被看成小毛病了。我们的安全空间被一种致命的病原体入侵，它把我们拖回了曾经危机四伏的世界：在那里，流鼻涕、咳嗽、发热都可能转变为重症，甚至在一周内致人死亡。

因此，我们再也不会认为，"绝大多数人都能平平安安地活过 75 或 85 年，在一生中遇到的健康问题无非流感或骨折"这样的状况是理所当然的事。正如我在本书开头说的那样，我认为这些小毛病是我们所有人为人类在生存方面的这种不可思议的特权所付出的代价。正是这些小毛病的存在，让我们在活着的大部分时间里保持着相对健康的状态，并能享受生命的乐趣。

　　我今年51岁，而到这本书出版时，我应该已经进入52岁。我想，我至少能再活30年吧？但无论我还有多少时间，我都打算享受它们。俗话说得好，凡人皆有一死。如果我可以选出一句用来评价健康的拉丁语格言，我会说"neque murmuraveritis"。①

---

① 对那些已经把拉丁语忘得差不多的人，或者（像我一样）上的是普通学校、没学过拉丁语的人，这句话可以理解成"马马虎虎就是福"。

致　谢

我并不是一个有祖先崇拜的人，但是，如果没有无数代的人类、原始人类、哺乳动物、合弓纲动物、四足动物、硬骨鱼、早期脊索动物、单细胞动物以及"共同祖先"的存在，本书是不可能写成的。人体及其所有疾病都是35亿年进化的产物，因此，我要感谢每一种得以幸存并繁衍的生命形式，特别是一对裸猿，即我的父母。

我要感谢所有已经进化到依赖人类为生的病毒、细菌、古细菌、真菌、寄生虫、昆虫、小飞虫和蜘蛛。没有你们，我们的艰辛努力将变得不那么有趣。

我还要感谢我的家人和朋友为我提供了如此多的材料——比我能写进书里的更多。如果你的故事没能被写进本书，抱歉了。下次，请以更有趣的方式生一个小病吧！

令我感到沮丧的是，我最好的朋友加雷斯那标志性的疾病"伦敦病"没能成功留在手稿里，而是被删去了。理由是，这不是一种真正的疾病。它是由周末的宿醉、营养不良和睡眠不足共同造成的一系列令人痛苦的症状，起因则是一场周末的狂欢。我将游说医疗管理当局，正式承认这种疾病。

我也非常感谢我的经纪人托比·芒迪对本书的信任。还要谢谢"头条之家"的林赛·伊万斯、凯特·米尔斯和林赛·戴维斯帮助我完成了它。

最后，也是最重要的，我要感谢我在《新科学人》杂志的朋友和同事们，无论是现在的还是过去的。他们不断提醒我，科学是多么美妙动人；他们写出了优秀的书籍，激励我也投入写作之中。

参考文献

1. https://ichd-3.org/other-primary-headache-disorders/4-3-primary-headache-associated-with-sexual-activity/

2. https://ichd-3.org/

3. Stovner, L. J.; Hagen, K.; Jensen, R. et al., 'The Global Burden of Headache: A Documentation of Headache Prevalence and Disability Worldwide', *Cephalagia*, 27(3), pp. 193–210 (2007). DOI: 10.1111/j.1468-2982.2007.01288.x

4. Rizzoli, P.; Mullally, W. J., 'Headache', *The American Journal of Medicine*, 131(1), pp. 17–24 (2018). DOI: 10.1016/j. amjmed.2017.09.005

5. Friedman, A. P., 'The Headache in History, Literature, and Legend', *Bulletin of the New York Academy of Medicine*, 48(4), pp. 661–81 (1972). PMCID: PMC1806702

6. Schwartz, B. S.; Stewart W. F.; Simon, D. et al., 'Epidemiology of Tension-Type Headache', *JAMA*, 279(5) pp. 381–3 (1998). DOI: 10.1001/jama.279.5.381

7. https://www.who.int/news-room/q-a-detail/how-common-are-headaches

8. Ibid.

9. Seeger, S., 'Tension-Type Headache', in Abd-Elsayed, A. (ed.), *Pain: A Review Guide*, Springer, Cham (2019). DOI: 10.1007/978-3-319-99124-5_123

10. Antonelli, M.; Donelli, D.; Valussi, M., 'Efficacy, Safety and Tolerability of Tiger Balm® Ointments: A Systematic Review and a Meta-Analysis of Prevalence',

Journal of Pharmacy & Pharmacognosy Research, 8(1), pp. 1–17 (2020). http://jppres.com/jppres/pdf/vol8/jppres19.716_8.1.1.pdf

11. Ibid.

12. https://www.nidcr.nih.gov/research/data-statistics/dental-caries/adults

13. Al Aboud, A. M.; Nigam, P.K., 'Wart', *StatPearls*, StatPearls Publishing (2017)

14. https://www.sciencedirect.com/topics/medicine-and-dentistry/sebaceous-gland

15. Robles - Tenorio, A.; Tarango - Martinez, V.M.; Sierra - Silva, G. 'Aquagenic urticaria: Water, friend, or foe?', Clinical CaseReports, 8(11). pp. 2121–2124 (2020). DOI: 10.1002/ccr3.2880

16. Wang, F.; Kim, B. S., 'Itch: A Paradigm of Neuroimmune Crosstalk', *Immunity*, 52(5), pp. 753–66 (2020). DOI: 10.1016/j.immuni.2020.04.008

17. Mailler, E. A.; Adams, B. B., 'The Wear and Tear of 26.2: Dermatological Injuries Reported on Marathon Day', *British Journal of Sports Medicine*, 38(4), pp. 498–501 (2004). DOI: 10.1136/bjsm.2004.011874

18. Jurk, K.; Walter, U., 'New Insights into Platelet Signalling Pathways by Functional and Proteomic Approaches', *Hamostaseologie*, 39(02), pp. 140–51 (2019). DOI: 10.1055/s-0038-1675356

19. Drosou, A.; Falabella, A.; Kirsner, R. S., 'Antiseptics on Wounds: An Area of Controversy', *Wounds*, 15(5), pp. 149–66 (2003): https://miami.pure.elsevier.com/en/publications/antiseptics-on-wounds-an-area-of-controversy

20. Liikkanen, L., 'Music in Everymind: Commonality of Involuntary Musical Imagery', Proceedings of the 10th International Conference on Music Perception and Cognition, Sapporo, Japan (2008): http://l.kryptoniitti.com/lassial/files/publications/080904-Music_in_everymind_pdf.pdf

21. Liang, K.; Huang, X.; Chen, H. et al., 'Tongue Diagnosis and Treatment in Traditional Chinese Medicine for Severe Covid-19: A Case Report', *Annals of Palliative Medicine*, 9(4), pp. 2400–7 (July 2020). DOI: 10.21037/apm-20-1330

22. Smith, S. M.; Schroeder, K.; Fahey, T., 'Over-the-Counter (OTC) Medications for Acute Cough in Children and Adults in Community Settings', *Cochrane Database of Systematic Reviews*, Issue 11, art. no: CD001831 (2014). DOI: 10.1002/14651858. CD001831.pub5

23. Scharfman, B. E.; Techet, A. H.; Bush, J. W. M. et al., 'Visualization of Sneeze Ejecta: Steps of Fluid Fragmentation Leading to Respiratory Droplets', *Experiments in Fluids*, 57, p. 24 (2016). DOI: 10.1007/s00348-015-2078-4

24. Bhutta, M. F.; Maxwell, H., 'Sneezing Induced by Sexual Ideation or Orgasm: An Under-Reported Phenomenon', *Journal of the Royal Society of Medicine*, 101(12), pp. 587–91 (2008). DOI: 10.1258/jrsm.2008.080262

25. Silva, M. F.; Leite, F. R. M.; Ferreira, L. B. et al., 'Estimated Prevalence of Halitosis: A Systematic Review and Meta-Regression Analysis', *Clinical Oral Investigations*, 22, pp. 47–55 (2018). DOI: 10.1007/s00784-017-2164-5

26. Beasley, D. E.; Koltz, A. M.; Lambert, J. E. et al., 'The Evolution of Stomach Acidity and Its Relevance to the Human Microbiome', *PLoS One*, 10(7), e0134116 (2015). DOI: 10.1371/journal.pone.0134116

27. Lindstrom, P. A.; Brizzee, K. R., 'Relief of Intractable Vomiting from Surgical Lesions in the Area Postrema', *Journal of Neurosurgery*, 19(3), pp 228–36 (1962). DOI: 10.3171/jns.1962.19.3.0228

28. Gordon, C. M.; Roach, B. T.; Parker, W. G.; Briggs, D. E. G., 'Distinguishing Regurgitalites and Coprolites: A Case Study Using a Triassic Bromalite With Soft Tissue of the Pseudosuchian Archosaur *Revueltosaurus*', *Palaios*, 35(3), pp. 111–21 (2020). DOI: 10.2110/palo.2019.099

29. Horn, C. C.; Kimball, B. A.; Wang, H. et al., 'Why Can't Rodents Vomit? A Comparative Behavioral, Anatomical, and Physiological Study', *PLoS One*, 8(4), e60537 (2013). DOI: 10.1371/journal.pone.0060537

30. Gaythorpe, K. A. M.; Trotter, C. L.; Lopman, B. et al., 'Norovirus Transmission Dynamics: A Modelling Review', *Epidemiology and Infection*, 146(2), pp. 147–58 (2018). DOI: 10.1017/S0950268817002692

31. Stossel, Scott, 'Surviving Anxiety', *The Atlantic* (Jan/Feb 2014): https://www.theatlantic.com/magazine/archive/2014/01/surviving_anxiety/355741/

32. Marks, P.; Vipond, I.; Carlisle, D. et al., 'Evidence for Airborne Transmission of Norwalk-like Virus (NLV) in a Hotel Restaurant', *Epidemiology and Infection*, 124(3), pp. 481–7 (2000). DOI: 10.1017/S0950268899003805

33. Schive, K., 'Public Toilets and "Toilet Plumes" ', *MIT Medical* (15 June 2020): https://medical.mit.edu/covid-19-updates/2020/06/public-toilets-and-toilet-plumes

34. Vonnegut, K., *Galapagos*, Fourth Estate (1985)

35. Spiegel, J. S., 'Why Flatulence is Funny', *Think*, 12(35), pp. 15–24 (Autumn 2013). DOI: 10.1017/S1477175613000158

36. Tomlin, J.; Lowis, C.; Read, N. W., 'Investigation of Normal Flatus Production in Healthy Volunteers', *Gut*, 32(6), pp. 665–9 (June 1991). DOI: 10.1136/gut.32.6.665

37. Sotoudegan, F.; Daniali, M.; Hassani, S. et al., 'Reappraisal of Probiotics' Safety in Human', *Food and Chemical Toxicology*, 129, pp. 22–9 (July 2019). DOI: 10.1016/j.fct.2019.04.032

38. Lewis, S. J.; Heaton, K. W., 'Stool Form Scale as a Useful Guide to Intestinal Transit Time', *Scandinavian Journal of Gastroenterology*, 32(9), pp. 920–4 (Sep 1997). DOI: 10.3109/00365529709011203. PMID: 9299672

39. Thomson, H., 'The Anal Cushions – A Fresh Concept in Diagnosis', *Postgraduate Medical Journal*, 55, pp. 403–5 (June 1979). DOI: 10.1136/pgmj.55.644.403

40. Andrewes, C. H., 'The Natural History of the Common Cold', *The Lancet*, 253(6541), pp. 71–5 (8 January 1949). DOI: 10.1016/S0140-6736(49)90398-0

41. Centers for Disease Control and Prevention, 'Estimated Influenza Illnesses, Medical Visits, Hospitalizations, and Deaths in the United States: 2019–2020': https://www.cdc.gov/flu/about/burden/2019-2020.html

42. van Driel, M. L.; Scheire, S.; Deckx, L. et al., 'What Treatments Are Effective for Common Cold in Adults and Children?', *British Medical Journal*, 363: k3786 (10 October 2018). DOI: 10.1136/bmj.k3786

43. https://clinicaltrials.gov/ct2/show/NCT00822575

44. Wood, C.; Harrison, G.; Doré, C. et al., 'Selective Feeding of *Anopheles gambiae* According to ABO Blood Group Status', *Nature*, 239(165), p. 165 (1972). DOI: 10.1038/239165a0

45. Mellanby, K., 'Man's Reaction to Mosquito Bites', *Nature,* 158(554), pp. 912–13 (1946). DOI: 10.1038/158554c0

46. Schmidt, J., *The Sting of the Wild*, Johns Hopkins University Press (2016)

47. Season 4, episode 1

48. https://www.penguin.co.uk/articles/2019/nov/best-literaryhangovers-from-authors-and-books/

49. Nutt, D. J.; King, L. A.; Phillips, L. D., 'Drug Harms in the UK: A Multicriteria Decision Analysis', *The Lancet*, 376(9752), pp. 1558–65 (2010). DOI: 10.1016/S0140-6736(10)61462-6

50. Penning, R.; McKinney, A; Verster, J. C., 'Alcohol Hangover Symptoms and Their Contribution to the Overall Hangover Severity', *Alcohol and Alcoholism*

47(3), pp. 248–52 (2012). DOI: 10.1093/alcalc/ags029

51. Kowalski, K. and Clark, E., 'Does Mixing Drinks, Your Age or Quantity and Type of Alcohol Make for a Worse Hangover?', Society for the Study of Addiction (22 Sep 2020): https://www.addiction-ssa.org/does-your-age-drink-type-mixing-drinks-and-quantity-make-for-worse-hangovers/

52. Klostranec, J. M.; Vucevic, D.; Crawley, A. P. et al., 'Accelerated Ethanol Elimination Via the Lungs', *Scientific Reports*, 10, p. 19249 (2020). DOI: 10.1038/s41598-020-76233-9

53. Capps, R. B., 'Cause of the So-Called Side Ache That Occurs in Normal Persons: Personal Observations', *Archives of Internal Medicine* (Chicago), 68(1), pp. 94–101 (1941). DOI: 10.1001/archinte.1941.00200070104006

54. McCrory, P. A., 'Stitch in Time', *British Journal of Sports Medicine*, 41, p. 125 (2007): https://bjsm.bmj.com/content/41/3/125

55. Bell, A. I., 'Some Observations on the Role of the Scrotal Sac and Testicles', *Journal of the American Psychoanalytic Association*, 9(2), pp. 261–86 (1961). DOI: 10.1177/000306516100900202

56. Puvabanditsin, P.; Vongtongsri, R., 'Efficacy of Aloe Vera Cream in Prevention and Treatment of Sunburn and Suntan', *Journal of the Medical Association of Thailand*, 88, Suppl. 4, pp. S173–6 (2005). PMID: 16623024

57. Valtin, H., ' "Drink at least eight glasses of water a day." Really? Is there scientific evidence for "8 × 8" ?', *American Journal of Physiology – Regulatory, Integrative and Comparative Physiology*, 283, pp. R993–R1004 (8 August 2002). DOI: 10.1152/ajpregu.00365.2002

58. Campbell, D., 'Home Is Where the Greatest Accident Risk Is, Warns Top A&E Doctor', *Guardian* (12 Dec 2004): https://www.theguardian.com/society/2014/dec/12/home-accident-risk-nhs-doctor

59. Jonasson, F., 'Swimming Goggles Causing Severe Eye Injuries', *British Medical Journal*, 1(6065), p. 881 (2 April 1977). DOI: 10.1136/bmj.1.6065.881

60. Hall, T., 'Gardening Injuries', *Clinical Medicine Journal*, 18(5), p. 440 (Oct 2018). DOI: 10.7861/clinmedicine.18-5-440a

本书中文简体版权归属于银杏树下（北京）图书有限责任公司。
著作权合同登记图字：22-2023-030号

图书在版编目（CIP）数据

人体维护说明书 /（英）格雷厄姆·劳顿
（Graham Lawton）著；陈晟译. — 贵阳：贵州人民出
版社，2023.10
　书名原文：Mustn't Grumble: The surprising
science of everyday ailments and why we're always
a bit ill
　ISBN 978-7-221-17716-2

Ⅰ.①人… Ⅱ.①格…②陈… Ⅲ.①常见病−防治
Ⅳ.① R4

中国国家版本馆 CIP 数据核字（2023）第 131048 号

RENTI WEIHU SHUOMINGSHU
人体维护说明书
［英］格雷厄姆·劳顿　著
陈　晟　译

出 版 人　朱文迅　　　　选题策划　后浪出版公司
出版统筹　吴兴元　　　　编辑统筹　王　頔
策划编辑　王潇潇　　　　责任编辑　陈　章
特约编辑　刘昱含　　　　封面设计　柒拾叁号
责任印制　常会杰
出版发行　贵州出版集团　贵州人民出版社
地　　址　贵阳市观山湖区会展东路SOHO办公区A座
印　　刷　北京盛通印刷股份有限公司
经　　销　全国新华书店
版　　次　2023年10月第1版
印　　次　2023年10月第1次印刷
开　　本　690毫米×960毫米　1/16
印　　张　21
字　　数　298千字
书　　号　ISBN 978-7-221-17716-2
定　　价　52.00元

读者服务：reader@hinabook.com188-1142-1266
投稿服务：onebook@hinabook.com133-6631-2326
直销服务：buy@hinabook.com133-6657-3072
官方微博：@后浪图书

贵州人民出版社微信